口腔种植应用解剖

实物图谱 第2版

Atlas of Clinically Applied Anatomy
of Oral Implantology

主　编　纪荣明　王少海　吴轶群

副主编　刘　镇　刘　芳　马　威　张春利　王宁涛

编　者（以姓氏笔画为序）

马　威　空军军医大学第三附属医院

王　凤　上海交通大学医学院附属第九人民医院

王少海　同济大学附属东方医院

王宁涛　上海交通大学医学院附属第九人民医院

王跃平　上海交通大学医学院附属第九人民医院

叶　文　海军军医大学解剖学教研室

叶　晖　海军军医大学第一附属医院

刘　芳　海军军医大学解剖学教研室

刘　镇　海军军医大学解剖学教研室

纪荣明　海军军医大学解剖学教研室

吴轶群　上海交通大学医学院附属第九人民医院

张春利　宿迁市口腔医院

高建勇　海军军医大学第一附属医院

黄争美　上海交通大学医学院附属仁济医院

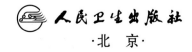

人民卫生出版社

·北　京·

图书在版编目（CIP）数据

口腔种植应用解剖实物图谱/纪荣明，王少海，吴轶群主编 . —2 版 . —北京：人民卫生出版社，2021.5
ISBN 978-7-117-31477-0

I. ①口… II. ①纪… ②王… ③吴… III. ①种植牙
– 口腔科学 – 人体解剖学 – 图谱 IV. ①R322.4–64

中国版本图书馆 CIP 数据核字（2021）第 072457 号

人卫智网 www.ipmph.com	医学教育、学术、考试、健康，购书智慧智能综合服务平台	
人卫官网 www.pmph.com	人卫官方资讯发布平台	

口腔种植应用解剖实物图谱
Kouqiang Zhongzhi Yingyong Jiepou Shiwu Tupu
第 2 版

主　　编：纪荣明　王少海　吴轶群
出版发行：人民卫生出版社（中继线 010-59780011）
地　　址：北京市朝阳区潘家园南里 19 号
邮　　编：100021
E - mail：pmph @ pmph.com
购书热线：010-59787592　010-59787584　010-65264830
印　　刷：北京盛通印刷股份有限公司
经　　销：新华书店
开　　本：889×1194　1/16　印张：21
字　　数：488 千字
版　　次：2014 年 7 月第 1 版　　2021 年 5 月第 2 版
印　　次：2021 年 6 月第 1 次印刷
标准书号：ISBN 978-7-117-31477-0
定　　价：258.00 元

打击盗版举报电话：010-59787491　E-mail：WQ @ pmph.com
质量问题联系电话：010-59787234　E-mail：zhiliang @ pmph.com

主编简介

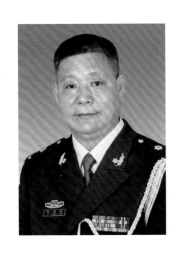

纪荣明

海军军医大学(原第二军医大学)解剖学教研室副教授。曾任《中国临床解剖学杂志》编委,中国解剖学会临床解剖学专业委员会委员、护理解剖专业委员会委员、大体解剖学专业委员会委员。享受国务院政府特殊津贴。

从事人体解剖学教学42年,临床应用解剖学研究36年,为临床实践的发展提供了大量的应用解剖学资料。"臂丛神经损伤诊断与治疗的新方法"获国家发明奖四等奖,"心脏二尖瓣装置的应用基础研究""严重手外伤修复重建的实验与应用研究"等6个项目获军队科技进步奖二等奖,"415例原发性三叉神经痛手术治疗的经验"等2个项目获军队医疗成果奖二等奖。此外,获上海市医疗成果奖一等奖1项、三等奖2项。

发表科研论文130余篇,其中第一作者52篇。系《临床解剖学实物图谱丛书》第1版主编、第2版总主编,此外还主编了《颅底外科临床应用解剖学图谱》《常用皮瓣、肌瓣、骨瓣和神经瓣的解剖学图谱》《心脏的临床应用解剖学图谱》《麻醉解剖实物图谱》《人体解剖学标本彩色图谱》《人体解剖学与组织胚胎学》及《护理临床解剖学》等专著和教材。副主编《胸心外科临床解剖学图谱》《口腔种植手术学图解》《人体系统解剖学》等专著和教材。

主编简介

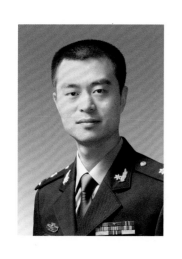

王少海

1994年毕业于第四军医大学口腔医学院,现任同济大学附属东方医院口腔科主任医师、教授、博士研究生导师。中华口腔医学会口腔修复学专业委员会委员,中华口腔医学会口腔颌面修复专业委员会委员,中国整形美容协会口腔整形美容分会理事,上海市口腔医学会口腔修复学专业委员会副主任委员,国际口腔修复医师学会(ICP)会员。主编《口腔种植手术学图解》《种植牙小百科》等。

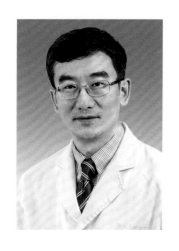

吴轶群

上海交通大学医学院附属第九人民医院口腔第二门诊部主任、医学博士、主任医师、博士研究生导师。中华口腔医学会口腔种植专业委员会副主任委员,国际口腔种植协会中国分会教育部主任,国际口腔种植协会专家组成员(ITI fellow),ITI上海奖学金中心主任,上海交通大学医学院附属第九人民医院 - 英国爱丁堡皇家外科学院口腔种植与修复培训考试中心主任。

第2版序

恩格斯说："没有解剖学，就没有医学。"口腔种植学目前在国内蓬勃发展，越来越多的患者选择种植牙进行缺牙修复。但随着种植牙数量的增多，术中并发症的报道也相应增加。种植手术是一门外科技术，要求医生对口腔及颅颌面部的解剖具有清晰的认识。本书作为目前国内唯一的种植应用解剖方面的原创书籍，对口腔种植的开展具有重要的指导意义。

海军军医大学解剖学专家纪荣明教授、同济大学附属东方医院口腔修复学专家王少海教授和上海交通大学医学院附属第九人民医院口腔种植学专家吴轶群教授携手，共同完成了《口腔种植应用解剖实物图谱》再版的编写。在新的一版里，他们选取了近年口腔种植学的热点，如颧区种植、翼区种植、软硬组织增量等，进行了更为深入的解剖学分析，对其相关的解剖结构及周围的毗邻结构进行了清晰的展示。同时，书中增加了种植手术与影像学图片，更好地搭建起临床实践与解剖学基础的桥梁。

解剖学是一门古老的基础医学学科，同时也是一门焕发着青春活力的学科。随着医学的发展，临床实践的深入，解剖学在不断地充实和进步。国外的专著《格氏解剖学》自1858年问世以来，在一个半世纪的时间长河中，经过41次修订、再版，不断地推陈出新，成为名副其实的解剖学名著，为临床医生提供了重要的指导。

我国在解剖学方面起步较晚，但随着国家的不断发展，临床医学和基础医学也在相互促进中飞速发展。滴水穿石非一日之功，任何一门学科都需要不断否定、不断深入才能逐渐完善。口腔种植应用解剖的研究，必将对口腔种植学起到巨大的推动作用。相信在不久的将来还会有更先进的技术替代平面的示意图或照片，比如通过VR等技术与真实解剖实现对接，让临床医生和医学生更清晰地掌握解剖结构，促进临床的进步。

最后，希望广大的口腔医生及医学生通过本书打下坚实的解剖学基础，更好地服务患者，造福社会！

中国工程院院士

中华口腔医学会名誉会长

国家口腔疾病临床医学研究中心主任

国际牙科研究会（IADR）中国分会主席

中国抗癌协会头颈肿瘤专业委员会名誉主任委员

2021年3月

第 2 版前言

《口腔种植应用解剖实物图谱》中所提供的正常人体颌面部的实物图对口腔种植的实用性、针对性很强,深受口腔专业,特别是从事口腔种植的医生、学生的欢迎。

随着口腔种植学发展的需要,第 1 版的某些内容亟须增加、完善和补充。第 2 版在上一版的基础上,增加解剖实物图片 67 幅、口腔种植手术实景图片 27 幅、影像图片 12 幅、种植体实物照片 2 幅、组织学照片 2 幅、手绘线条图 1 幅,共 111 幅图片。并且,对口腔种植术中涉及种植区骨质,以及毗邻的血管、神经等均选用实物图片进行补充。

首先,补充、完善的内容主要为上一版中只有理论描述,但缺乏对应实物图片的部分。如舌的神经支配和动脉分布,上颌动脉、上牙槽后动脉、上颌窦底的形态,下颌神经切牙支、颏神经的分布,舌骨上肌群,颧区种植,舌下腺和三叉神经等。

其次,依据临床技术发展增加新的内容:①翼区种植模拟手术入路的图片和应用解剖要点;②颧区种植模拟手术入路的实物图片;③颊脂体的形态、位置及临床应用要点。增加的理论内容有:舌骨上肌群、舌内肌群、舌外肌群的名称、位置、起始、神经支配和血管分布;舌下腺、下颌下腺的位置、形态、血管供应;舌动脉、面动脉、上颌动脉的起始、走行、分支和毗邻;三叉神经、舌咽神经、舌下神经的起始、走行、分支和毗邻等。通过文字表达和多方位的实物图片展示,使得本书更具可读性,特别是针对初学者。

再次,对上一版书中出现的错误进行了改正,对部分图片进行了更新。

最后,为使此版《口腔种植应用解剖实物图谱》更加具有结合临床的实用性,许多新的内容与口腔种植经验丰富的临床医生进行了反复讨论、交流,使内容充实、实用,使临床手术操作更具有针对性。此版除了对内容进行充实、完善和补充,还对编者进行了调整,聘请了多位在口腔种植领域有丰富临床经验的著名专家参与编撰并指导具体工作。

部分参加上一版编写的作者因工作或其他原因未能参加此版的编写,在此,对于他们在上一版中作出的贡献深表感谢。同时,感谢此次参加编写工作的各位专家。

纪荣明

2021 年 3 月

第1版序

我认为,外科手术必须依托于精准的解剖学知识,口腔种植手术同样如此。目前口腔种植技术快速发展,已经成为一种修复缺牙的常规手段。掌握此类手术,必须对种植区解剖组织结构非常熟悉。关于头颈部系统解剖类书籍虽有不少,但缺乏对口腔种植密切相关的解剖学知识的系统介绍,急需要一本针对口腔颌面部种植的应用解剖学实物图谱。

纪荣明与王少海、刘芳、马威等携手,共同完成了这部《口腔种植应用解剖实物图谱》,为从事口腔种植科研和临床工作的人员提供了一个系统学习相关解剖知识的平台。他们克服标本短缺、数据不足等诸多困难,亲手制作、测量和分析了多个头颅标本,完成了大量与种植相关的数据测量,为大家展示了一个直观且立体的种植解剖学世界,弥补了该领域的空白。

该书采用实物标本,以实现精准的牙齿种植修复和颌面种植修复为目标,依种植手术入路,由浅入深,由外及内,逐层揭示颌骨和颅面骨植入区和周围组织的解剖结构,系统地阐明植入位置的解剖结构与毗邻的重要组织、血管和神经支配等问题,并针对种植临床上出现的要点和难点(例如:上颌窦、下颌管等区域),运用了在体、离体等不同处理手段和方法,从不同解剖平面和角度分别展示,进行了细致而深入的描述。编者通过自己的种植手术实践与思考,努力阐明植入区的结构层次和在种植术中必须注意的各种问题,希望通过此书帮助读者在种植手术中能够做到胸中有数,得心应手。

此书是我国第一本系统介绍与口腔种植相关的应用解剖学专著,它的出版将深化和细化这一领域的专门知识,能强化口腔种植医师的基础理论,拓展种植医师的视野,为进一步提高牙齿种植修复与颌面种植修复水平起到助力作用。希望广大的从事口腔种植修复的医师们能够阅读它,喜欢它。

少将

国际颌面缺损修复学会　主席

世界军事齿科学会　主席

中华口腔医学会　副会长

第四军医大学　代校长

第 1 版前言

要想做好一台口腔种植手术,不但要有丰富的种植知识,还要有扎实的基础理论知识。因此,获得与口腔种植相关的应用解剖学知识,是广大口腔医务工作者必须掌握的内容。目前,口腔种植应用解剖学仍是一片尚待开垦的领域。

本书命名为《口腔种植应用解剖实物图谱》,主要围绕上、下颌牙与赝复种植手术相关的主要解剖结构,以及毗邻的解剖组织。以解剖标本实物图片展示的方式,在各个局部和不同层次,分层显示种植体的植入过程,其中贯穿着手术方法、特点和注意事项。

以往,颌面解剖学及颌面外科学方面的专著多数是基于手绘图,偶有实物解剖图也大多是从外文资料转译而来。口腔颌面部解剖结构复杂,口腔医学专业的学生在学习相关解剖知识时,常因学时和实物标本的数量所限,无法对外科操作相关区域进行实物解剖,因此,对颌面部的组织结构、器官的实际形态、毗邻、血供及神经分布等缺乏感性认识。近年来,随着口腔种植技术的迅速发展,与牙种植相关的解剖学知识更是广大口腔医师所迫切期望掌握的。

本图谱以实物标本、解剖图片的方式展示了颌面部、上颌区、下颌区、口腔内结构、眶部、颞部、鼻部、额部、唾液腺、颞下颌关节和咀嚼肌,以及颞窝、颞下窝和翼腭窝等区域的应用解剖学资料,希望对口腔临床医学的专业人员,尤其是从事口腔种植外科的医师有所帮助。

本书的另一个特点是,用种植体实物在人尸体颅骨标本上进行模拟手术操作,以演示种植体的植入过程和所涉及的解剖层次、结构,可以为临床医生提供更为直观的参考,也可以帮助种植手术经验不足的医师更好地理解和掌握口腔种植的基本操作过程。出版此书也是为口腔种植解剖学的发展起到抛砖引玉的作用。因此恳请读者多提宝贵意见,以臻完善。

纪荣明

目　　录

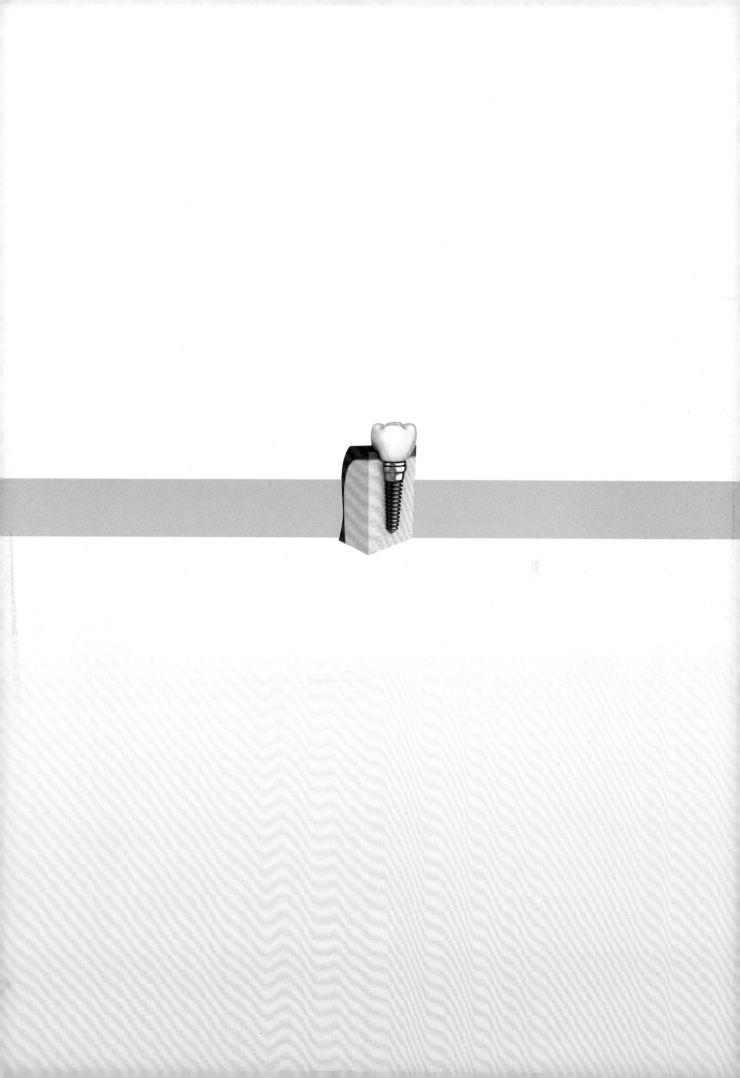

第一章

口腔解剖生理与种植

　　口腔种植学是以口腔解剖生理为基础,采用人工制作的种植体植入颌骨及颅面骨组织以修复牙、颌及颌面器官的缺损,恢复其外形和生理功能,并预防、治疗口腔颌面系统有关疾病的一门临床学科。因此,了解口腔颌面部解剖生理相关的基本知识,尤其是人类牙齿的形态和进化特点、颌骨的骨质和生理变化规律、口颌系统的生物力学特点等,可以帮助我们更好地理解和掌握口腔种植学的基础理论和基本操作。

第一节　人类牙齿与颌骨的进化

　　距今约一二千万年前,有一支高度发展的古猿类,例如森林古猿,它们经历了几百万年的沧桑坎坷和自然选择,为适应环境逐渐向人类过渡。

　　人类的发展经过了南方古猿、能人、直立人、早期智人和晚期智人五个阶段,每个阶段都代表了一个复杂的类群,最终成为现代人类。

　　南方古猿:约 600 万年前出现,是现代公认最早的人类祖先,它们勉强以双足行走,例如腊玛古猿等。

　　能人:250 万~150 万年前出现,能人意即能制造简单石器工具的人。

　　直立人:200 万~20 万年前出现,他们开始懂得用火,开始使用符号与基本的语言,例如海德堡人、蓝田猿人、北京猿人、元谋猿人等。

　　早期智人:25 万~3 万年前出现,例如大荔人、马坝人、丁村人、尼安德特人等。

　　晚期智人:5 万~1 万年前出现,他们是所谓现代人的祖先,例如山顶洞人、河套人等,这时出现了艺术和母系氏族,并能够人工取火。

　　现代人类的颅、面、颌骨、牙齿外形,是为了适应环境而经过千百万年逐渐演化而成的,人类从猿到现代人进化的过程中学会了使用火与工具,食物也由粗糙变精细,对咬合力要求逐渐降低,因此咀嚼肌、上下颌骨与牙齿也逐渐变小,尖牙的变化尤为明显。同时,牙齿的磨损度降低,患龋率增高。由于脑容积变大和面部缩小使得牙齿在颌骨内逐渐拥挤,数量也有减少的趋势(图 1-1,图 1-2)。

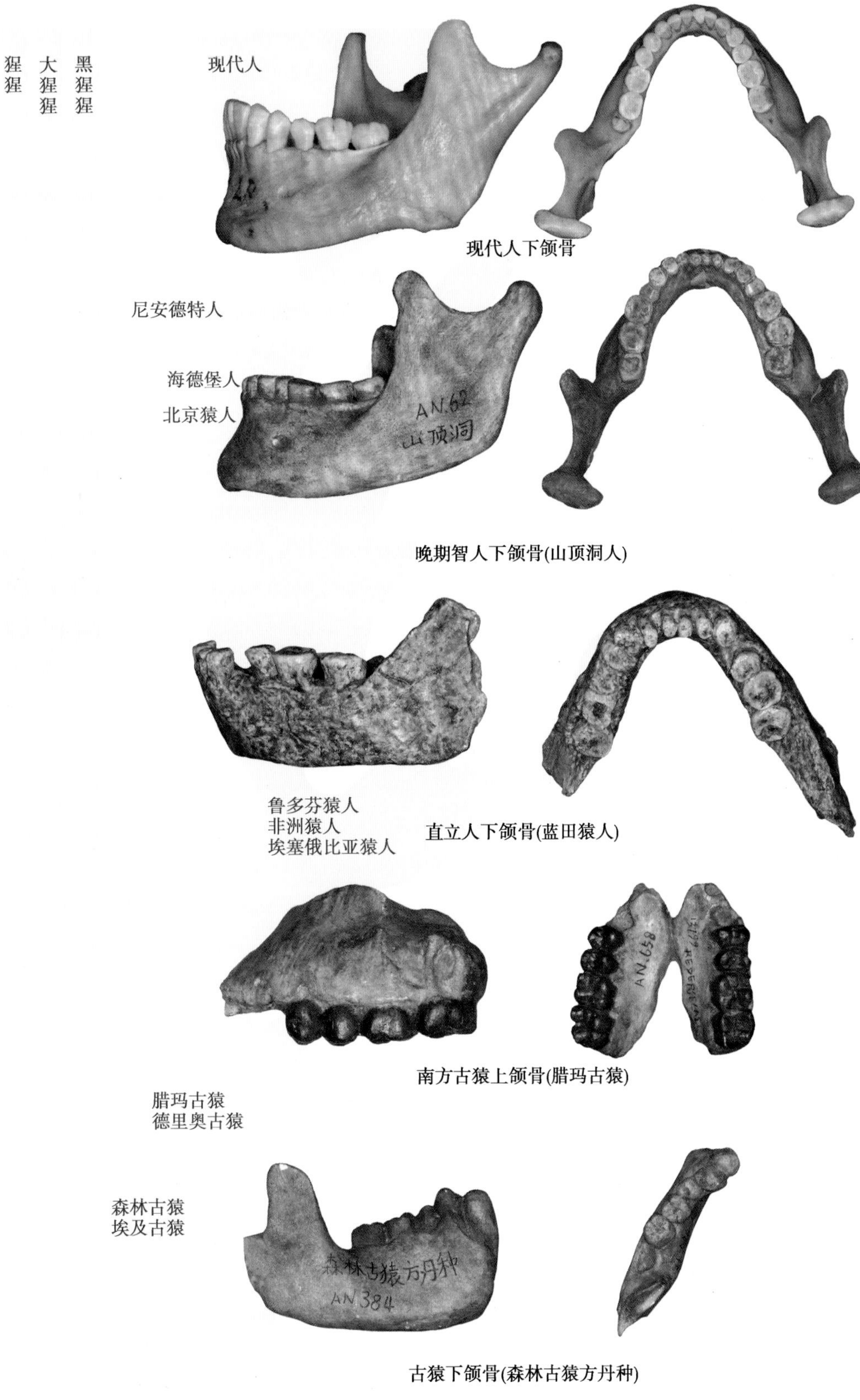

猩　大　黑
猩　猩　猩
　　猩　猩

现代人

现代人下颌骨

尼安德特人

海德堡人
北京猿人

晚期智人下颌骨(山顶洞人)

鲁多芬猿人
非洲猿人
埃塞俄比亚猿人

直立人下颌骨(蓝田猿人)

南方古猿上颌骨(腊玛古猿)

腊玛古猿
德里奥古猿

森林古猿
埃及古猿

古猿下颌骨(森林古猿方丹种)

图 1-1 人类牙齿与颌骨进化示意图

Fig.1-1 Illustration of human teeth and jaws evolvement

（标本与复制品由空军军医大学解剖生理教研室王美青教授提供）

3

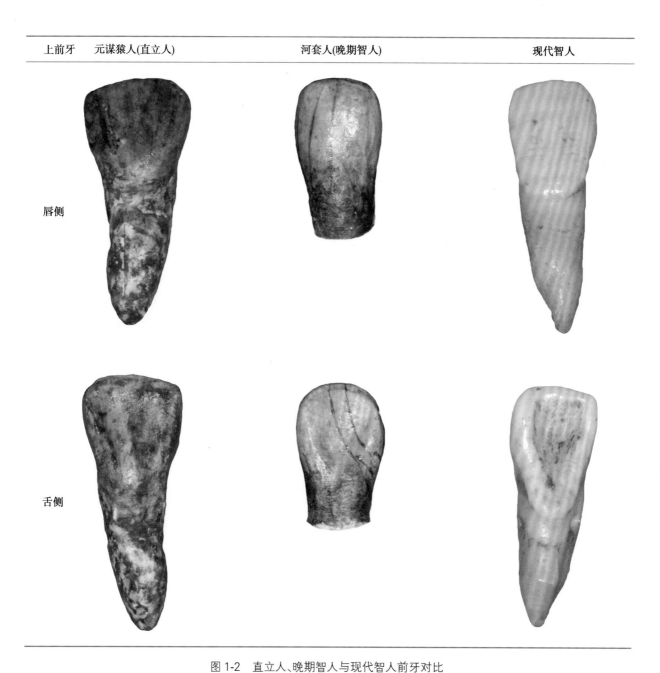

图 1-2　直立人、晚期智人与现代智人前牙对比

Fig.1-2　Comparison of anterior teeth of homo erectus, late homo sapiens and modern homo sapiens

（标本与复制品由空军军医大学解剖生理教研室王美青教授提供）

第二节 天然牙与种植体形态特点

　　牙根形态是与牙齿的稳固性及其生理功能相关联的。切牙、尖牙和前磨牙的牙根多为单根,磨牙的牙根多为两根或者三根。同为单根,尖牙的牙根一般更粗壮,上颌切牙比下颌切牙的牙根更粗壮。上颌磨牙的舌尖为功能尖,因此舌根一般比颊根更长更大,这些形态学的特点都与其咬合功能密切相关(图 1-3)。对于种植牙而言,人工牙根的选择也要与原来的天然牙牙根的功能相接近,这样才能真正成为人类的"第三副牙齿"。

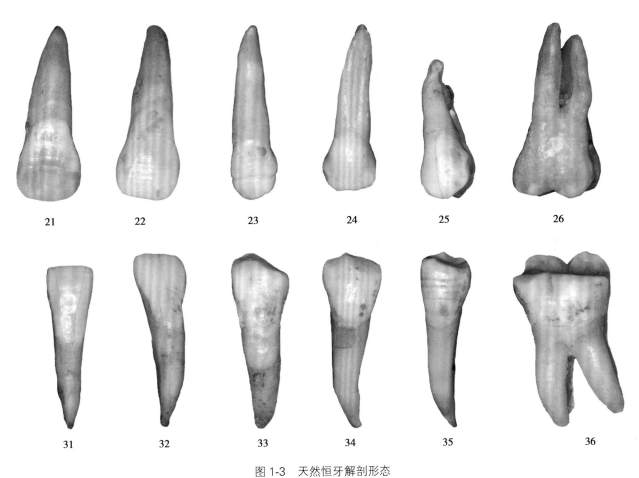

图 1-3　天然恒牙解剖形态

Fig.1-3 Anatomical morphology of natural permanent teeth

(此标本由空军军医大学解剖生理教研室王美青教授提供)

1. 切牙 切牙包括中切牙和侧切牙,位于上、下颌骨牙槽突前端中线的两旁,共 8 颗,上下颌左右侧各 2 颗,其结构相同,形态相似,牙冠呈楔形,牙颈部最厚,向切端逐渐变薄而形成刀刃形的切缘,以切断食物。

上颌中切牙牙根:为单根,粗壮较直,唇侧宽于舌侧,牙根向根尖逐渐缩小,根长较冠长稍大,亦有根长短于冠长者或偶见牙根弯向唇侧、舌侧和远中唇侧者,牙根颈部横切面为圆三角形。

上颌侧切牙牙根:单根,较中切牙细而稍长,根长大于冠长,颈横切面为卵圆形。

下颌中切牙牙根:为单根,形扁,远中面有长形凹陷,较近中面者略深,可作为鉴别左右侧的参考。根中 1/3 横切面呈葫芦形。

下颌侧切牙牙根:单根,形扁圆,较下颌中切牙稍长,根尖偏向远中。

2. 尖牙 尖牙位于侧切牙远中,共 4 颗,上下颌左右侧各 1 颗。尖牙的牙冠呈枪头状,在切端有一个尖头,根尖常向远中倾斜。

上颌尖牙牙根:单根,形粗壮,唇舌径大于近远中径,根长约为冠长的 2 倍,根颈横切面为卵圆三角形,根尖弯向远中。

下颌尖牙牙根:单根,扁圆细长,近、远中根面有浅的长形凹陷,根颈 1/3 处横切面呈扁圆形,根尖偏向远中。

3. 前磨牙 前磨牙位于磨牙之前,共 8 颗,上下颌左右侧各 2 颗,近中者(靠近尖牙)为第一前磨牙,远中者为第二前磨牙。前磨牙是尖牙和磨牙间的过渡型牙齿,所以兼有尖牙和磨牙的相似处。

上颌第一前磨牙牙根:形扁,多在牙根中部或根尖 1/3 处分为颊舌两根。颊根长于舌根,根的近远中面较平,自颈缘以下至根分叉处有沟状凹陷,远中面的沟较近中面者深。少数为单根,其近中面的沟长,约占根长的大部分,根尖偏向远中。

上颌第二前磨牙牙根:多为扁形单根,牙根多不分叉。

下颌第一前磨牙牙根:单根,扁而细长,颊侧宽于舌侧,根尖略弯向远中,近中面的根尖部常有分叉痕迹。

下颌第二前磨牙牙根:单根,扁圆,近中面无分叉痕迹。

4. 磨牙 磨牙位于前磨牙的远中,共 12 颗,上下颌左右侧各 3 颗,分别称第一、第二、第三磨牙,由于磨牙承受着最大的咀嚼力,因而在发育上其稳固性也最强。上颌磨牙因为有三个牙根,易识别,上颌磨牙诸根,特别是颊侧根尖和上颌窦底毗邻,仅为一层菲薄骨板。下颌磨牙一般有两个根,各牙根尖(特别是第三磨牙)距下颌管很近。

上颌第一磨牙牙根:由三根组成,一舌根在舌侧,两颊根分别称为近中颊根和远中颊根。近中颊根位于牙冠近中颊侧颈部之上,根的近远中面皆平,颊面宽于舌面。远中颊根位于牙冠远中颊侧颈部之上,较近中颊根短小。舌根位于牙冠舌侧颈部之上,为三根中最大者,其颊舌两面较宽且平,舌面有沟。两颊根之间相距较近,颊根与舌根之间分开较远,三根之间所占面积较大,故有利于牙的稳固。牙根未分叉的部分叫根干或根柱。

上颌第二磨牙牙根:牙根数目与上颌第一磨牙相同,但分叉的三根比较靠近,且向远中偏斜。少数牙根融合成两根,即近中颊根或远中颊根与舌根融合,或近、远中颊根融合,使原有的三根融合成两根;极少数为近、远中颊根和舌根相互融合。

下颌第一磨牙牙根：双根，扁而厚，根干短。近中根较远中根稍大，近中根的近、远中根面有较深的长形凹陷，根尖弯向远中；远中根的长形凹陷仅见于其近中根面，根尖亦弯向远中。有时，远中根分为颊舌两根，远中舌根短小弯曲，此型约占22%。

下颌第二磨牙牙根：近远中根相距较近，皆偏远中，有时聚成一锥体形。极少数分叉为三根，即近中颊根、近中舌根和远中根，此型占3%。少数牙近、远中根颊侧融合，舌侧仍分开，牙根横切面呈C形，故称为C形根（表1-1~表1-4，图1-4）。

表 1-1　中国人上颌恒牙牙体测量数据　　　　　　　　　　　　　　　　　单位：mm
Chart.1-1　Morphometric measurement results of the upper permanent teeth in Chinese people

上颌恒牙	全长	冠长	根长	冠宽	颈宽	冠厚	颈厚
中切牙	22.8	11.5	11.3	8.6	6.3	7.1	6.2
侧切牙	21.5	10.1	11.5	7.0	5.0	6.4	5.9
尖牙	25.2	11.0	14.2	7.9	5.7	8.2	7.7
第一前磨牙	20.5	8.5	12.1	7.2	4.9	9.5	8.4
第二前磨牙	20.5	7.8	12.7	6.7	4.6	9.3	8.3
第一磨牙	19.7	7.3	12.4	10.1	7.6	11.3	10.5
第二磨牙	19.3	7.4	11.9	9.6	7.6	11.4	10.7
第三磨牙	17.9	7.3	10.6	9.1	7.3	11.2	10.3

表 1-2　中国人下颌恒牙牙体测量数据　　　　　　　　　　　　　　　　　单位：mm
Chart.1-2　Morphometric measurement results of the lower permanent teeth in Chinese people

下颌恒牙	全长	冠长	根长	冠宽	颈宽	冠厚	颈厚
中切牙	19.9	9.0	10.7	5.4	3.6	5.7	5.3
侧切牙	21.0	9.5	11.5	6.1	4.0	6.2	5.9
尖牙	24.6	11.1	13.5	7.0	5.4	7.9	7.5
第一前磨牙	20.9	8.7	12.3	7.1	4.9	7.9	6.9
第二前磨牙	20.5	7.9	12.6	7.1	4.9	8.3	7.0
第一磨牙	20.5	7.6	12.9	11.2	8.9	10.5	8.6
第二磨牙	19.1	7.6	12.3	10.7	8.5	10.4	8.7
第三磨牙	18.0	7.1	12.9	11.1	9.2	10.4	8.9

表 1-3　天然恒牙冠根比（冠长与根长的比值）
Chart.1-3　Crown-root ratio of natural teeth

牙齿类型	上颌冠根比	下颌冠根比	牙齿类型	上颌冠根比	下颌冠根比
中切牙	1.02	0.84	第二前磨牙	0.61	0.63
侧切牙	0.88	0.83	第一磨牙	0.59	0.59
尖牙	0.77	0.82	第二磨牙	0.62	0.62
第一前磨牙	0.70	0.71			

资料来源：皮昕主编《口腔解剖生理学》（第3版），人民卫生出版社，1994，王惠云资料。

表 1-4　天然恒牙颈部解剖形态特点
Chart.1-4　Anatomic properties of the natural permanent teeth neck

牙齿类型		牙颈部横切面外形	颈宽/mm	颈厚/mm
上颌	中切牙	圆三角形	6.3	6.2
	侧切牙	卵圆形	5.0	5.9
	尖牙	卵圆三角形	5.7	7.7
	第一前磨牙	扁形	4.9	8.4
	第二前磨牙	扁形	4.6	8.3
	第一磨牙	梯形	7.6	10.5
	第二磨牙	梯形	7.6	10.7
下颌	中切牙	椭圆形	3.6	5.3
	侧切牙	扁圆	4.0	5.9
	尖牙	扁圆形	5.4	7.5
	第一前磨牙	扁形	4.9	6.9
	第二前磨牙	扁圆	4.9	7.0
	第一磨牙	四边形	8.9	8.6
	第二磨牙	四边形	8.5	8.7

资料来源：皮昕主编《口腔解剖生理学》（第 3 版），人民卫生出版社，1994，王惠云资料。

注：颈宽为近、远中牙颈线之间的水平距离；颈厚为牙冠唇舌颈线或颊舌颈线之间的水平距离。

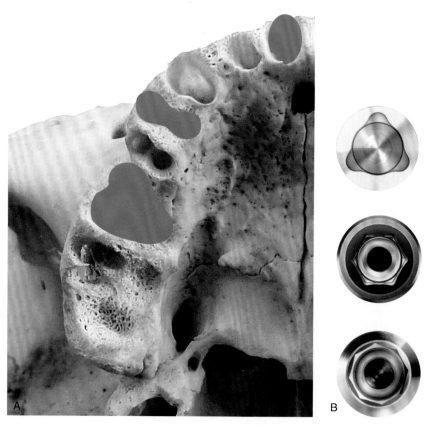

图 1-4　天然恒牙与种植体颈部横截面形态对比
A. 天然恒牙颈部形态　B. 种植体颈部形态
Fig.1-4　Comparison of cross-section morphology of permanent teeth and implants
A. Permanent teeth　B. Implants

【天然牙解剖特点与种植体外形设计】

按照仿生学的观念,种植牙长度与冠根比例应该与所缺的牙齿长度接近,但种植体长度的选择还受很多因素影响。因此,天然牙牙根长度仅作为种植体长度选择的参考指标之一。

种植体按大类可分为骨内种植体系统、骨膜下种植体系统和穿下颌骨种植体系统。临床最常用的种植体为骨内种植体,骨内种植体又可根据外形分为根形种植体、叶状种植体和盘状种植体。根形种植体是目前临床上使用最为普遍的牙种植体设计外形。

根形种植体一般在种植体颈部设计为光滑穿龈外形或平齐骨平面的粗糙表面设计;体部为粗糙表面涂层处理的螺纹状设计,平行侧壁或仿天然牙根的锥形设计;根部为圆钝形或锋利形设计(图1-5)。通常直径4.0mm,长度在8~12mm的种植体在临床应用最为普遍。

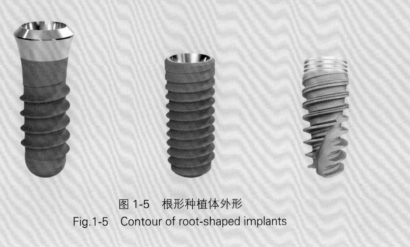

图1-5 根形种植体外形
Fig.1-5 Contour of root-shaped implants

第三节 天然牙与种植牙的生物力学

一、牙体长轴、咬合曲线与平衡𦛨

牙体长轴是指通过牙体中心的一条假想轴,对于人类的切牙、前磨牙和磨牙来说,牙体长轴的角度是各不相同的。

从近远中角度来看,上颌中切牙牙体长轴与中线的夹角一般为5°~10°,侧切牙的夹角还会更大一些,而尖牙牙体长轴与中线的夹角大小介于中切牙和侧切牙之间,上颌前磨牙与磨牙的牙体长轴与中线的夹角逐渐减小并逐渐平行;下颌中切牙牙体长轴与中线的夹角很小,侧切牙的倾斜角度稍微增大,尖牙的角度继续增大,而下颌前磨牙和第一磨牙的牙体长轴与中线接近平行,第二磨牙一般会向近中倾斜。

从唇舌向角度来看,不论是上颌还是下颌,切牙都是向唇侧倾斜,而磨牙的倾斜角度则相反,上颌向颊侧倾斜,下颌向舌侧倾斜,尖牙和前磨牙则几乎垂直于咬合平面。

　　进行种植修复时,尤其是进行磨牙种植手术时,也应该尽量保证种植体的植入方向与原来天然牙牙根的方向一致,这样可以减少咬合时种植体受到的不利应力。而前牙种植手术时,其植入方向不仅要考虑咬合力的方向,还要考虑余留牙槽骨的解剖学条件,种植体的理想位置应偏向拔牙窝的腭侧,颈部平台应植入到安全的三维位置,其中包括种植体距离邻牙至少1.5mm,唇腭向应至少留出1mm牙槽嵴宽度,种植体颈部平台低于终修复唇侧游离龈边缘中间点2~4mm。

　　咬合曲线是指牙齿的切缘和𬌗面形成的曲线,由于观察角度不同,可以分为纵𬌗曲线和横𬌗曲线。纵𬌗曲线在上颌是一条略凸面向下的曲线,称为补偿曲线,在下颌是一条凹面向上的曲线,称为Spee曲线,与上颌的补偿曲线相吻合。对于全口或者多颗牙缺失患者的种植修复而言,恢复正常的纵𬌗曲线也是应达到的基本目标之一(图1-6~图1-9)。

　　平衡𬌗可以用来描述上下颌牙齿的接触情况,可以分为双侧平衡𬌗和单侧平衡𬌗。对于种植修复而言,不需要像全口义齿那样达到双侧平衡𬌗以保证义齿的固位与稳定,只需要达到单侧平衡即可。对于全口固定种植修复最好形成组牙功能𬌗关系,使其工作侧与非工作侧都有接触,以减少修复体因咬合应力集中导致的崩瓷或者折断。

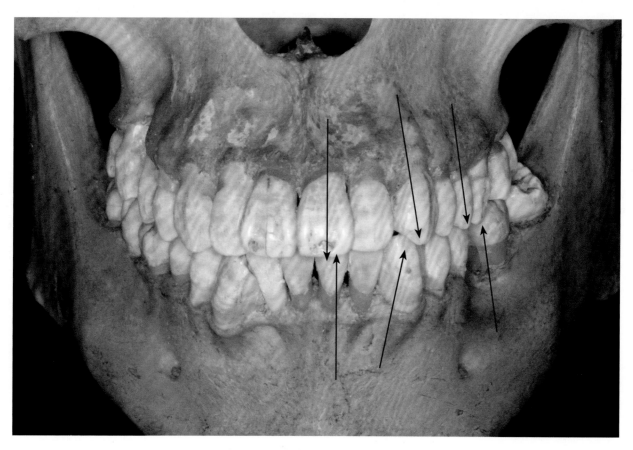

图 1-6　牙体长轴倾斜方向(前面观)

Fig.1-6　Inclination of tooth axis (front view)

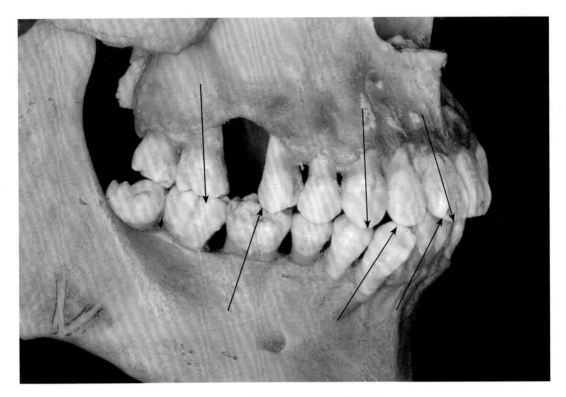

图 1-7　牙体长轴倾斜方向（侧面观）

Fig.1-7　Inclination of tooth axis（lateral view）

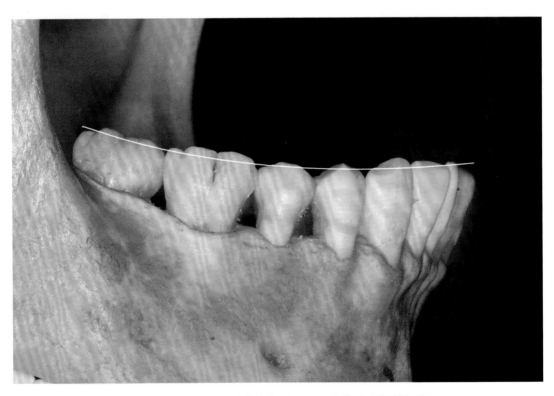

图 1-8　天然牙弓纵𬌗曲线（下颌 Spee 曲线，上颌补偿曲线）

Fig.1-8　Sagittal curve of occlusion in the natural dental arch

（spee's curve of lower jaw，compensation curve of upper jaw）

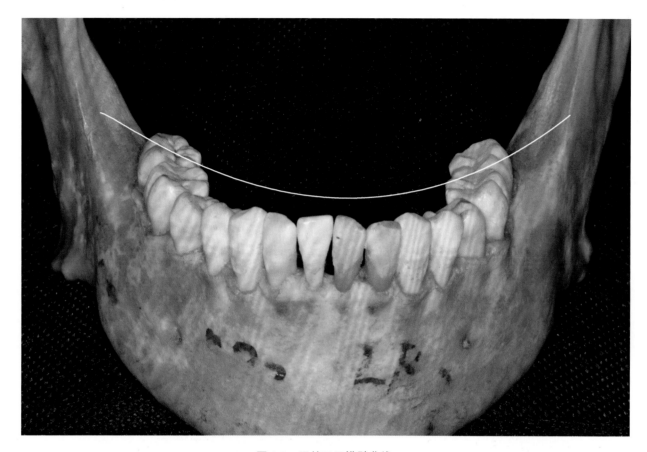

图 1-9　天然牙弓横𬌗曲线

Fig.1-9　Transverse curve of occlusion in the natural dental arch

（此标本由空军军医大学解剖生理教研室王美青教授提供）

二、天然牙与种植体力学特点

天然牙与牙槽骨通过牙周膜结合，而种植体与牙槽骨是直接的骨性结合，因为结合方式不同，导致二者在力学性能方面存在显著差异。在咀嚼时天然牙所承受的咬合力通过牙周膜传递到牙槽骨上，而种植体与周围骨却形成一个整体承受和传导的𬌗力（表 1-5）。

表 1-5　天然牙与种植体力学特点的比较

Chart.1-5　Comparison of mechanical behaviors between natural teeth and dental implants

牙齿类型	与牙槽骨连接	感受器	敏感性	运动范围	运动方式	运动阶段	侧向力作用时的支点
天然牙	牙周膜	牙周机械感受器	高	$20{\sim}100\mu m$	即刻运动、渐进运动	非线性复杂的	根 1/3 处
种植牙	骨结合	骨感受器	低	$3{\sim}5\mu m$	渐进运动	线性和弹性的	颈部骨皮质

第四节 颌骨骨质与变化

一、骨生理基础

骨是一种特化的结缔组织,由骨组织和骨膜构成,内含骨髓。骨组织是由细胞、纤维和基质构成的,纤维为骨胶纤维(和胶原纤维一样),基质含有大量的固体无机盐。骨髓是骨松质间网眼中的一种海绵状的组织,内含粒细胞、红细胞、淋巴细胞及非造血细胞如网状细胞、吞噬细胞、嗜碱性粒细胞等。另外,骨髓中还含有微量的间充质干细胞,可以分化为成骨细胞,分泌纤维和基质,构成类骨质,并钙化成为骨基质,与成骨细胞转化的骨细胞一同形成骨组织的基本结构。

上、下颌骨也由骨密质与骨松质构成,骨密质分布于牙槽嵴表面及骨髓腔的周围,骨密质的骨板排列有规律,分为环骨板(内环和外环骨板)、骨单位(哈弗系统)和间骨板;骨松质为大量针状或者片状的骨小梁相互连接形成的多空网状结构,网状孔隙中充满了骨髓(图 1-10~ 图 1-14)。

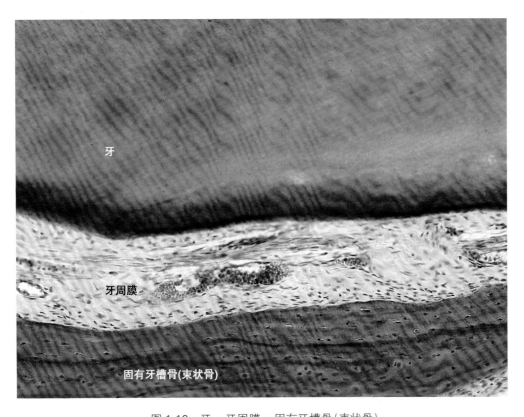

图 1-10 牙 + 牙周膜 + 固有牙槽骨(束状骨)

Fig.1-10 Tooth+periodontal membrane+indigenous alveolar bone(bundle bone)

(组织切片由空军军医大学组织胚胎与病理学教研室刘源博士提供)

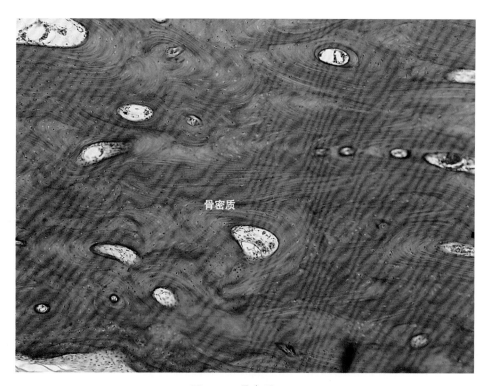

图 1-11　骨密质
Fig.1-11　Cortical bone
（组织切片由空军军医大学组织胚胎与病理学教研室刘源博士提供）

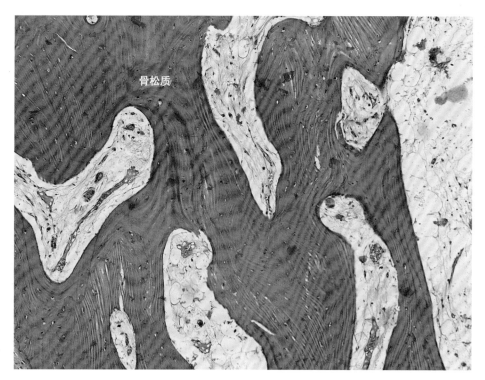

图 1-12　骨松质
Fig.1-12　Trabecular bone
（组织切片由空军军医大学组织胚胎与病理学教研室刘源博士提供）

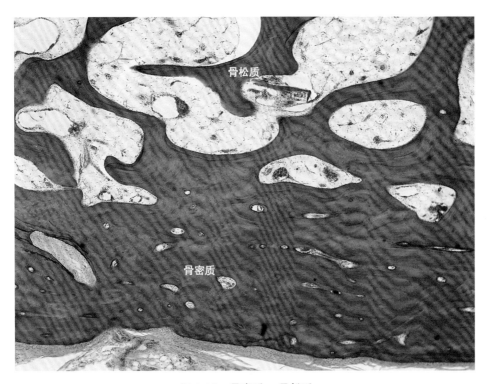

图 1-13 骨密质 + 骨松质
Fig.1-13 Cortical bone + trabecular bone
（组织切片由空军军医大学组织胚胎与病理学教研室刘源博士提供）

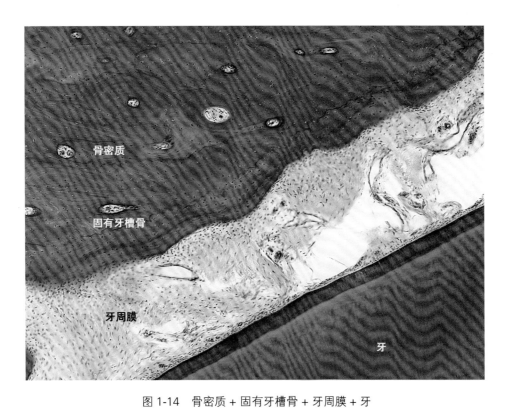

图 1-14 骨密质 + 固有牙槽骨 + 牙周膜 + 牙
Fig.1-14 Cortical bone+indigenous alveolar bone+periodontal membrane+tooth
（组织切片由空军军医大学组织胚胎与病理学教研室刘源博士提供）

二、骨组织的形成和改建

骨组织的形成有两种模式：①膜内成骨，先形成结缔组织膜，膜内的骨祖细胞分化为成骨细胞，合成分泌类骨质，再钙化成骨；②软骨内成骨，先形成软骨，经过软骨雏形的形成，软骨周骨化，软骨内骨化，骨干骨密质形成及改建，最终成为骨组织。

骨改建是成骨细胞和破骨细胞相互作用的过程，整个过程中具体的分子机制还不十分明确，受到多种内源性生物因子和外源性因素（例如应力）的影响。

三、骨密质的生理改建

骨密质的密度相对较高，主要由板层骨构成，其密度和厚度常常与负重状态有关，在需要承受较大应力的区域，骨密质就相对比较厚，反之则较薄，结构也会相对疏松。对于颌骨而言，下颌骨的骨密质比上颌骨的骨密质更厚一些，这与下颌骨所受到的较大的生理性机械应力有关。在骨修复和改建时，新生成的骨密质的密度与其生成速度有关：若骨膜下的骨质缓慢生长时，形成层层排列的束状板层骨；若骨膜下的骨质生长较快（每天 5~10μm），则形成相对疏松的结构，有利于骨膜中的血管长入，并形成以血管为中心的同心圆样排列的板层骨；若骨质生长过快（每天超过 10μm），其结构会变得不规则，更加疏松。经过一段时间的改建，其密度才能逐渐升高。

骨组织在骨内、外膜表面均可发生骨形成和骨吸收两种相反的代谢反应，取决于周围骨膜及骨膜下的成骨细胞和破骨细胞。当过大的机械应力或其他原因导致骨膜血供受阻，阻断成骨细胞的迁移通道和代谢能力，将对骨密质的代谢产生明显的影响。对于种植体周围的骨密质而言，同样也会存在由于种植体受力过大导致的继发性骨吸收，其特点是骨吸收一般呈角形，吸收速度与咬合创伤的严重程度相关。

四、骨松质的生理改建

骨松质的密度相对较低，其强度大小与骨小梁的厚度、排列方向和相互之间的连接等因素有关。在骨质疏松症等某些系统性疾病和增龄性变化中，骨小梁改建的趋势为骨吸收大于骨生成，分解代谢超过合成代谢，导致骨小梁减少变细，密度降低。对于种植患者，骨质疏松导致的骨结合率和骨结合质量下降，这也成为种植治疗的主要风险因素之一。

一般而言，骨松质的骨小梁排列方向与所受应力一致，这是功能性负重的结果。牙齿缺失使得局部牙槽骨失去了生理性的应力刺激，骨小梁的排列变得疏松，其方向会发生紊乱。当缺牙区种植修复后，为了适应从种植体传导至颌骨内的机械应力的要求，其骨小梁会再次启动改建进程，使其排列方向与受力反向一致，最终的结果是以最少的骨量提供最大的抗压强度。由于正常生理代谢激素水平等因素的控制，骨小梁改建中的骨沉积率基本恒定，大约是每天 0.6μm，而在有生理性机械应力刺激时，骨代谢和改建可以明显加快到每天 1.0μm。因此，种植修复后，颌骨内骨松质的改建会在 2 年内基本完成。

五、骨膜在骨生理改建中的作用

骨膜是覆盖在骨组织表面的结缔组织层,按照解剖部位可以分为骨内膜和骨外膜。覆盖在骨组织外表面的称为骨外膜或骨膜,又分为两层,外层较厚,为致密结缔组织;内层较薄,为疏松结缔组织,含有骨原细胞、成骨细胞以及毛细血管和神经。骨内膜为菲薄的结缔组织,覆盖在骨髓腔和骨小梁的表面,含有骨内膜细胞,在一定的刺激下可分化为成骨细胞。

骨膜对于骨密质的正常代谢具有重要的意义,当骨膜从骨密质表面剥离时,部分动脉血供和大部分静脉回流通道受阻,使正常的骨代谢平衡被破坏,出现继发性的骨吸收。在种植手术时,为了避免和减少由于翻瓣导致的继发性骨吸收(例如前牙区先期植骨手术后进行的种植手术),应当尽可能减少黏骨膜瓣的翻起范围。

六、骨质分类

根据骨密质与骨松质的含量比例及骨松质疏密程度将颌骨质量分四个类别(图 1-15)。Ⅰ类:颌骨几乎完全由均质的骨密质构成;Ⅱ类:厚层的骨密质包绕骨小梁密集排列的骨松质;Ⅲ类:薄层的骨密质包绕骨小梁密集排列的骨松质;Ⅳ类:薄层的骨密质包绕骨小梁疏松排列的骨松质。从种植体骨结合的角度,适宜的骨密质与骨松质的比例有利于种植体获得初期稳定,并在后期达到良好的骨结合。

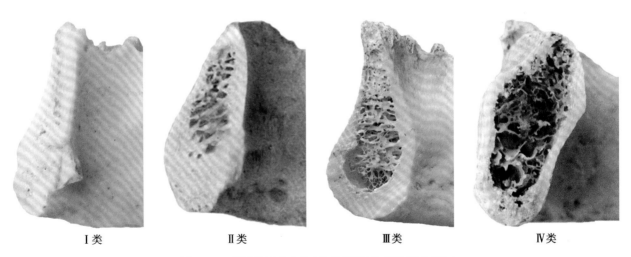

| Ⅰ类 | Ⅱ类 | Ⅲ类 | Ⅳ类 |

图 1-15　颌骨的骨质分类(骨的横断面,牙槽嵴已吸收)
Fig.1-15　Quality classification of jaw bone(Cross section: alveolar bone resorption)
Ⅰ类:颌骨几乎完全由均质的骨密质构成;Ⅱ类:厚层的骨密质包绕骨小梁密集排列的骨松质;
Ⅲ类:薄层的骨密质包绕骨小梁密集排列的骨松质;Ⅳ类:薄层的骨密质包绕骨小梁疏松排列的骨松质。

【骨质分类种植应用解剖学要点】

在临床种植手术中,Ⅰ类骨硬度较大,制备种植窝洞时容易产生过多热量导致骨灼伤,Ⅳ类骨密度最低,可能会出现种植体植入后初期稳定性不良的情况。Ⅱ类和Ⅲ类骨的骨密度适中,既能保证种植体良好的初期稳定性,又有丰富的血供,比较适宜种植手术。

七、骨结合

20世纪70年代中后期，Brånemark教授在经历了近20年的实验和临床研究后，提出了骨结合（osseointegration）这一概念，直译为承受咬合负载的种植体（loading implant）与活骨（living bone）间的直接结合，无纤维组织包绕种植体。

目前使用最为普遍的商用种植体材料为钛金属。金属钛表面会自动形成稳定的氧化钛层，这一界面极为稳定，植入骨内后能使钙化的骨基质沉积于其上。

骨结合的发生被认为是一种动态的生物学过程，是种植体与周围骨组织接触后，发生改建和再改建的结果。

早期认为，在骨结合的愈合初期，骨与种植体的界面不能受到外界微动的干扰，这一时期所受的干扰会影响骨的重建过程，造成种植体周围纤维性组织的形成。目前通过动物实验和临床研究，人们认识到种植体在愈合期受到一定范围的生理性载荷，并不会增加种植体的失败风险，也能形成骨结合。

通常评估种植体骨界面是通过显微镜在光学水平上直接测量种植体与骨接触的范围（图1-16）。

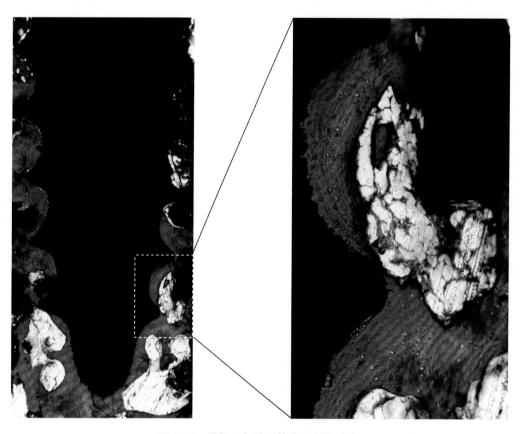

图 1-16　骨组织与种植体表面紧密结合

Fig.1-16　Bone tissue is tightly bound to the implant surface

八、牙槽突解剖结构特点

牙槽突的解剖结构：①牙槽窝，是容纳牙根的部分。其形态、大小、数目和深度与所容纳的牙根相适应。牙槽窝周壁称为固有牙槽骨，包被于牙周膜的外围。固有牙槽骨上有许多小孔，称为筛状板。因其骨质致密，在X线片上呈现一白色线状影像包绕在牙周膜周围，故又称为硬板。上颌牙的唇颊侧骨板均比腭侧者薄，最薄的部位在上颌前牙唇侧牙根区，此处在种植手术中常出现缺损（图1-17）。上颌第一磨牙颊侧骨板因有颧牙槽嵴而厚度增加，上颌第三磨牙牙根远中面的牙槽骨骨质比较疏松。②牙槽嵴，是牙槽窝的游离缘。③牙槽间隔，是指两牙之间的牙槽突。④牙根间隔，是指多根牙诸根之间的牙槽突。

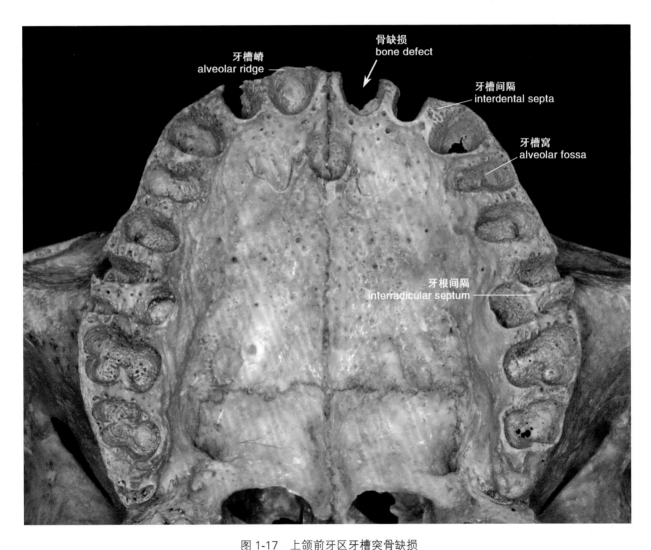

图 1-17　上颌前牙区牙槽突骨缺损

Fig.1-17　Alveolar bone defects in the anterior region of upper jaw

（此标本由空军军医大学解剖生理教研室王美青教授提供）

【牙槽突种植应用解剖学要点】

牙槽突骨质变化在骨骼系统中最为显著,其变化与牙的发育和萌出、咀嚼功能、牙的移动以及恒牙的脱落等均有密切的关系。牙槽突的变化是骨组织的改建过程,是破骨细胞与成骨细胞两者相互平衡的生理过程。当牙缺失后,因缺少生理性刺激使缺失处的牙槽突不断萎缩吸收,降低其高度,进而失去原有的形态。

九、缺牙后牙槽突的变化

缺牙后牙槽嵴缺少了由牙周膜传导的咬合力,无法刺激牙槽骨生长,不能调节骨吸收与再生。缺牙区失去了咬合力的生理刺激后,平衡被打破,因此牙槽突均出现不同程度的吸收和萎缩(图 1-18,图 1-19)。

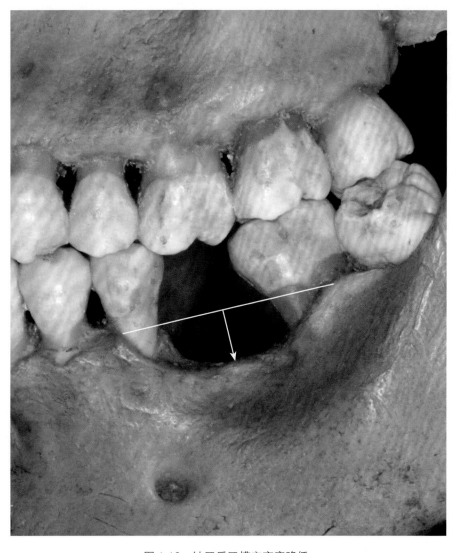

图 1-18　缺牙后牙槽突高度降低

Fig.1-18　Height of alveolar bone decrease after tooth lost

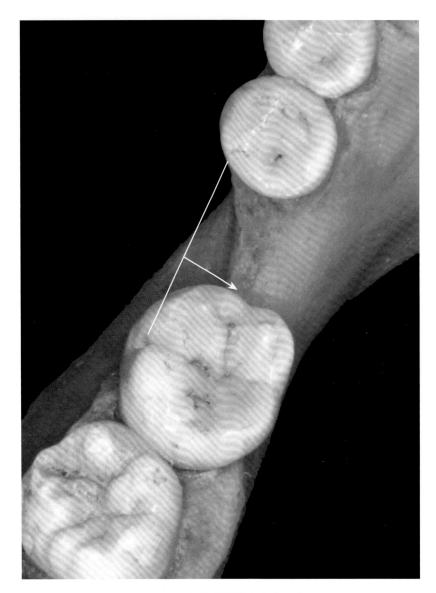

图 1-19　缺牙后牙槽突宽度减少
Fig.1-19　Width of alveolar bone decrease after tooth lost
（此标本由空军军医大学解剖生理教研室王美青教授提供）

十、牙列缺失后牙槽突的改变

　　缺牙后牙槽突吸收方向是沿着牙体长轴进行的。上颌的牙槽突向上、向内吸收，因为上颌唇、颊侧牙槽突骨密质相对比较薄，同时需要承担唇颊肌肉活动时产生的向内的压力，所以唇颊侧吸收速度较腭侧快，造成上颌牙弓逐渐缩小。下颌牙槽突骨的吸收方向沿下颌牙牙体长轴向下、向外进行，因为下颌骨舌侧骨密质比较薄，其吸收速度较唇颊侧骨密质快，因此下颌牙弓相对上颌牙弓会逐渐扩大（图 1-20）。严重吸收者下颌骨的外斜线、下颌舌骨嵴、颏孔及颏隆突等都会靠近牙槽嵴顶甚至平齐，形成刀刃状或平坦的牙槽突。下颌管的走行位置也由下颌体中央移至上缘。

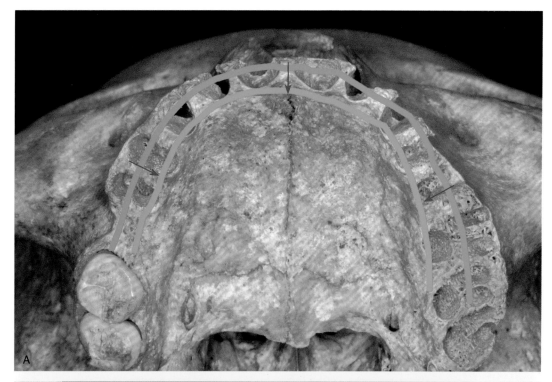

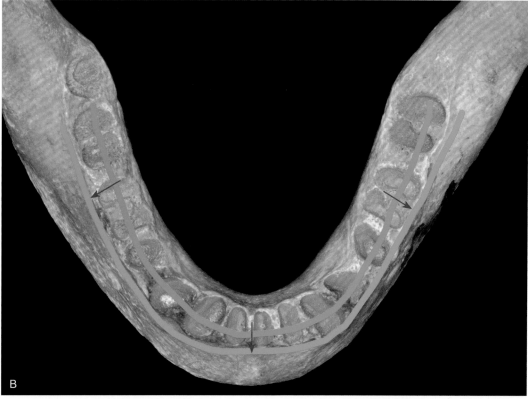

图 1-20 上、下颌牙槽突吸收方向
（绿线为牙槽突吸收前的位置，蓝线为牙槽突吸收后的位置）
Fig.1-20 Resorption direction of upper and lower jaws
（green line indicates the previous position of alveolar process before bone resorption，
while blue line indicates the position after bone resorption）
A. 上颌骨 B. 下颌骨

牙槽骨的吸收从形态学上可分为五级,A 级:大部分牙槽突尚存;B 级:发生中等程度的牙槽突吸收;C 级:发生明显的牙槽突吸收,仅基底骨(basal bone)尚存;D 级:基底骨已开始吸收;E 级:基底骨已发生重度吸收(图 1-21)。

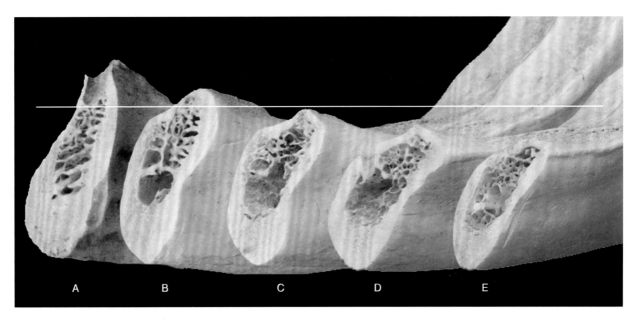

图 1-21　颌骨的骨量分级
Fig.1-21　Volume classification of jaw bone
A. 大部分牙槽突都存在　B. 有骨吸收,牙槽突中等吸收　C. 较严重骨吸收,吸收至余留基部牙槽骨
D. 牙槽骨基部已有吸收　E. 牙槽骨基部发生严重吸收

十一、种植修复冠根比

短的种植体因其冠根比较大,曾被认为是导致种植修复失败的一个原因。然而,一些学者指出由于种植牙的骨结合与天然牙之间存在着明显差异,因此天然牙冠根比的生物力学并不适用于种植牙。有研究表明,短的种植体与相对较长的种植体都具有较高的稳固性。怎样的冠根比更有利于种植牙的愈后和远期效应还有待于进一步研究(图 1-22)。

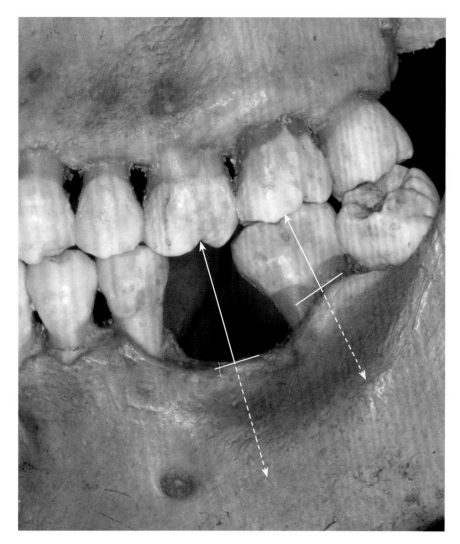

图 1-22　种植体与天然牙冠根比

Fig.1-22　Crown-root ratio of natural tooth and dental implant

（此标本由空军军医大学解剖生理教研室王美青教授提供）

第五节　口　腔　黏　膜

口腔的黏膜包括咀嚼黏膜（牙龈和硬腭黏膜）、特殊黏膜（舌背黏膜）和被覆黏膜（牙槽黏膜、颊黏膜和软腭黏膜）。牙龈黏膜、硬腭黏膜和牙槽黏膜为覆盖在牙槽骨表面的黏膜组织，与种植有直接的关系，本节将对这三种黏膜的解剖学特点进行讨论。

1. 牙龈黏膜　牙龈黏膜是附着在牙颈和牙槽突部分的黏膜组织，呈粉红色，有光泽，质坚韧，由上皮和固有层组成，包括游离龈、附着龈和龈乳头三部分。牙龈上皮是复层鳞状上皮，其表层角化，通过上皮钉突与固有层紧密相连（图 1-23）。牙龈上皮越过龈缘向龈沟内延续叫沟内上皮。牙龈上皮附着于牙体或者种植体穿龈部表面的部分叫结合上皮。结合上皮从龈沟底部开始向根方延伸，临床上种植体周围炎

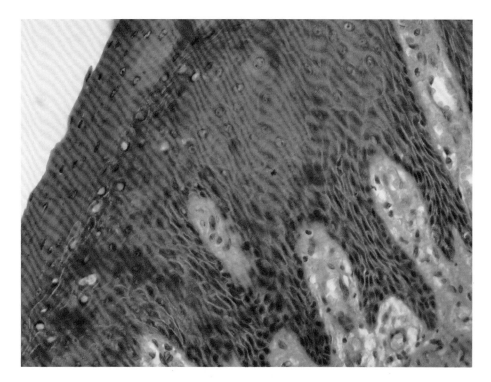

图 1-23　角化黏膜
Fig.1-23　Keratinization
（组织切片照片由空军军医大学组织胚胎与病理学教研室刘源博士提供）

的发生多数都是从结合上皮的病变开始。固有层是上皮下方的致密结缔组织，内含丰富的胶原纤维，按照纤维排列规律可分为五组（龈牙组、牙槽龈组、环行组、牙骨膜组、越隔组），其功能是支持牙龈，保持相邻两牙的正常位置。

2. 硬腭黏膜　硬腭黏膜是腭黏膜的前 2/3 部分，呈浅粉红色，上皮表面角化层较厚，固有层具有典型的咀嚼黏膜特征，根据有无黏膜下层可将其分为牙龈区、中间区、脂肪区和腺区四部分。牙龈区和中间区无黏膜下层，固有层与骨膜紧密相连。脂肪区和腺区有黏膜下层，其中有很多胶原纤维将脂肪和腺体分成若干大小不一，形状各异的小隔。硬腭前方正中还有切牙乳头，上皮下为致密的结缔组织，下方为切牙孔，是切牙管的开口，其内有鼻腭神经及血管通过，它们进入口腔后走行于黏膜下层，向两侧分布于 1/3 硬腭及舌侧牙龈。腭大孔位于上颌第三磨牙腭侧，相当于腭中缝至龈缘的外、中 1/3 交界处，有腭大神经及血管经过，它们也走行于黏膜下层，向内、外侧发出分支，供后部硬腭黏膜及舌侧牙龈黏膜。其中，腭大动脉来自上颌动脉的分支腭降动脉，黏膜移植手术中取材时应当尽量避免损伤腭大动脉，以防止出现难以控制的出血。腭小孔位于腭大孔之后，有腭小动脉及神经通过，供养软腭黏膜。

3. 牙槽黏膜　属于被覆黏膜，表面没有角化层（图 1-24，图 1-25），组织疏松，活动度大。抗击机械摩擦的能力较弱。牙齿因为各种原因发生脱落和缺失后，可能会发生牙龈组织的缺失，若这种情况下进行种植修复，种植修复体周围只有无角化层的牙槽黏膜，易导致种植体周围炎和软组织颜色不一致，不利于种植修复的美学效果和远期成功率（图 1-26～图 1-29）。临床上，可以通过角化软组织游离移植来解决这个问题。

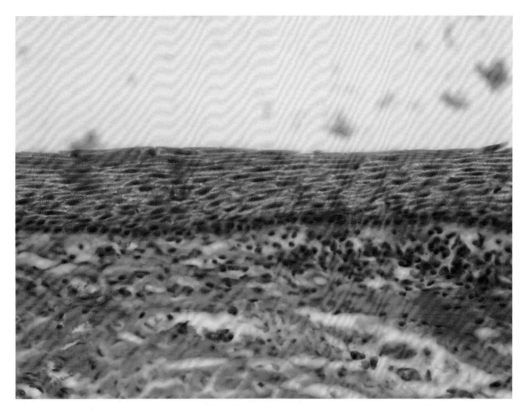

图 1-24　非角化黏膜

Fig.1-24　Non-keratinization

（组织切片照片由空军军医大学组织胚胎与病理学教研室刘源博士提供）

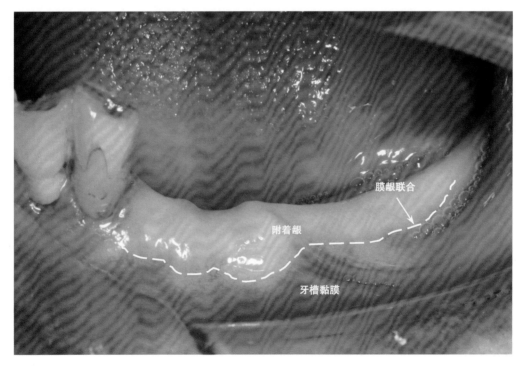

图 1-25　左下颌后牙区附着龈（角化）与牙槽黏膜（非角化）

Fig.1-25　Attached gingiva（keratinization）and alveolar mucosa（non-keratinization）in the left posterior mandible

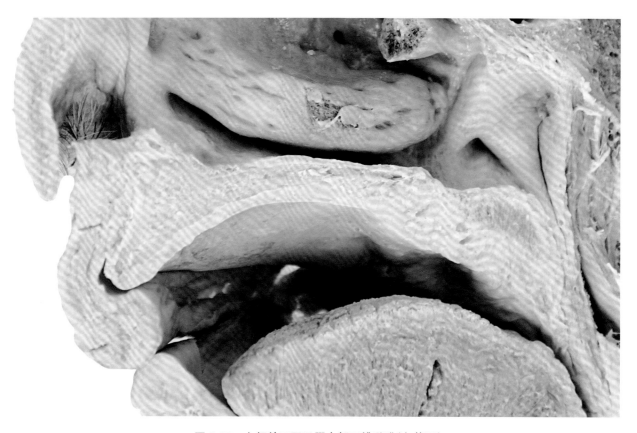

图 1-26　上颌前牙区及腭中部牙槽黏膜（矢状面）
Fig.1-26　Alveolar mucosa in the anterior region of upper jaw and middle palatine（sagittal section）

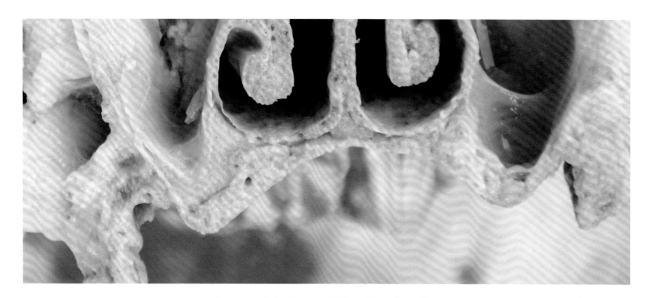

图 1-27　上颌后牙区及腭部牙槽黏膜（冠状面）
Fig.1-27　Alveolar mucosa in the posterior region of upper jaw and palatine（coronal section）

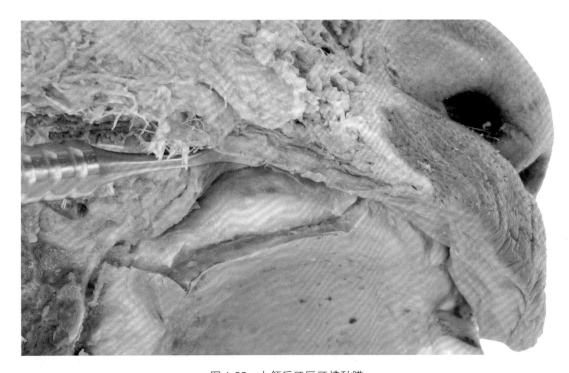

图 1-28　上颌后牙区牙槽黏膜

Fig.1-28　Alveolar mucosa in the posterior region of upper jaw

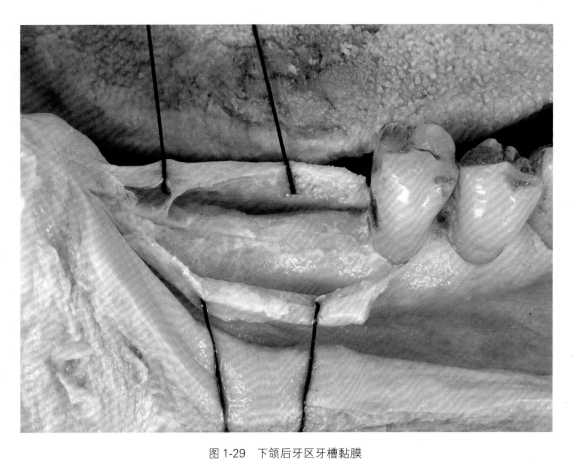

图 1-29　下颌后牙区牙槽黏膜

Fig.1-29　Alveolar mucosa in the posterior region of lower jaw

2

第二章

上　颌

上颌是位于鼻的两侧,两眶之下、口裂之上的区域。上颌区域主要是以上颌骨所在的位置为主。上颌的底是口腔的顶,上方是眶的下缘,内侧是鼻腔的外侧。

上颌牙槽突与鼻腔底和上颌窦底相毗邻。切牙位于鼻腔底的下方,前磨牙和磨牙都位于上颌窦底的下方,尖牙位于两腔之间的中间位置。切牙根与鼻腔底的关系取决于两个因素:①面高,特别是上牙槽突的高度和切牙牙根的长度;②牙槽突,牙槽突短而切牙牙根长的人,中切牙牙根可伸达鼻腔底,中切牙牙槽与鼻腔底之间的距离可达 10mm 或更长。尖牙埋藏于尖牙柱的下段,故鼻腔和上颌窦都未与尖牙牙根有密切的关系。前磨牙的前方上升为上颌窦的前壁。磨牙牙根均达上颌窦的底部。

本章节以实物图片展示,分别介绍上颌骨、上颌窦、腭部与腮腺的解剖结构。

1. 骨性上颌窦外侧壁打开,显示磨牙和前磨牙与上颌窦的关系(含牙槽嵴吸收标本)。固定后上颌窦外侧壁打开(保留上颌窦黏膜),示上颌磨牙与上颌窦底的关系(含牙槽嵴吸收标本)。经颧弓中点头部冠状切面,示上颌窦后壁与翼腭窝的解剖关系及剖开翼腭窝后壁示翼腭窝内结构。经鼻小梁底部的头部横切面,示上颌窦底,上颌窦与鼻腔的关系,上颌窦顶及眶下管、眶下神经。经上颌窦中部(距眶下孔 20mm 外侧)的头部旁正中矢状切面,示上颌窦内侧壁结构和眶下神经等结构。

2. 在实物标本上模拟种植上颌前牙区种植体植入的过程。

第一节　上颌骨解剖

上颌区域是以上颌骨为主体,上颌骨由体和四个突构成,体位于中央,其内中空,为上颌窦所在处。由体的前内侧角向上伸出为额突,与额骨相连结。颧突构成体的外侧角,与颧骨相连。水平位的腭突起自体的内侧,与对侧的腭突相连,构成硬腭的前份。弧形的牙槽突由体向下伸出,形成容纳上颌牙的牙槽。牙槽突自上颌体向下伸出,由内、外两条大致平行的弧形骨板构成,它们在最后一颗牙的后方相会合,形成一小而粗涩的牙槽结节,其内常含有较大的骨髓腔。牙槽外板向上延伸至前面和颞下面。牙槽内板延续至腭突,在腭突后方的牙槽内板则延续至鼻面。两牙槽板之间的深槽被牙槽间隔分隔为容纳单颗牙的牙槽。多根牙的牙槽又被牙根间隔分隔(图 2-1~ 图 2-6)。

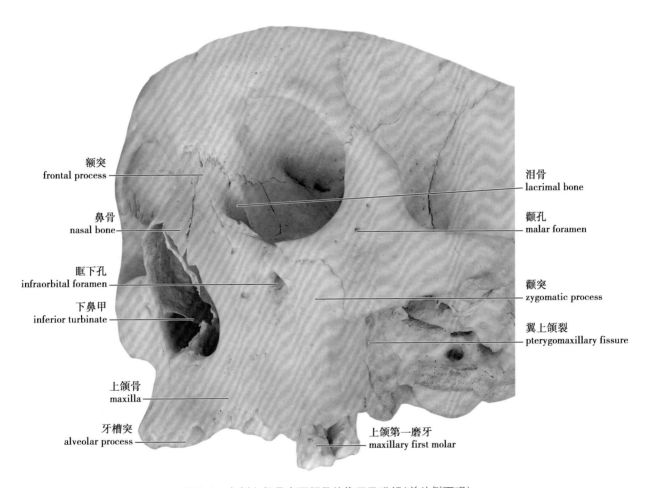

图 2-1 左侧上颌骨在面颅骨的位置及毗邻（前外侧面观）

Fig.2-1 Location and adjacency of left maxilla in the facial cranium bone（anterolateral view）

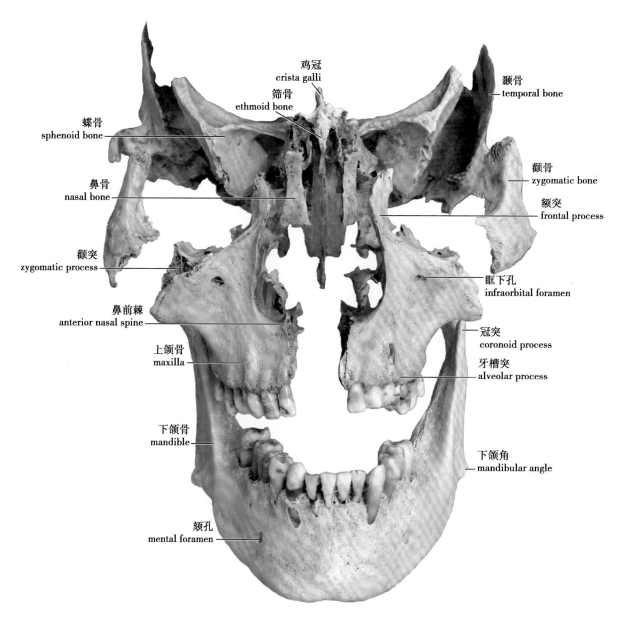

鸡冠
crista galli

筛骨
ethmoid bone

颞骨
temporal bone

蝶骨
sphenoid bone

颧骨
zygomatic bone

鼻骨
nasal bone

额突
frontal process

颧突
zygomatic process

眶下孔
infraorbital foramen

鼻前棘
anterior nasal spine

冠突
coronoid process

上颌骨
maxilla

牙槽突
alveolar process

下颌骨
mandible

下颌角
mandibular angle

颏孔
mental foramen

图 2-2　分离颅骨前面观
Fig.2-2　Anterior view of the separated skull

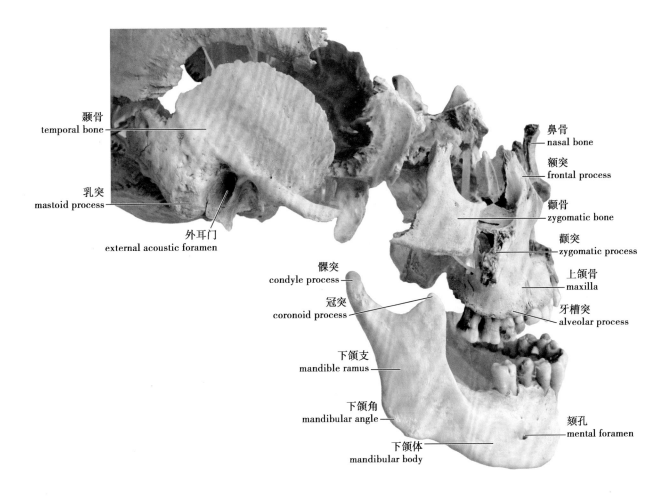

颞骨
temporal bone

乳突
mastoid process

外耳门
external acoustic foramen

鼻骨
nasal bone

额突
frontal process

颧骨
zygomatic bone

颞突
zygomatic process

上颌骨
maxilla

牙槽突
alveolar process

髁突
condyle process

冠突
coronoid process

下颌支
mandible ramus

下颌角
mandibular angle

下颌体
mandibular body

颏孔
mental foramen

图 2-3　分离颅骨侧面观

Fig.2-3　Lateral view of the separated skull

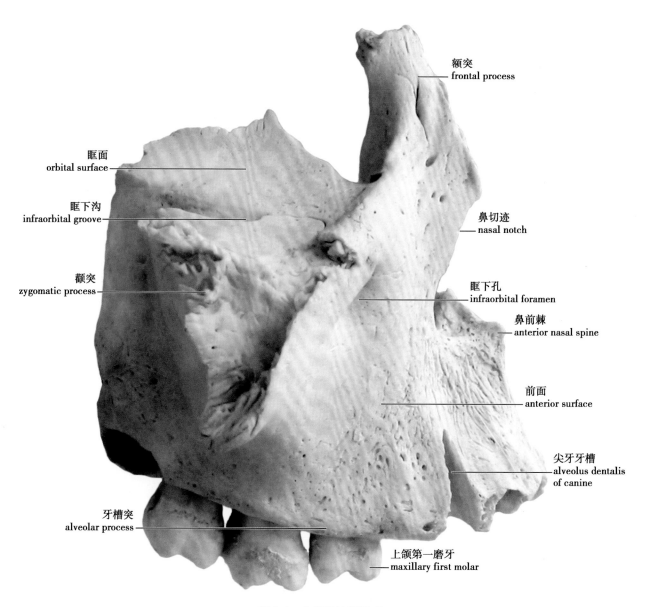

额突
frontal process

眶面
orbital surface

眶下沟
infraorbital groove

颧突
zygomatic process

鼻切迹
nasal notch

眶下孔
infraorbital foramen

鼻前棘
anterior nasal spine

前面
anterior surface

尖牙牙槽
alveolus dentalis
of canine

牙槽突
alveolar process

上颌第一磨牙
maxillary first molar

图 2-4　上颌骨外侧面观
Fig.2-4　Lateral view of the maxilla

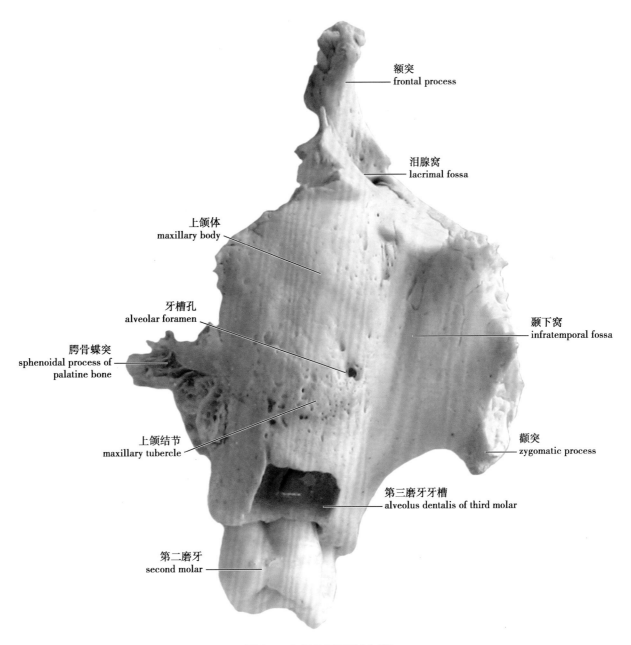

额突
frontal process

泪腺窝
lacrimal fossa

上颌体
maxillary body

牙槽孔
alveolar foramen

颞下窝
infratemporal fossa

腭骨蝶突
sphenoidal process of
palatine bone

颧突
zygomatic process

上颌结节
maxillary tubercle

第三磨牙牙槽
alveolus dentalis of third molar

第二磨牙
second molar

图 2-5 上颌骨后面观（右侧）
Fig.2-5 Posterior view of the maxilla（right）

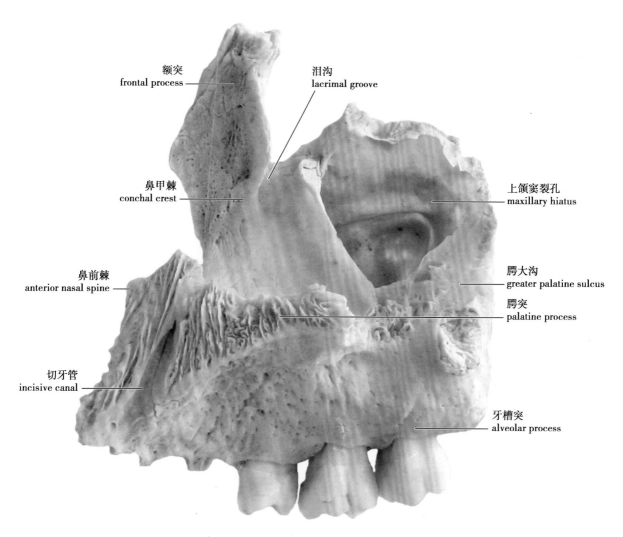

额突
frontal process

泪沟
lacrimal groove

鼻甲棘
conchal crest

上颌窦裂孔
maxillary hiatus

鼻前棘
anterior nasal spine

腭大沟
greater palatine sulcus

腭突
palatine process

切牙管
incisive canal

牙槽突
alveolar process

图 2-6 上颌骨内侧面
Fig.2-6 Medial view of the maxilla

【眶下孔区种植应用解剖学要点】

眶下孔的结构与特点:眶下孔位于上颌骨的前面,呈椭圆形,有眶下神经和眶下血管通过。眶下孔距尖牙牙槽嵴顶的平均距离为35.6mm,距眶下缘的平均垂直距离为8.49mm。眶下孔的直径为5~7mm。

在实施上颌前部种植手术时,尤其是进行植骨术时,经常需要向前庭沟底方向翻起软组织瓣,此时术者在翻瓣时应了解眶下孔的位置,特别是当上颌骨已经发生明显的萎缩时,要特别注意避免翻瓣时伤及眶下孔内结构(图2-7~图2-14)。

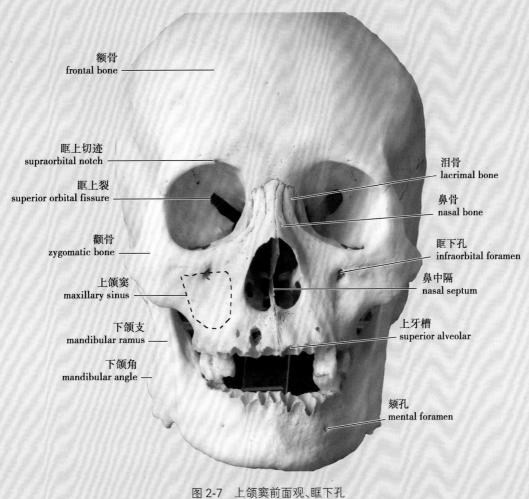

图 2-7　上颌窦前面观、眶下孔

Fig.2-7　Superior aspect of maxillary sinus and infraorbital foramen

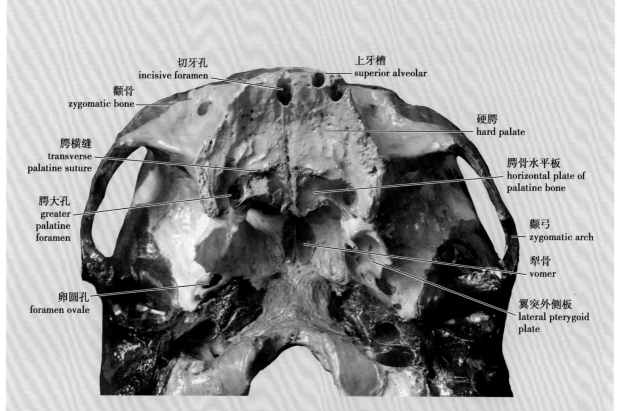

切牙孔
incisive foramen

上牙槽
superior alveolar

颧骨
zygomatic bone

硬腭
hard palate

腭横缝
transverse
palatine suture

腭骨水平板
horizontal plate of
palatine bone

腭大孔
greater
palatine
foramen

颧弓
zygomatic arch

犁骨
vomer

卵圆孔
foramen ovale

翼突外侧板
lateral pterygoid
plate

图 2-8 切牙孔
Fig.2-8 Incisive foramen

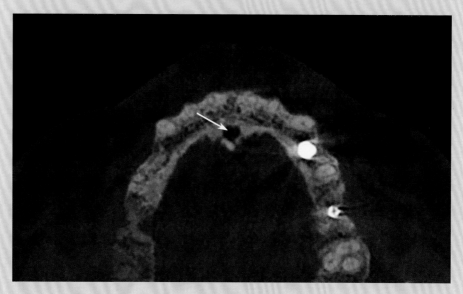

图 2-9 切牙孔（CBCT）（箭头示）
Fig.2-9 Incisive foramen（CBCT）（arrow）

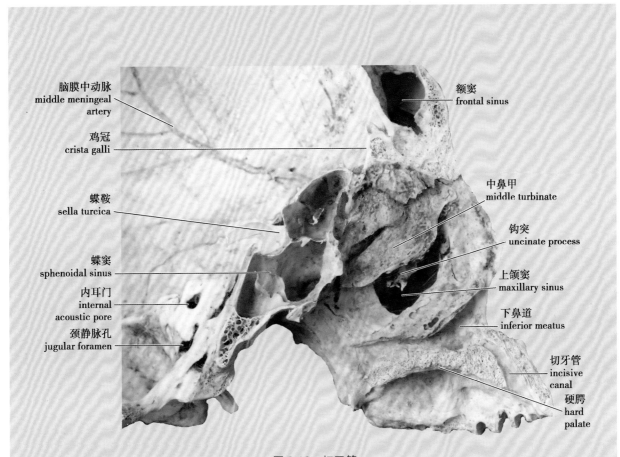

脑膜中动脉
middle meningeal
artery

鸡冠
crista galli

蝶鞍
sella turcica

蝶窦
sphenoidal sinus

内耳门
internal
acoustic pore

颈静脉孔
jugular foramen

额窦
frontal sinus

中鼻甲
middle turbinate

钩突
uncinate process

上颌窦
maxillary sinus

下鼻道
inferior meatus

切牙管
incisive
canal

硬腭
hard
palate

图 2-10 切牙管
Fig.2-10 Incisive canal

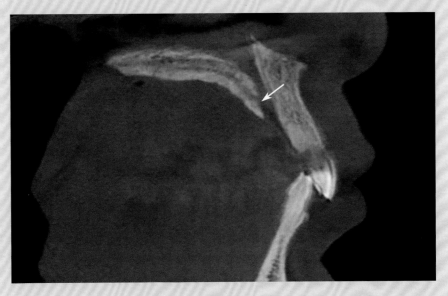

图 2-11 切牙管（CBCT）（箭头示）
Fig.2-11 Incisive canal（CBCT）（arrow）

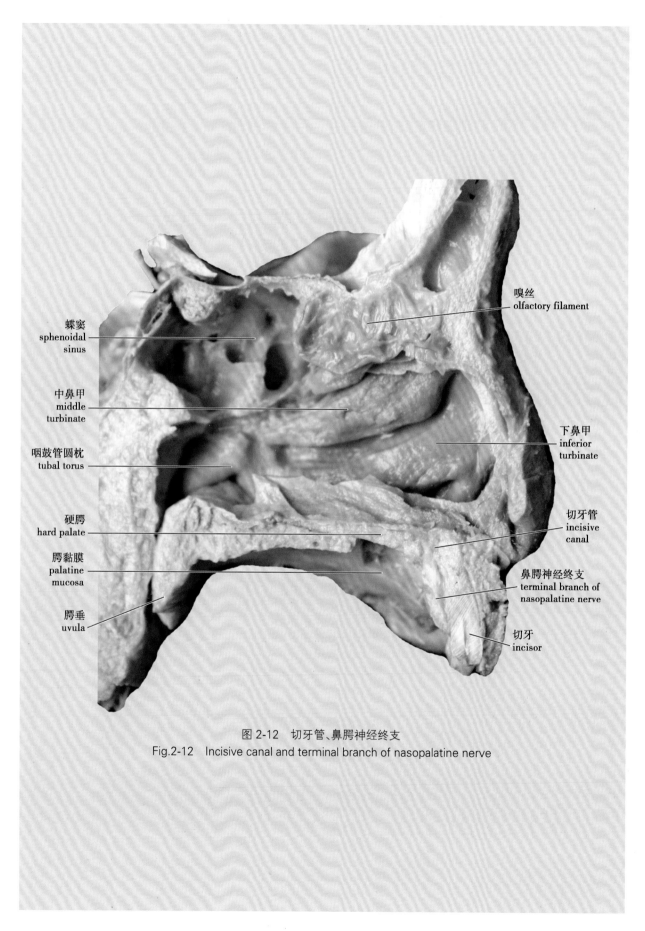

蝶窦
sphenoidal
sinus

中鼻甲
middle
turbinate

咽鼓管圆枕
tubal torus

硬腭
hard palate

腭黏膜
palatine
mucosa

腭垂
uvula

嗅丝
olfactory filament

下鼻甲
inferior
turbinate

切牙管
incisive
canal

鼻腭神经终支
terminal branch of
nasopalatine nerve

切牙
incisor

图 2-12　切牙管、鼻腭神经终支
Fig.2-12　Incisive canal and terminal branch of nasopalatine nerve

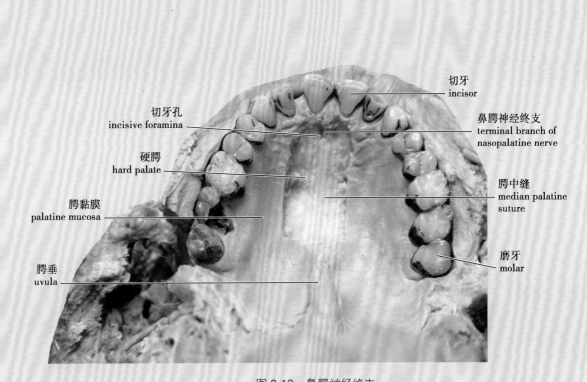

切牙
incisor

切牙孔
incisive foramina

鼻腭神经终支
terminal branch of
nasopalatine nerve

硬腭
hard palate

腭中缝
median palatine
suture

腭黏膜
palatine mucosa

磨牙
molar

腭垂
uvula

图 2-13 鼻腭神经终支

Fig.2-13 Terminal branch of nasopalatine nerve

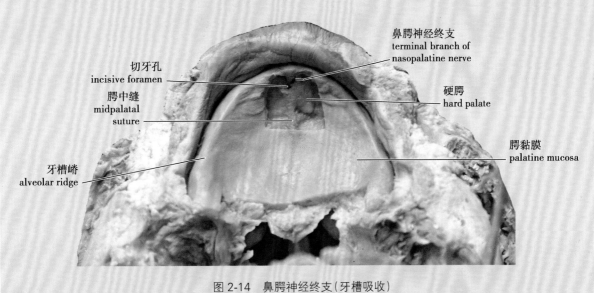

鼻腭神经终支
terminal branch of
nasopalatine nerve

切牙孔
incisive foramen

硬腭
hard palate

腭中缝
midpalatal
suture

牙槽嵴
alveolar ridge

腭黏膜
palatine mucosa

图 2-14 鼻腭神经终支(牙槽吸收)

Fig.2-14 Terminal branch of nasopalatine nerve(alveolar is resorbed)

【切牙管区种植应用解剖学要点】

切牙管位于上牙槽突中线处,与眶耳平面成 57°~89.5° 角,平均长度约为 18.0mm,内有鼻腭神经血管束通过。鼻腭神经起自蝶腭神经鼻支,经蝶腭孔入鼻腔,于鼻中隔的黏膜深面向前下方走行,经切牙管出切牙孔,出孔后称切牙神经,它分布于上颌前牙腭侧的黏骨膜及牙龈。切牙孔呈卵圆形,位于上颌两中切牙之间偏向腭侧,在硬腭黏膜上形成卵圆形凸起,称为切牙乳头。当上颌前牙区牙槽骨严重萎缩时,切牙管的长度可缩短至 6.0mm,切牙乳头位置可相对前移,甚至位于牙槽嵴唇侧(图 2-15)。因此术中应注意黏膜剥离的范围与植入方向,避免损伤鼻腭神经及其分支。

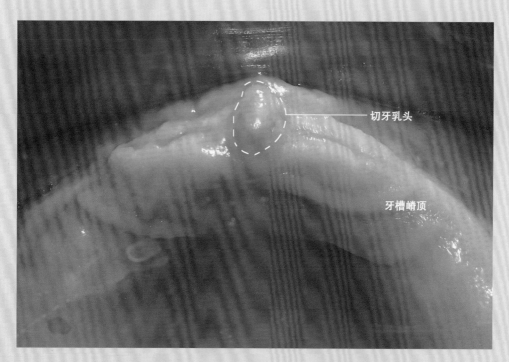

图 2-15　上颌前牙缺失后,牙槽嵴吸收,切牙乳头位置相对前移,甚至偏向唇侧
Fig.2-15　After the loss of the upper anterior teeth, the alveolar ridge absorbs and the incisive papilla moves forward relatively, even to the labial side

第二节　上颌窦解剖

上颌窦位于上颌骨体内,呈不规则三角锥体形,锥体底部为鼻腔外侧壁,锥尖指向上颌骨颧突。成人上颌窦高33mm,宽23mm,长(前后径)34mm,窦腔容积个体差异甚大,可在3.5~35mL,国人平均的容积为14.67mL。上颌窦可分为五个壁。

1. 前壁(面壁)　为上颌体的前面,中央部分最薄,略凹陷处称为尖牙窝。在尖牙窝上方的眶下缘有眶下孔。眶下神经血管由此孔穿出。有研究表明此壁厚度平均为0.91mm±0.43mm。此壁厚度可在CBCT上明确显示,过厚容易增加上颌窦底提升术中侧壁开窗入路的难度。

2. 后壁　为上颌体的后面,与上颌窦前壁以颧牙槽嵴为界,与颞下窝和翼腭窝毗邻,后壁为翼腭窝前壁。

3. 内侧壁　是中鼻道和下鼻道外侧壁的大部分,上部骨质薄,下部骨质较厚。在下鼻甲附着处最薄。

4. 上壁　为眼眶的底壁,眶下管由此通过。

5. 底壁　相当于牙槽突,常低于鼻腔底,此壁与上颌第二磨牙及第二磨牙根部有密切关系。

解剖学上,上颌窦前壁和后壁以颧牙槽嵴为界,前壁位于颧牙槽嵴之前,后壁位于颧牙槽嵴后方。在临床中,上颌窦前壁被称为前外侧壁,后壁被称为后外侧壁,而前外侧壁和后外侧壁又可以统称为外侧壁。

上颌窦内分隔:上颌窦内分隔多见于上颌第一磨牙或前磨牙区附近,可发生于窦壁任何位置,但多始于窦底,然后向上延伸至不同高度,将窦腔分隔为近远中部。上颌窦分隔厚度约0.8mm,但有时可以达到1.7mm,其厚度一般在窦底起始部最厚,然后向上逐渐变薄,为骨性不完整分隔,多见于年轻人。这些分隔起着后牙咀嚼支柱作用。在上颌窦侧壁提升术中,上颌窦内分隔会造成黏膜剥离困难,增加手术难度。

上颌窦黏膜:上颌窦窦壁内衬一层0.13~1.0mm厚的黏膜,黏膜较完整,并通过上颌窦口与鼻腔黏膜连续,其结构组成与其他呼吸道黏膜相似,其厚度较鼻腔黏膜薄,血供也略差。

上颌窦的血液供应:主要来源于上颌动脉的其中三个分支:①上颌窦前壁血供主要来自眶下动脉及其分支和上牙槽前动脉;②上颌窦内侧壁血供主要来自腭大动脉的鼻外侧动脉后支;③上颌窦后壁血主要来自上牙槽后动脉。上牙槽前、后动脉在上颌窦前及后外侧壁内互相吻合,其吻合支一般位于上颌窦底上方19mm(图2-16~图2-55)。

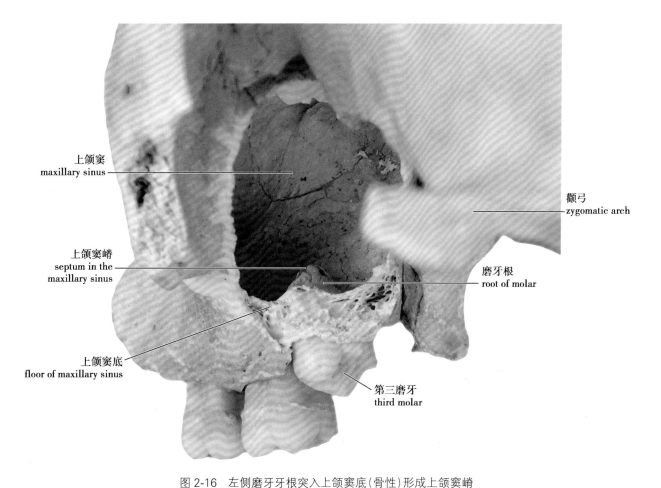

图 2-16　左侧磨牙牙根突入上颌窦底（骨性）形成上颌窦嵴

Fig.2-16　Left molar root protruding into the floor of the maxillary sinus（bony）,a maxillary crest is formed

上颌窦　maxillary sinus

颧弓　zygomatic arch

上颌窦嵴　septum in the maxillary sinus

磨牙根　root of molar

上颌窦底　floor of maxillary sinus

第三磨牙　third molar

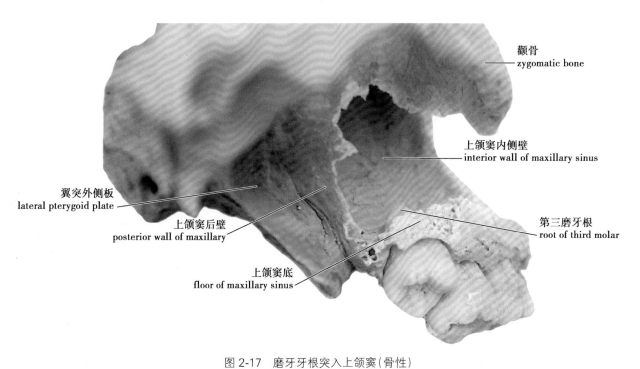

图 2-17　磨牙牙根突入上颌窦（骨性）

Fig.2-17　Molar root protruding into the maxillary sinus（bony）

颧骨　zygomatic bone

上颌窦内侧壁　interior wall of maxillary sinus

翼突外侧板　lateral pterygoid plate

第三磨牙根　root of third molar

上颌窦后壁　posterior wall of maxillary

上颌窦底　floor of maxillary sinus

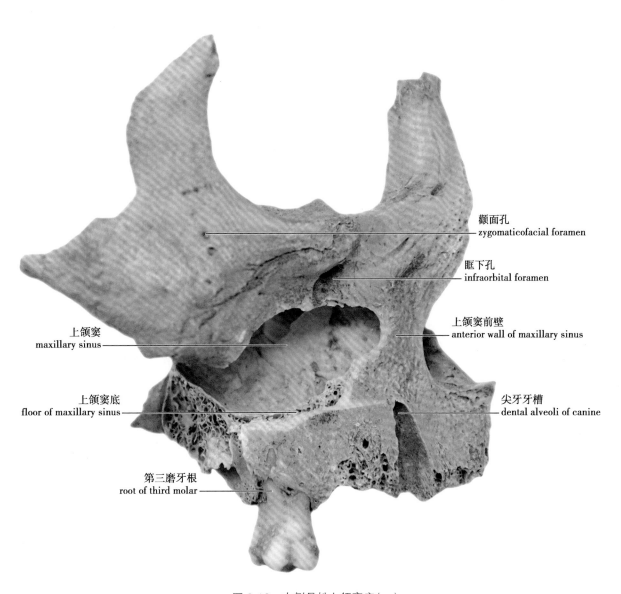

颧面孔
zygomaticofacial foramen

眶下孔
infraorbital foramen

上颌窦前壁
anterior wall of maxillary sinus

上颌窦
maxillary sinus

尖牙牙槽
dental alveoli of canine

上颌窦底
floor of maxillary sinus

第三磨牙根
root of third molar

图 2-18　右侧骨性上颌窦底（一）
Fig.2-18　Right bony maxillary sinus floor（1）

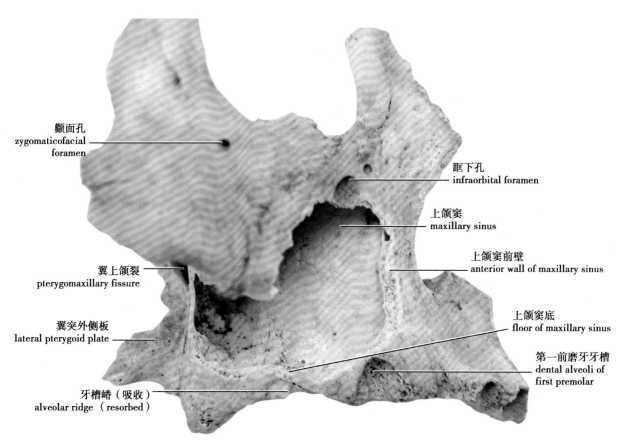

颧面孔
zygomaticofacial
foramen

眶下孔
infraorbital foramen

上颌窦
maxillary sinus

上颌窦前壁
anterior wall of maxillary sinus

翼上颌裂
pterygomaxillary fissure

上颌窦底
floor of maxillary sinus

翼突外侧板
lateral pterygoid plate

第一前磨牙牙槽
dental alveoli of
first premolar

牙槽嵴（吸收）
alveolar ridge （resorbed）

图 2-19　右侧骨性上颌窦底（二）
Fig.2-19　Right bony maxillary sinus floor（2）

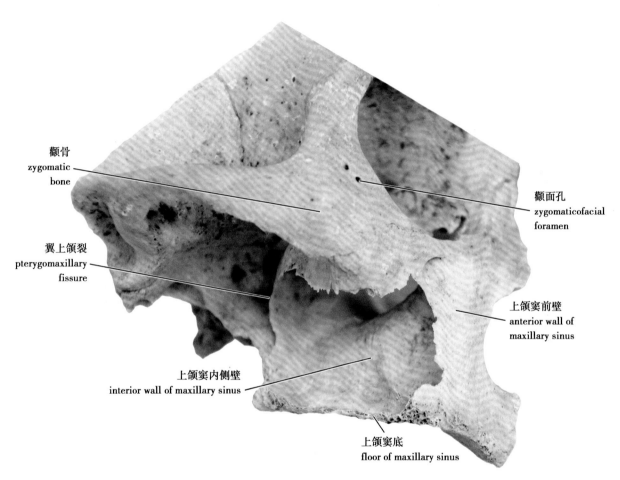

颧骨
zygomatic
bone

颧面孔
zygomaticofacial
foramen

翼上颌裂
pterygomaxillary
fissure

上颌窦前壁
anterior wall of
maxillary sinus

上颌窦内侧壁
interior wall of maxillary sinus

上颌窦底
floor of maxillary sinus

图 2-20 右侧骨性上颌窦底（三）
Fig.2-20 Right bony maxillary sinus floor（3）

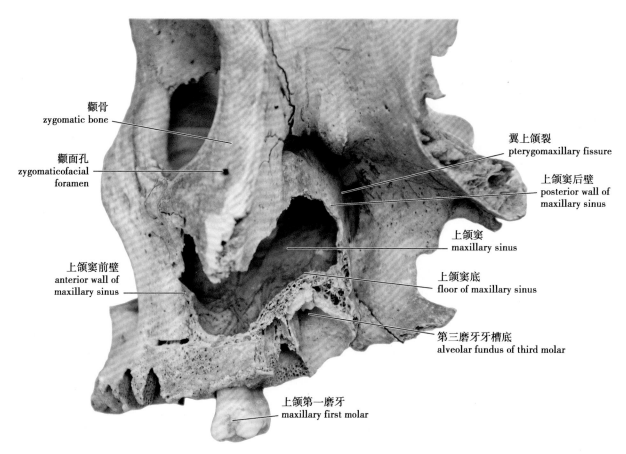

颧骨
zygomatic bone

颧面孔
zygomaticofacial
foramen

上颌窦前壁
anterior wall of
maxillary sinus

翼上颌裂
pterygomaxillary fissure

上颌窦后壁
posterior wall of
maxillary sinus

上颌窦
maxillary sinus

上颌窦底
floor of maxillary sinus

第三磨牙牙槽底
alveolar fundus of third molar

上颌第一磨牙
maxillary first molar

图 2-21 左侧骨性上颌窦底（一）

Fig.2-21 Left bony maxillary sinus floor（1）

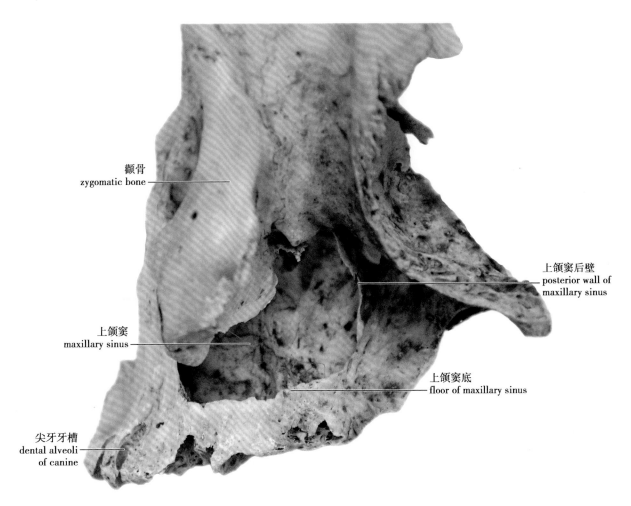

颧骨
zygomatic bone

上颌窦后壁
posterior wall of maxillary sinus

上颌窦
maxillary sinus

上颌窦底
floor of maxillary sinus

尖牙牙槽
dental alveoli of canine

图 2-22 左侧骨性上颌窦底（二）
Fig.2-22 Left bony maxillary sinus floor（2）

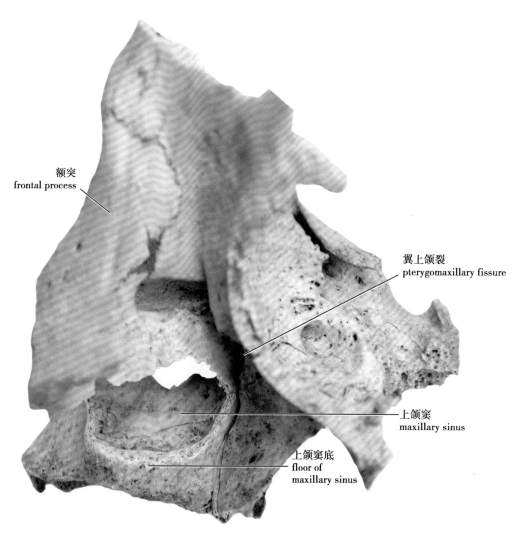

额突
frontal process

翼上颌裂
pterygomaxillary fissure

上颌窦
maxillary sinus

上颌窦底
floor of
maxillary sinus

图 2-23 左侧骨性上颌窦底（三）
Fig.2-23 Left bony maxillary sinus floor（3）

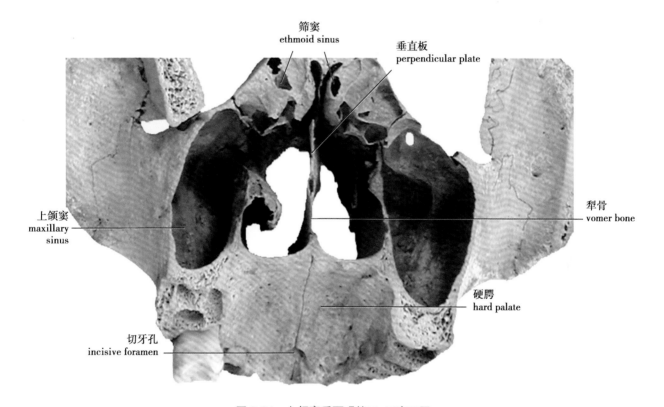

筛窦
ethmoid sinus

垂直板
perpendicular plate

上颌窦
maxillary
sinus

犁骨
vomer bone

硬腭
hard palate

切牙孔
incisive foramen

图 2-24 上颌窦后面观第二、三磨牙区

Fig.2-24 Posterior view of the maxillary sinus at the second and third molar area

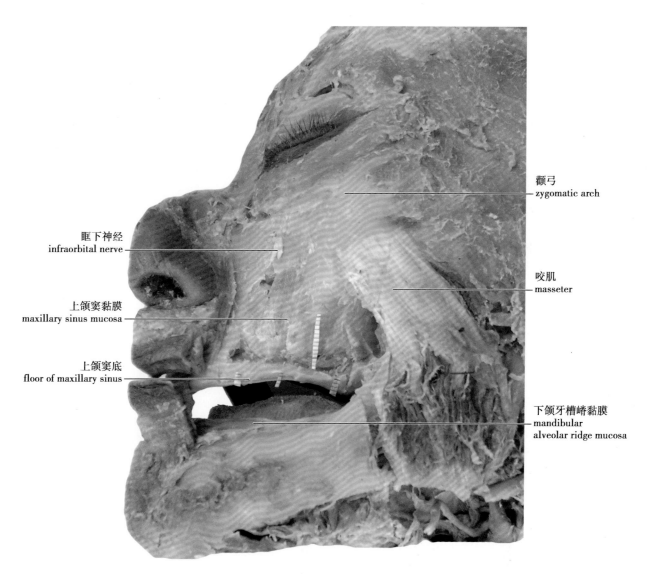

颧弓
zygomatic arch

眶下神经
infraorbital nerve

咬肌
masseter

上颌窦黏膜
maxillary sinus mucosa

上颌窦底
floor of maxillary sinus

下颌牙槽嵴黏膜
mandibular
alveolar ridge mucosa

图 2-25　左侧上颌窦底
Fig.2-25　Left maxillary sinus floor

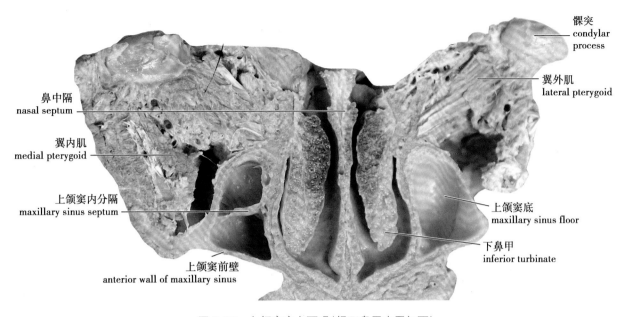

髁突
condylar process

翼外肌
lateral pterygoid

鼻中隔
nasal septum

翼内肌
medial pterygoid

上颌窦内分隔
maxillary sinus septum

上颌窦底
maxillary sinus floor

下鼻甲
inferior turbinate

上颌窦前壁
anterior wall of maxillary sinus

图 2-26　上颌窦底上面观（经下鼻甲水平切面）
Fig.2-26　Superior view of the maxillary sinus floor
（horizontal section through the inferior turbinate）

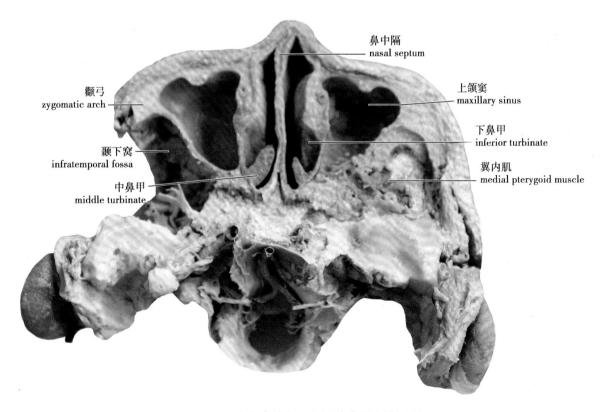

鼻中隔
nasal septum

颧弓
zygomatic arch

上颌窦
maxillary sinus

下鼻甲
inferior turbinate

颞下窝
infratemporal fossa

翼内肌
medial pterygoid muscle

中鼻甲
middle turbinate

图 2-27　上颌窦腔上面观（经中鼻甲水平切面）
Fig.2-27　Superior view of the maxillary sinus
（horizontal section through the middle turbinate）

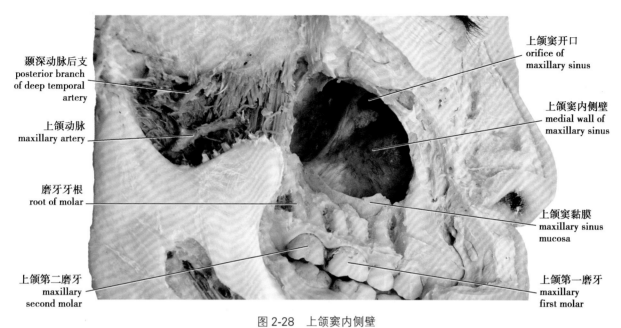

颞深动脉后支
posterior branch
of deep temporal
artery

上颌动脉
maxillary artery

磨牙牙根
root of molar

上颌第二磨牙
maxillary
second molar

上颌窦开口
orifice of
maxillary sinus

上颌窦内侧壁
medial wall of
maxillary sinus

上颌窦黏膜
maxillary sinus
mucosa

上颌第一磨牙
maxillary
first molar

图 2-28　上颌窦内侧壁

Fig.2-28　Medial wall of the maxillary sinus

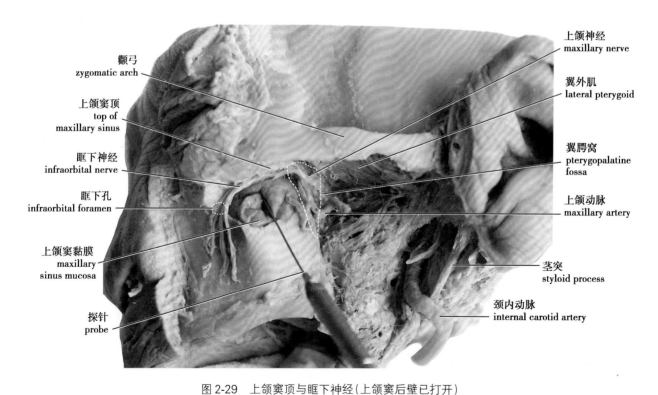

颧弓
zygomatic arch

上颌窦顶
top of
maxillary sinus

眶下神经
infraorbital nerve

眶下孔
infraorbital foramen

上颌窦黏膜
maxillary
sinus mucosa

探针
probe

上颌神经
maxillary nerve

翼外肌
lateral pterygoid

翼腭窝
pterygopalatine
fossa

上颌动脉
maxillary artery

茎突
styloid process

颈内动脉
internal carotid artery

图 2-29　上颌窦顶与眶下神经（上颌窦后壁已打开）

Fig.2-29　Top of maxillary sinus and infraorbital nerve（the posterior wall of maxillary sinus was opened）

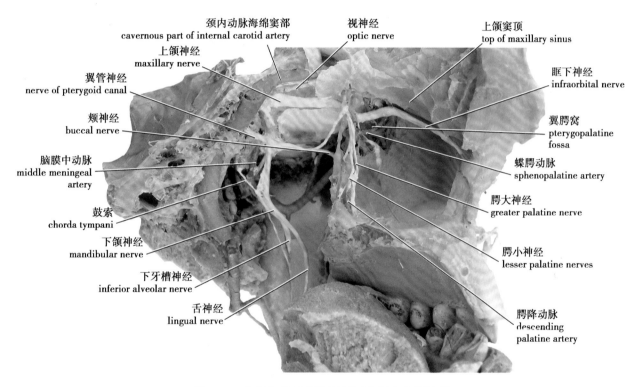

图 2-30 上颌窦顶及后壁的结构（上颌窦内侧面观）

Fig.2-30 Structures of the top and posterior wall of maxillary sinus（medial aspect of the maxillary sinus）

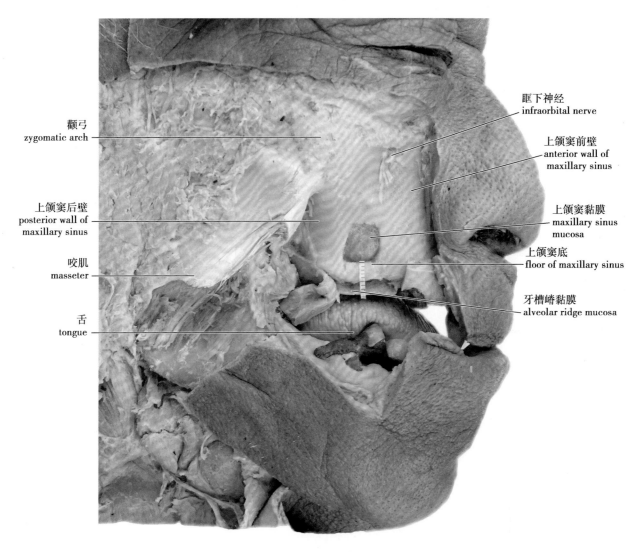

颧弓
zygomatic arch

眶下神经
infraorbital nerve

上颌窦前壁
anterior wall of
maxillary sinus

上颌窦后壁
posterior wall of
maxillary sinus

上颌窦黏膜
maxillary sinus
mucosa

咬肌
masseter

上颌窦底
floor of maxillary sinus

牙槽嵴黏膜
alveolar ridge mucosa

舌
tongue

图 2-31　右侧上颌窦底（一）
Fig.2-31　Right maxillary sinus floor（1）

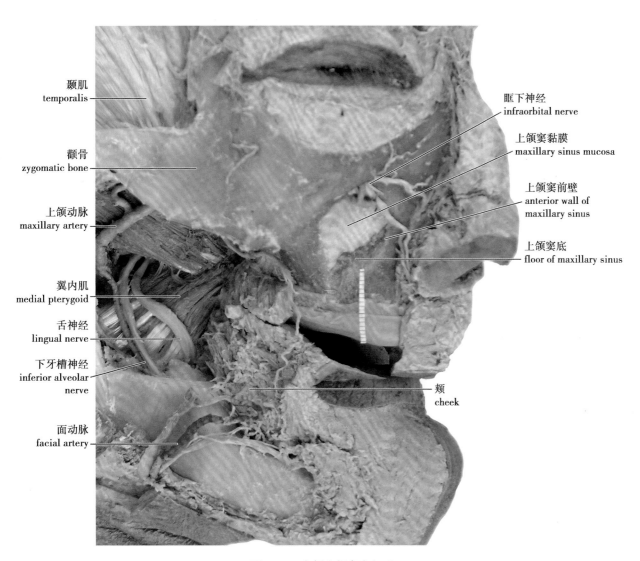

颞肌
temporalis

颧骨
zygomatic bone

上颌动脉
maxillary artery

翼内肌
medial pterygoid

舌神经
lingual nerve

下牙槽神经
inferior alveolar
nerve

面动脉
facial artery

眶下神经
infraorbital nerve

上颌窦黏膜
maxillary sinus mucosa

上颌窦前壁
anterior wall of
maxillary sinus

上颌窦底
floor of maxillary sinus

颊
cheek

图 2-32 右侧上颌窦底（二）
Fig.2-32 Right maxillary sinus floor（2）

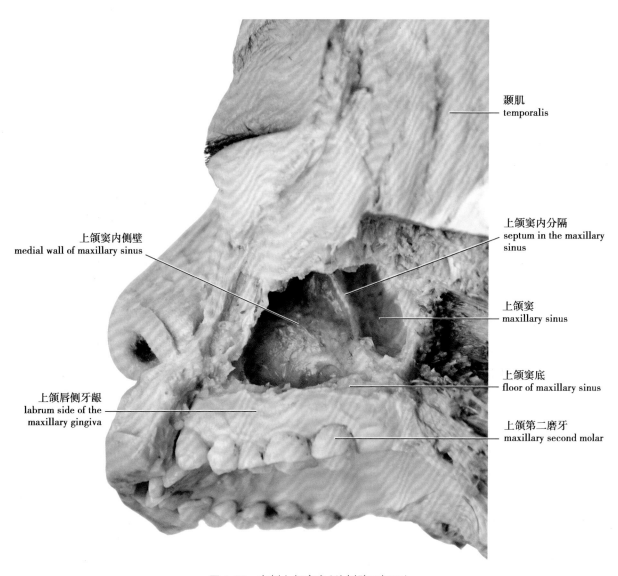

颞肌
temporalis

上颌窦内侧壁
medial wall of maxillary sinus

上颌窦内分隔
septum in the maxillary sinus

上颌窦
maxillary sinus

上颌窦底
floor of maxillary sinus

上颌唇侧牙龈
labrum side of the maxillary gingiva

上颌第二磨牙
maxillary second molar

图 2-33　左侧上颌窦底（外侧壁已打开）
Fig.2-33　Left Maxillary sinus floor（the lateral wall was opened）

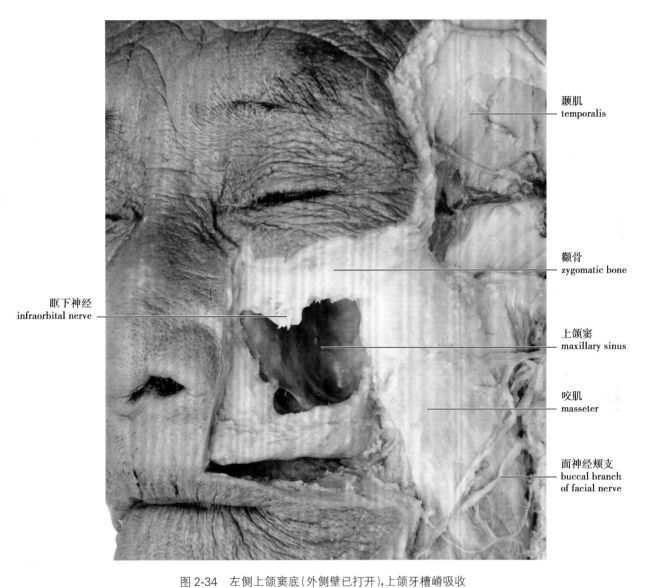

颞肌
temporalis

颧骨
zygomatic bone

上颌窦
maxillary sinus

咬肌
masseter

面神经颊支
buccal branch
of facial nerve

眶下神经
infraorbital nerve

图 2-34　左侧上颌窦底(外侧壁已打开),上颌牙槽嵴吸收
Fig.2-34　Left maxillary sinus floor(the lateral wall was opened),alveolar ridge of the maxilla was resorbed

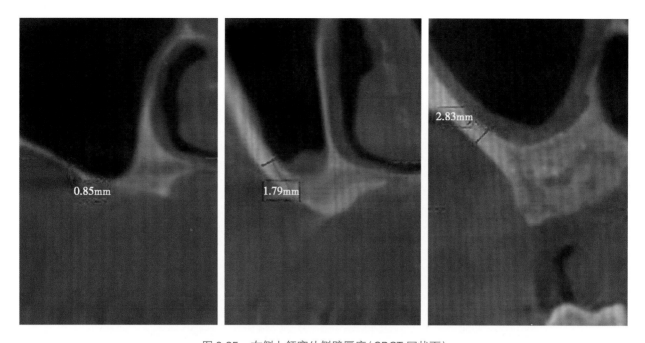

图 2-35 右侧上颌窦外侧壁厚度（CBCT 冠状面）

Fig.2-35 Thickness of lateral wall of right maxillary sinus（coronal plane of CBCT）

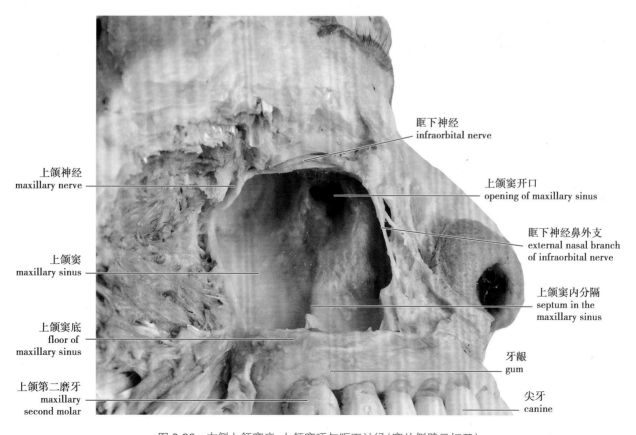

图 2-36 右侧上颌窦底、上颌窦顶与眶下神经（窦外侧壁已打开）

Fig.2-36 Right maxillary sinus and infraorbital nerve（the lateral wall was opened）

上颌窦顶
top of maxillary
sinus

上颌窦内侧壁
medial wall of
maxillary sinus

上颌牙槽嵴黏膜
maxillary alveolar
ridge

上颌窦开口
opening of
maxillary sinus

上颌窦前壁
anterior wall of
maxillary sinus

上颌窦底
floor of maxillary sinus

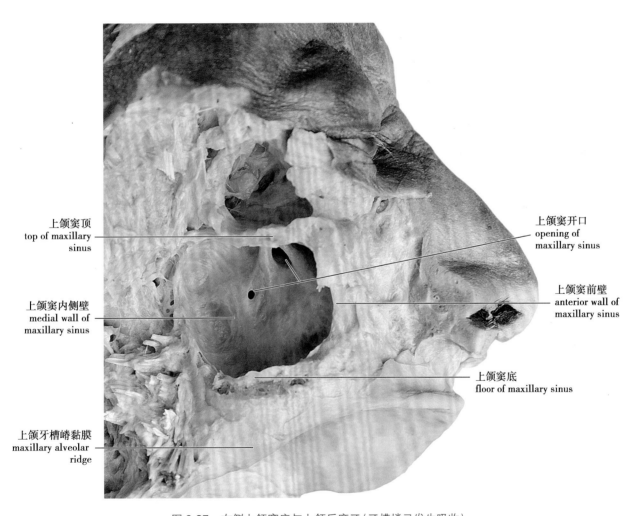

图 2-37　右侧上颌窦底与上颌后磨牙（牙槽嵴已发生吸收）

Fig.2-37　Right maxillary sinus and upper molars（alveolar ridge of the maxilla was resorbed）

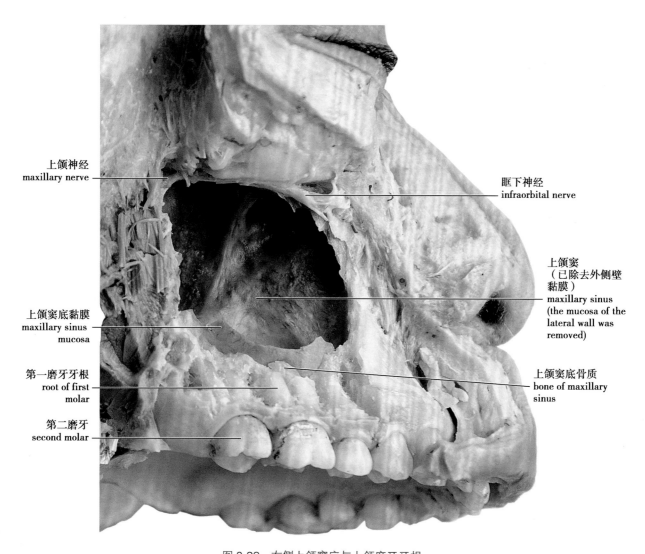

上颌神经
maxillary nerve

眶下神经
infraorbital nerve

上颌窦
（已除去外侧壁
黏膜）
maxillary sinus
(the mucosa of the
lateral wall was
removed)

上颌窦底黏膜
maxillary sinus
mucosa

第一磨牙牙根
root of first
molar

第二磨牙
second molar

上颌窦底骨质
bone of maxillary
sinus

图 2-38　右侧上颌窦底与上颌磨牙牙根
Fig.2-38　Right maxillary sinus floor and the roots of maxilla molars

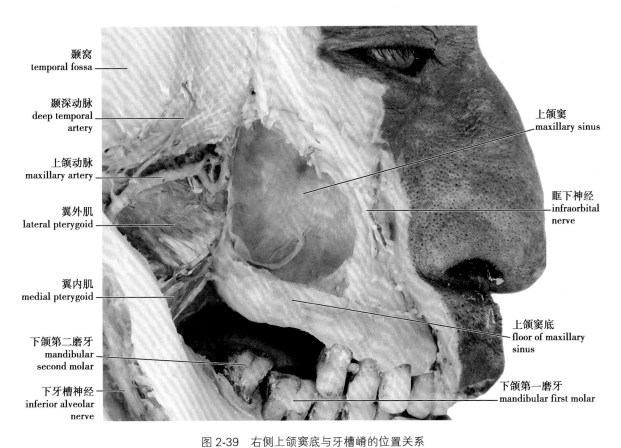

颞窝
temporal fossa

颞深动脉
deep temporal
artery

上颌动脉
maxillary artery

翼外肌
lateral pterygoid

翼内肌
medial pterygoid

下颌第二磨牙
mandibular
second molar

下牙槽神经
inferior alveolar
nerve

上颌窦
maxillary sinus

眶下神经
infraorbital
nerve

上颌窦底
floor of maxillary
sinus

下颌第一磨牙
mandibular first molar

图 2-39　右侧上颌窦底与牙槽嵴的位置关系
Fig.2-39　Relative position of the right maxillary sinus floor and the alveolar ridge

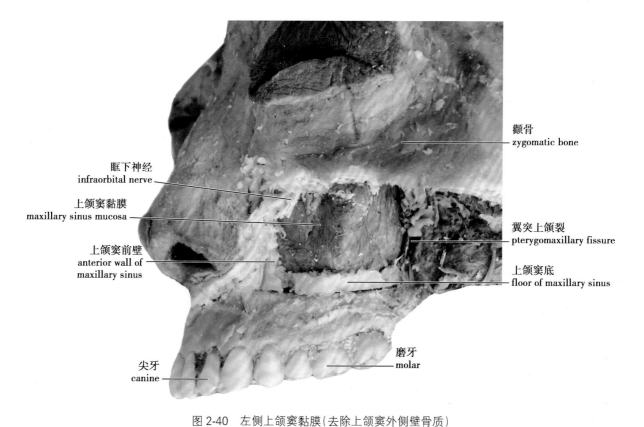

颧骨
zygomatic bone

眶下神经
infraorbital nerve

上颌窦黏膜
maxillary sinus mucosa

翼突上颌裂
pterygomaxillary fissure

上颌窦前壁
anterior wall of
maxillary sinus

上颌窦底
floor of maxillary sinus

尖牙
canine

磨牙
molar

图 2-40　左侧上颌窦黏膜（去除上颌窦外侧壁骨质）

Fig.2-40　Left maxillary sinus mucosa（the lateral wall of the maxillary sinus was removed）

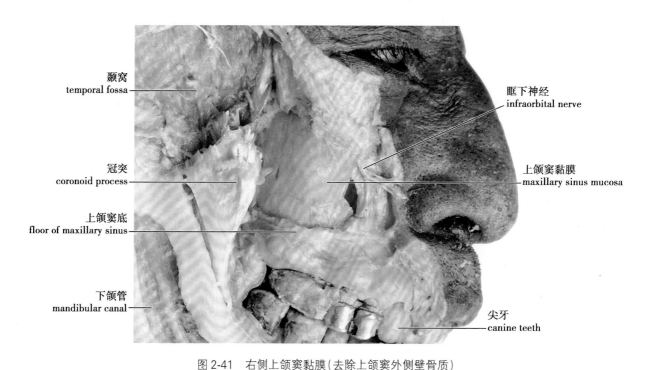

颞窝
temporal fossa

眶下神经
infraorbital nerve

冠突
coronoid process

上颌窦黏膜
maxillary sinus mucosa

上颌窦底
floor of maxillary sinus

下颌管
mandibular canal

尖牙
canine teeth

图 2-41　右侧上颌窦黏膜（去除上颌窦外侧壁骨质）

Fig.2-41　Right maxillary sinus mucosa（the lateral wall of the maxillary sinus was removed）

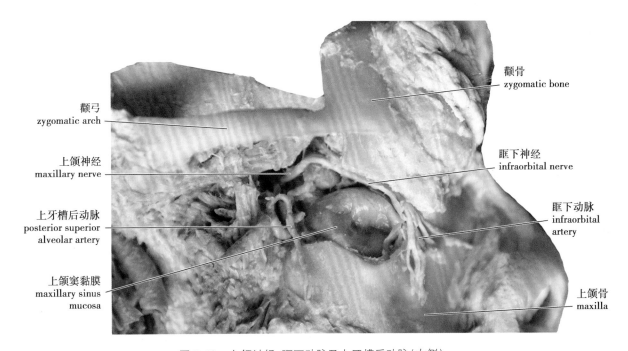

颧弓
zygomatic arch

上颌神经
maxillary nerve

上牙槽后动脉
posterior superior
alveolar artery

上颌窦黏膜
maxillary sinus
mucosa

颧骨
zygomatic bone

眶下神经
infraorbital nerve

眶下动脉
infraorbital
artery

上颌骨
maxilla

图 2-42　上颌神经、眶下动脉及上牙槽后动脉（右侧）
Fig.2-42　Maxillary nerve，infraorbital artery and posterior superior alveolar artery（right）

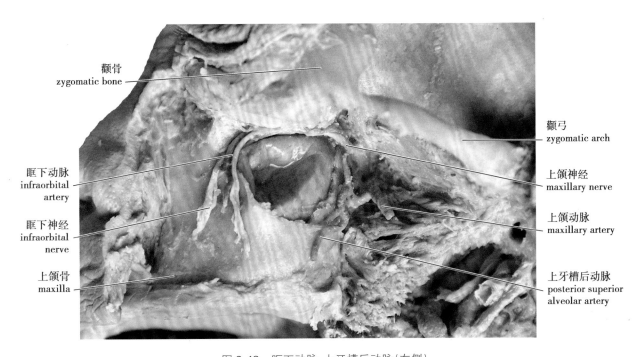

颧骨
zygomatic bone

眶下动脉
infraorbital
artery

眶下神经
infraorbital
nerve

上颌骨
maxilla

颧弓
zygomatic arch

上颌神经
maxillary nerve

上颌动脉
maxillary artery

上牙槽后动脉
posterior superior
alveolar artery

图 2-43　眶下动脉、上牙槽后动脉（左侧）
Fig.2-43　Infraorbital artery and posterior superior alveolar artery（left）

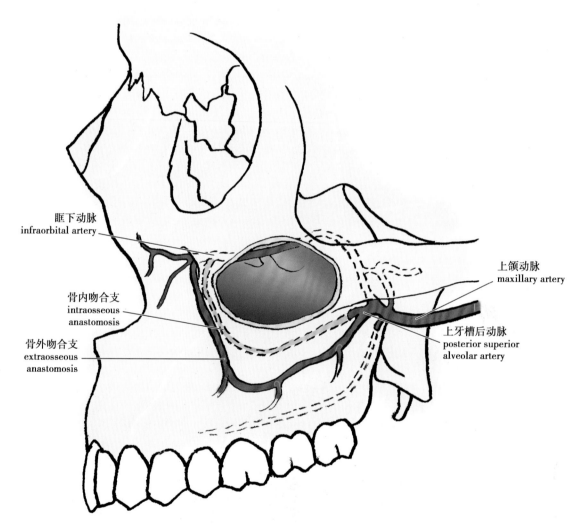

眶下动脉
infraorbital artery

骨内吻合支
intraosseous
anastomosis

骨外吻合支
extraosseous
anastomosis

上颌动脉
maxillary artery

上牙槽后动脉
posterior superior
alveolar artery

图 2-44 眶下动脉与上牙槽后动脉血管吻合示意图（左侧）
Fig.2-44 Anastomosis between infraorbital artery and posterior superior alveolar artery（left）

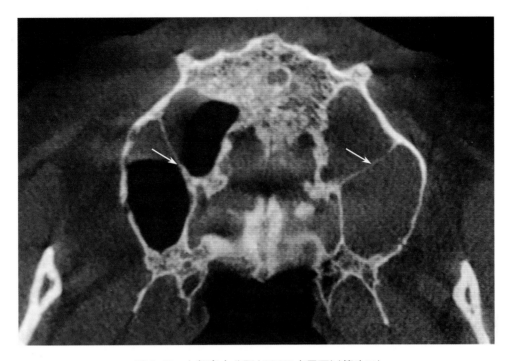

图 2-45　上颌窦内分隔（CBCT 水平面）（箭头示）
Fig.2-45　Septa of maxillary sinus（horizontal plane of CBCT）（arrow）

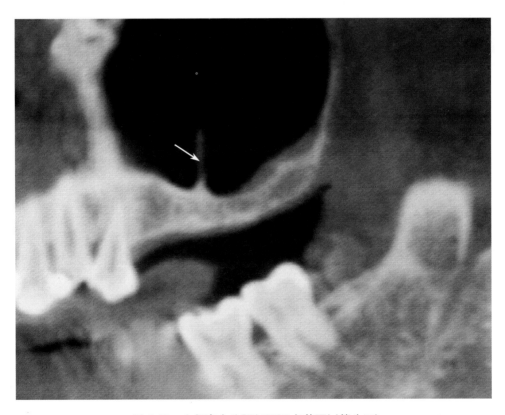

图 2-46　上颌窦内分隔（CBCT 矢状面）（箭头示）
Fig.2-46　Septa of maxillary sinus（sagittal plane of CBCT）（arrow）

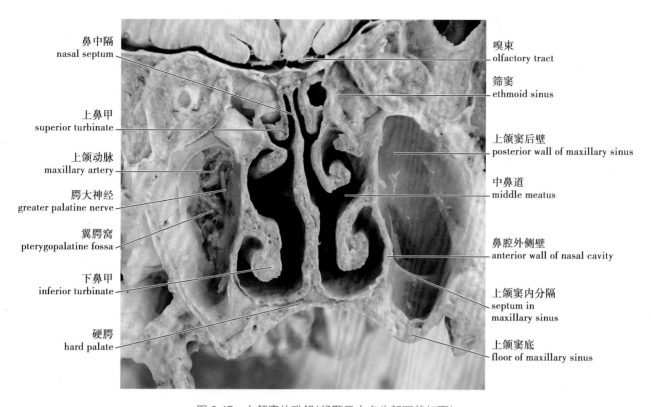

鼻中隔
nasal septum

上鼻甲
superior turbinate

上颌动脉
maxillary artery

腭大神经
greater palatine nerve

翼腭窝
pterygopalatine fossa

下鼻甲
inferior turbinate

硬腭
hard palate

嗅束
olfactory tract

筛窦
ethmoid sinus

上颌窦后壁
posterior wall of maxillary sinus

中鼻道
middle meatus

鼻腔外侧壁
anterior wall of nasal cavity

上颌窦内分隔
septum in
maxillary sinus

上颌窦底
floor of maxillary sinus

图 2-47　上颌窦的毗邻（经颧弓中点头部冠状切面）

Fig.2-47　Adjacency of the maxillary sinus（coronary section through the midpoint of zygomatic arch）

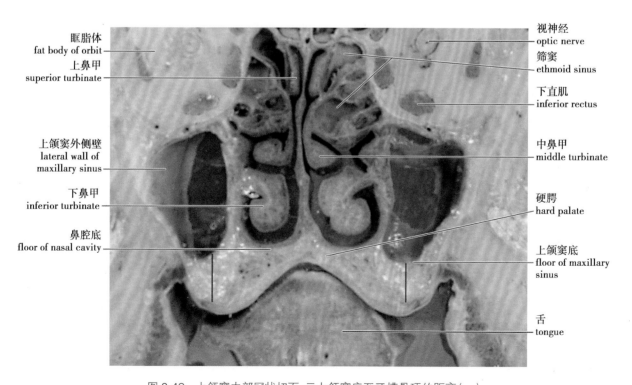

眶脂体
fat body of orbit

上鼻甲
superior turbinate

上颌窦外侧壁
lateral wall of
maxillary sinus

下鼻甲
inferior turbinate

鼻腔底
floor of nasal cavity

视神经
optic nerve

筛窦
ethmoid sinus

下直肌
inferior rectus

中鼻甲
middle turbinate

硬腭
hard palate

上颌窦底
floor of maxillary
sinus

舌
tongue

图 2-48　上颌窦中部冠状切面，示上颌窦底至牙槽骨顶的距离（一）

Fig.2-48　Coronary section of the middle part of maxillary sinus，showing the distance
between the maxillary sinus floor and the roof of the alveolar bone（1）

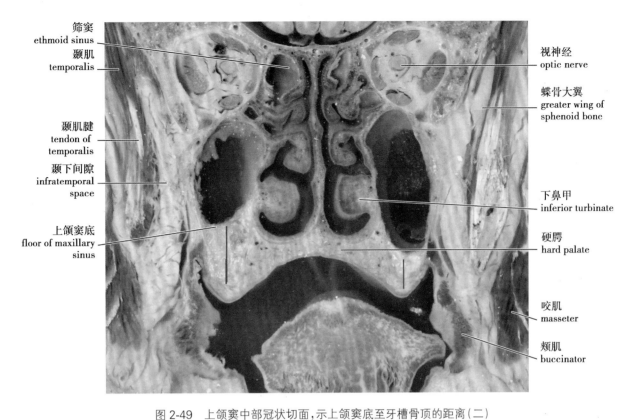

筛窦
ethmoid sinus
颞肌
temporalis
颞肌腱
tendon of
temporalis
颞下间隙
infratemporal
space
上颌窦底
floor of maxillary
sinus

视神经
optic nerve
蝶骨大翼
greater wing of
sphenoid bone
下鼻甲
inferior turbinate
硬腭
hard palate
咬肌
masseter
颊肌
buccinator

图 2-49 上颌窦中部冠状切面,示上颌窦底至牙槽骨顶的距离(二)
Fig.2-49 Coronary section of the middle part of maxillary sinus, showing the distance
between the maxillary sinus floor and the roof of the alveolar bone(2)

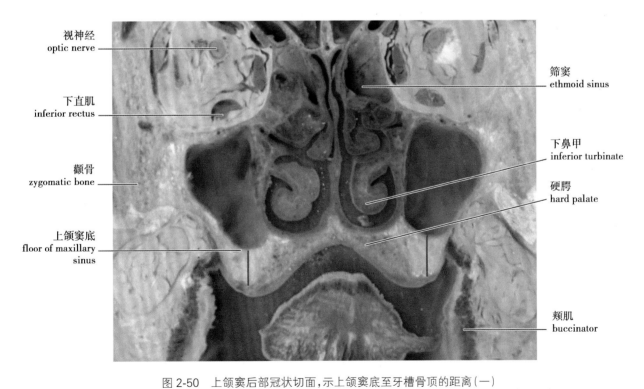

视神经
optic nerve
下直肌
inferior rectus
颧骨
zygomatic bone
上颌窦底
floor of maxillary
sinus

筛窦
ethmoid sinus
下鼻甲
inferior turbinate
硬腭
hard palate
颊肌
buccinator

图 2-50 上颌窦后部冠状切面,示上颌窦底至牙槽骨顶的距离(一)
Fig.2-50 Coronary section of the posterior part of maxillary sinus, showing the distance
between the maxillary sinus floor and the roof of the alveolar bone(1)

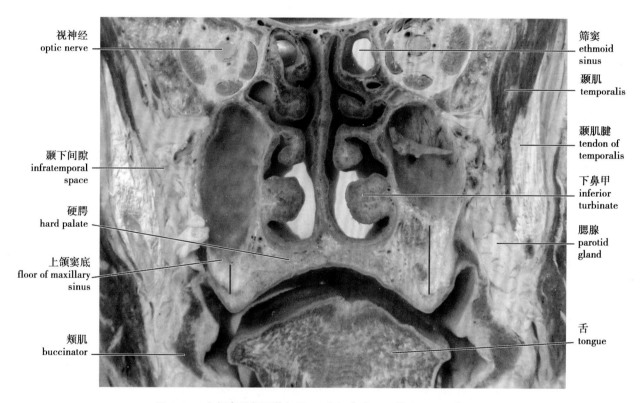

视神经
optic nerve

筛窦
ethmoid sinus

颞肌
temporalis

颞下间隙
infratemporal space

颞肌腱
tendon of temporalis

硬腭
hard palate

下鼻甲
inferior turbinate

上颌窦底
floor of maxillary sinus

腮腺
parotid gland

颊肌
buccinator

舌
tongue

图 2-51 上颌窦后部冠状切面,示上颌窦底至牙槽骨顶的距离(二)

Fig.2-51 Coronary section of the posterior part of maxillary sinus, showing the distance between the maxillary sinus floor and the roof of the alveolar bone(2)

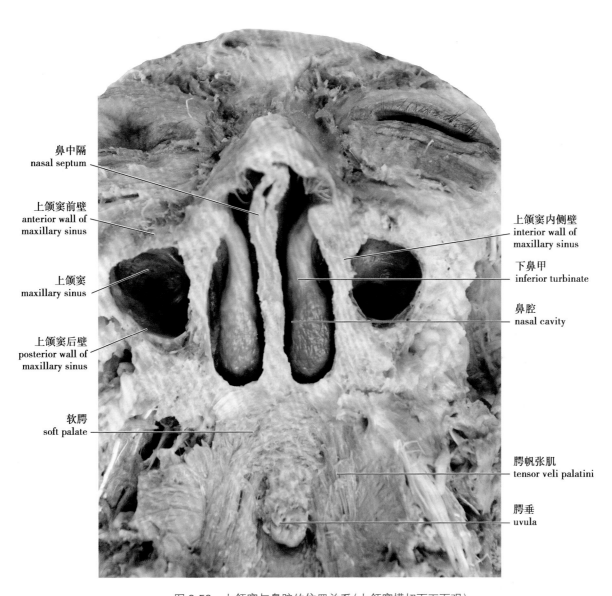

鼻中隔
nasal septum

上颌窦前壁
anterior wall of
maxillary sinus

上颌窦
maxillary sinus

上颌窦后壁
posterior wall of
maxillary sinus

软腭
soft palate

上颌窦内侧壁
interior wall of
maxillary sinus

下鼻甲
inferior turbinate

鼻腔
nasal cavity

腭帆张肌
tensor veli palatini

腭垂
uvula

图 2-52 上颌窦与鼻腔的位置关系（上颌窦横切面下面观）
Fig.2-52 Relative position between the maxillary sinus and nasal cavity
（horizontal section of the maxillary sinus，inferior view）

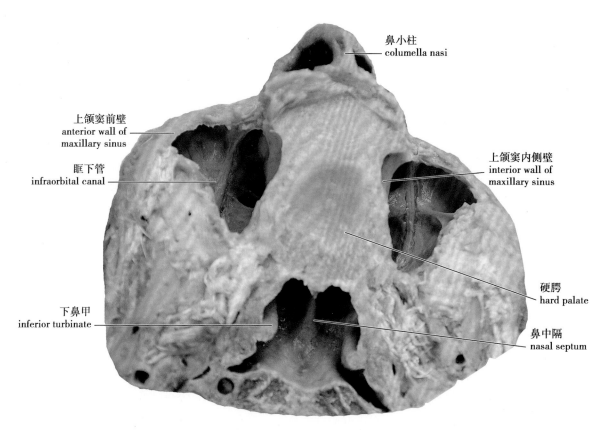

图 2-53　上颌窦的毗邻（经上颌窦中部横切面）示上颌窦顶的结构

Fig.2-53　Adjacency of the maxillary sinus（horizontal section through the middle of the maxillary sinus），showing the roof of the maxillary sinus

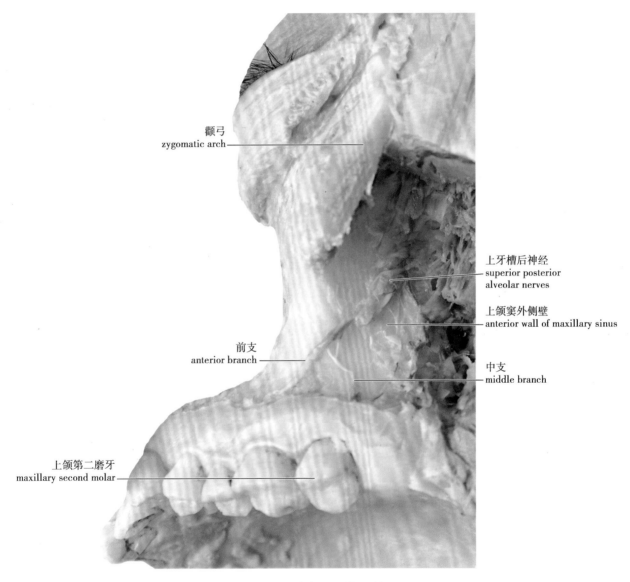

颧弓
zygomatic arch

上牙槽后神经
superior posterior
alveolar nerves

上颌窦外侧壁
anterior wall of maxillary sinus

前支
anterior branch

中支
middle branch

上颌第二磨牙
maxillary second molar

图 2-54　左侧上牙槽后神经
Fig.2-54　Left superior posterior alveolar nerve

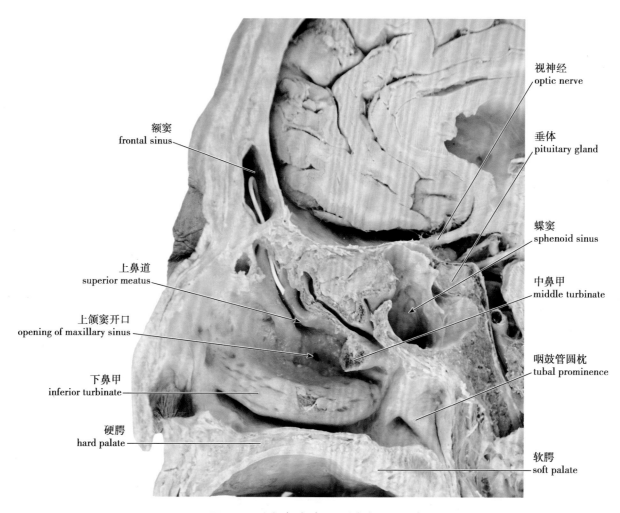

额窦
frontal sinus

视神经
optic nerve

垂体
pituitary gland

蝶窦
sphenoid sinus

中鼻甲
middle turbinate

上鼻道
superior meatus

上颌窦开口
opening of maxillary sinus

下鼻甲
inferior turbinate

硬腭
hard palate

咽鼓管圆枕
tubal prominence

软腭
soft palate

图 2-55　上颌窦、额窦开口（中鼻甲已切除）

Fig.2-55　Openings of maxillary sinus and frontal sinus（middle turbinate was dissected）

【 经上颌窦前壁、翼腭窝至圆孔行上颌神经切断(撕脱)术的应用解剖要点 】

1. 手术入路层次结构　沿上颌牙龈上缘横行切开上唇黏膜至上颌骨体,将颊部整体沿上颌骨体前面钝性分离眶下孔下方,在该孔下方的上颌骨体前面开 2.5cm×2.5cm 正方形的骨窗进入上颌窦,在上颌窦的内侧壁与后壁的交界处打开上颌窦后壁至翼腭窝,在窝后壁上方的圆孔内切断上颌神经。

2. 应用要点

(1) 分离面颊组织时,应尽量贴骨面,以防伤及组织瓣内的血管及神经等。

(2) 在上颌窦前壁开骨窗,要防止破损上颌窦的黏膜。

(3) 分离上颌窦顶部的黏膜时,要注意窦顶的骨质非常菲薄,有时只是一层黏膜。如果破坏窦顶的骨质,误进入眶腔,会伤及眶内结构或视神经。

(4) 在翼腭窝内分离上颌神经时,上颌神经的下方是上颌动脉及其分支。

(5) 在翼腭窝后上方的圆孔内分离切断上颌神经时,不宜分离得过深。经圆孔进入颅中窝底,在切断上颌神经特别是行撕脱术时,有伤及蛛网膜而引起脑脊液漏或颅内感染的可能。

3. 经上颌窦前壁、翼腭窝至圆孔行上颌神经切断(撕脱)术的优点

(1) 经上颌牙龈处行口内切口,不影响容貌,患者愿意接受该术式。

(2) 在翼腭窝后上方入圆孔内切断上颌神经,是将上颌神经全部分支的传入途径均切断,因此行此手术后,上颌神经痛的复发率很低。

【上颌及上颌窦区种植应用解剖学要点】

1. 缺牙后牙槽突发生废用性萎缩,骨量变少。上颌磨牙区域牙槽骨的骨质和骨量可根据 X 线片进行评估。骨量充足时(窦嵴距大于 10mm 时)可以直接种植,若上颌窦底的骨量有限,为了避免植入种植体时穿通上颌窦底黏膜,应先行上颌窦底区域的骨增量手术(上颌窦底提升术),再同期或者延期种植。

2. 上颌牙槽弓前部较窄,后部较宽,内、外板均由骨密质构成,中间为骨松质。上颌骨牙槽突的唇颊侧骨板较薄,腭侧相对较厚。

3. 上颌牙槽突前部并非垂直朝向下方,而是略向唇侧倾斜,上颌尖牙、切牙的牙根与鼻腔邻近。两侧中切牙之间稍后方为腭乳头,其下方为鼻腭孔,由此向上通切牙管,内有鼻腭神经血管通过。实施上颌种植手术时要熟悉上述解剖结构的形态。避免种植体穿通鼻腔或上颌窦,导致感染甚至种植失败,同时也应注意血管、神经的位置与走行,尽量防止误伤。

4. 相对于后牙区,前牙区牙槽嵴顶至鼻底之间的垂直距离较大,在两侧尖牙之间的区域没有重要的解剖结构,因此也被视为种植的安全区。

5. 上颌前牙种植时要注意牙槽骨唇侧的厚度。多数情况下,上颌前牙区牙槽突的唇侧骨壁较薄,且牙槽突基底常有倒凹存在,并与尖牙窝延续。如与自然邻牙方向一致植入种植体,则有唇侧旁穿的危险,应考虑种植先期或者同期进行植骨。

6. 上颌窦内分隔结构对于上颌窦底提升术有一定的影响。它影响了手术入路,并且分隔的存在会使得上颌窦黏膜相对难以剥离,容易造成术中上颌窦黏膜穿孔等并发症,需要在术中更为谨慎、小心。因此,为了解上颌窦内骨性分隔情况,明确分隔位置、形态及大小,使术中易于剥离上颌窦黏膜,术前必须行影像学检查。

7. 上颌窦内侧壁为鼻腔的外侧壁,此壁下部较厚,上部较薄,其后份上有上颌窦口。窦口的形态和大小在不同个体变化较大,少数人有 1~2 个副窦口。窦口位于内侧壁的最高处,而窦底较低,所以窦内炎症化脓时,往往引流不畅,在直立位时容易积脓。

8. 上颌窦多为单个腔隙,约有 2% 的人在窦腔内出现部分或完全性骨性间隔,分为 2 个或 3 个腔隙。

9. 上颌区域的牙种植手术主要涉及上颌窦、鼻腔及上颌骨的牙槽突区域。上颌窦的底部与上颌牙槽突相延续,位于上颌磨牙和 / 或前磨牙的根尖区,窦底与牙槽嵴顶之间相隔牙槽骨的高度称为窦嵴距,其数值因人而异,有人可以达到 20mm 以上,有人只有几毫米,甚至有些情况下,口腔黏膜与上颌窦底黏膜之间仅间隔一层菲薄的骨板,窦嵴距不足 1mm。多数情况下,上颌第一磨牙根尖距上颌窦底最近,上颌第二磨牙次之,上颌第三磨牙及第二前磨牙稍远些。

第三节　腭 部 解 剖

腭可分为硬腭和软腭两部分。上颌骨的腭突和腭骨的水平部构成腭前部的骨性硬腭。硬腭口腔面覆盖致密结缔组织与骨膜紧密相连并牢固地附着在骨的表面。软腭是硬腭向后延续的部分,是含有肌的黏膜皱褶。在两侧附于腭弓和咽侧壁。软腭之后游离,在中线延伸形成腭垂(悬雍垂)。在静止时,软腭垂向下方。当吞咽或说话时,软腭上升并贴于咽后壁,将鼻咽部与咽部隔开。腭黏膜是口腔内最大范围的角化软组织,功能单一,再生能力强,不容易发生感染。覆盖于硬腭的软组织和上颌舌侧面的牙龈由腭大神经、鼻腭神经支配。腭大神经经腭大孔进入口腔,与腭大动脉、静脉伴行,向前行于牙槽突和口腔顶之间的沟内,此沟向前很快变平,沿途神经和血管均发出较大的分支至中线,较细的分支向外侧达牙龈(图 2-56~ 图 2-60)。

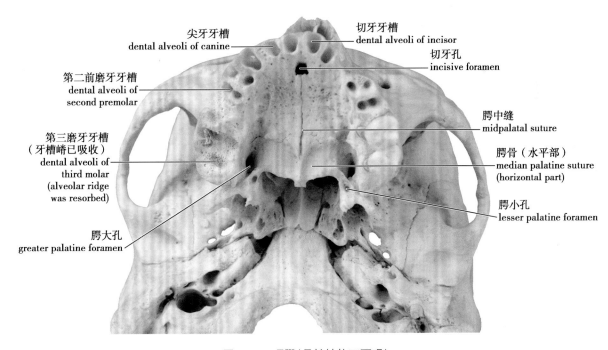

尖牙牙槽
dental alveoli of canine

切牙牙槽
dental alveoli of incisor

切牙孔
incisive foramen

第二前磨牙牙槽
dental alveoli of
second premolar

腭中缝
midpalatal suture

第三磨牙牙槽
(牙槽嵴已吸收)
dental alveoli of
third molar
(alveolar ridge
was resorbed)

腭骨(水平部)
median palatine suture
(horizontal part)

腭小孔
lesser palatine foramen

腭大孔
greater palatine foramen

图 2-56　硬腭(骨性结构下面观)

Fig.2-56　Hard palate(inferior view of the bony structure)

切牙
incisor

尖牙
canine

第一磨牙
first molar

鼻小柱
columella nasi

切牙乳头
incisive papilla

第一前磨牙
first premolar

腭
palate

软腭
soft palate

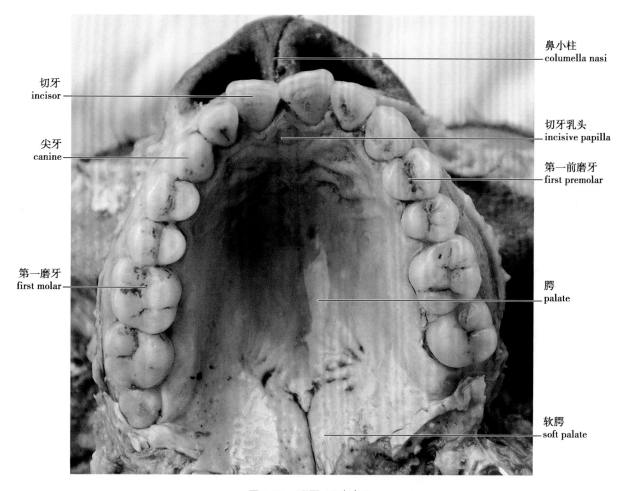

图 2-57　硬腭、牙咬合面

Fig.2-57　Hard plate，occlusal surface of teeth

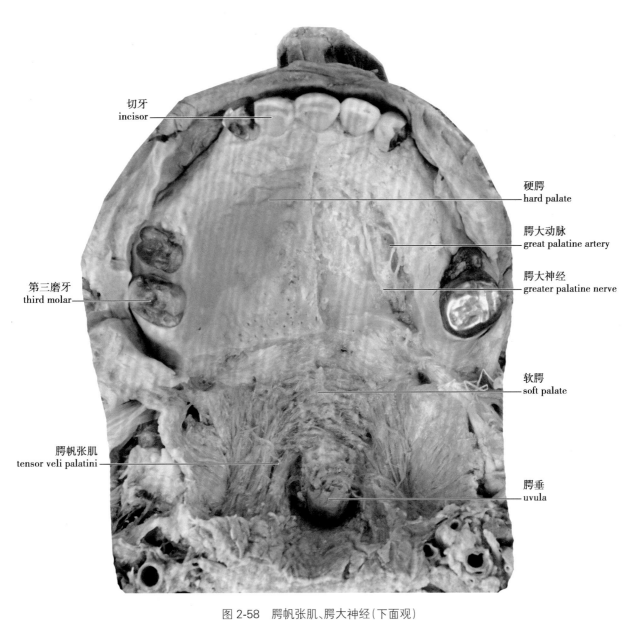

切牙
incisor

硬腭
hard palate

腭大动脉
great palatine artery

腭大神经
greater palatine nerve

第三磨牙
third molar

软腭
soft palate

腭帆张肌
tensor veli palatini

腭垂
uvula

图 2-58　腭帆张肌、腭大神经（下面观）

Fig.2-58　Tensor veil palatini，greater palatine nerve（inferior view）

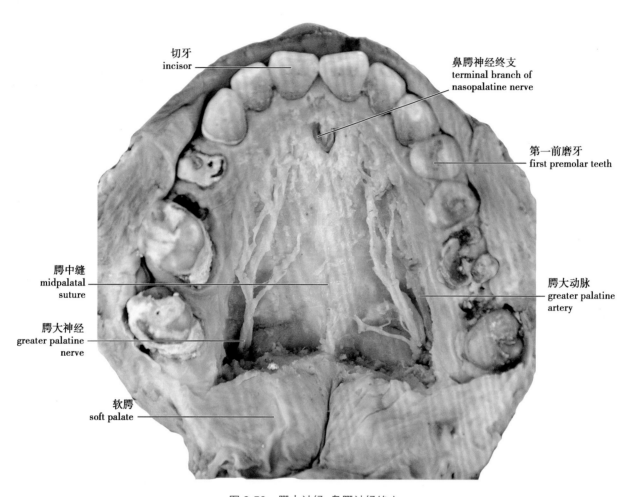

切牙
incisor

鼻腭神经终支
terminal branch of
nasopalatine nerve

第一前磨牙
first premolar teeth

腭中缝
midpalatal
suture

腭大动脉
greater palatine
artery

腭大神经
greater palatine
nerve

软腭
soft palate

图 2-59 腭大神经、鼻腭神经终支
Fig.2-59 Greater palatine nerve and terminal branch of nasopalatine nerve

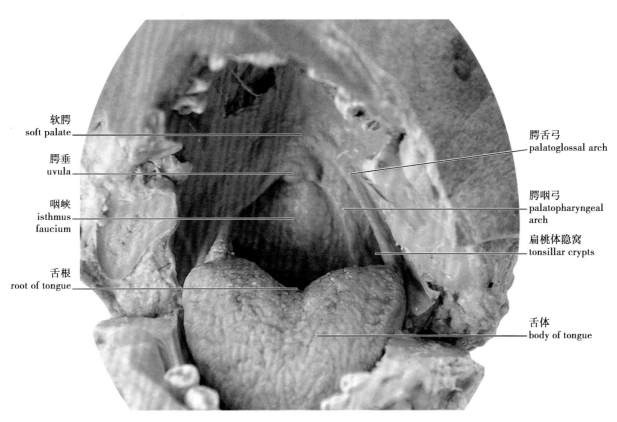

软腭
soft palate

腭垂
uvula

咽峡
isthmus
faucium

舌根
root of tongue

腭舌弓
palatoglossal arch

腭咽弓
palatopharyngeal
arch

扁桃体隐窝
tonsillar crypts

舌体
body of tongue

图 2-60　咽峡
Fig.2-60　Isthmus faucium

【腭黏膜及腭黏膜瓣的种植应用解剖学要点】

由于腭黏膜有再生能力,因此非常适合作为软组织移植取材的供区,用于种植牙周围的软组织重建,尤其是上颌前牙区的软组织重建。软组织移植的目的有两个:①结缔组织移植术(connective tissue graft,CTG),增加美学区种植体唇侧的软组织厚度和丰满度,保护唇侧骨板;②游离龈移植术(free gingival graft,FGG),重建牙槽嵴顶种植体周围的角化软组织(图 2-61,图 2-62)。

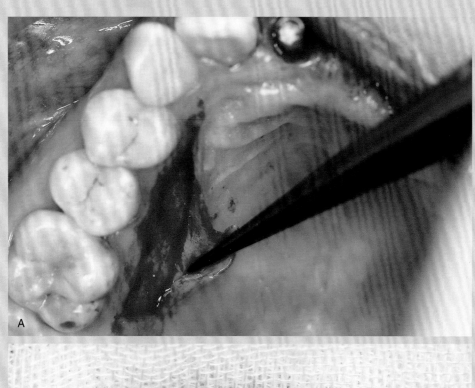

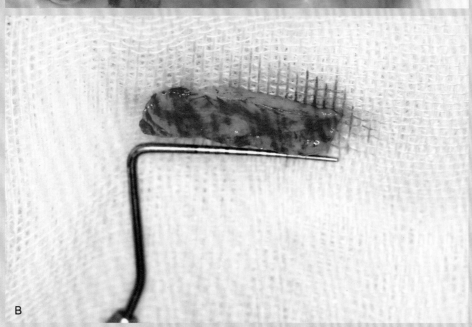

图 2-61 结缔组织移植术

Fig.2-61 Connective tissue graft,CTG

A. 切开黏膜 B. 取结缔组织瓣

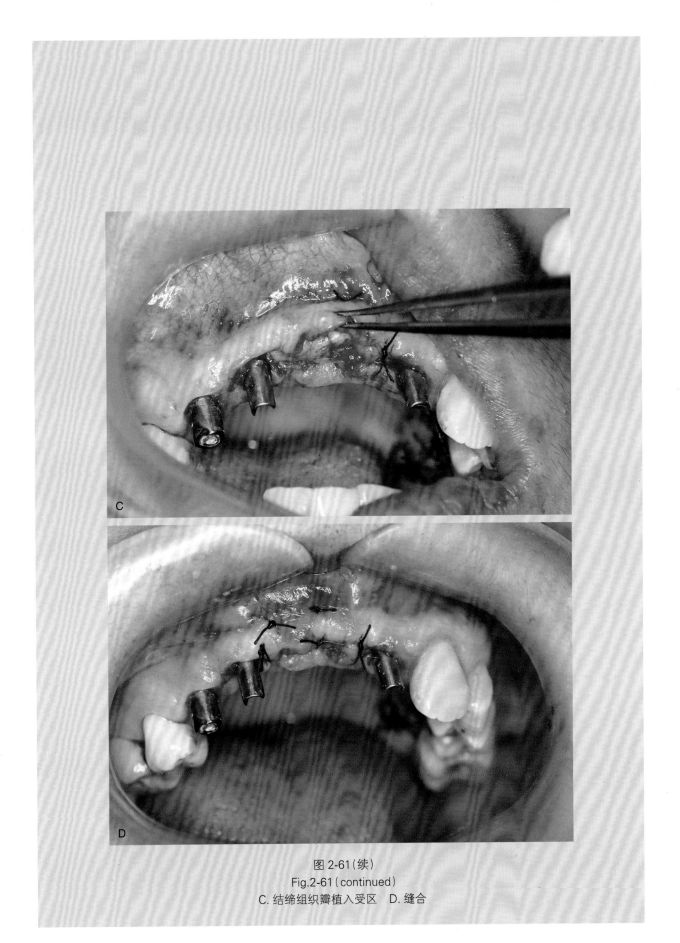

图 2-61（续）

Fig.2-61（continued）

C. 结缔组织瓣植入受区 D. 缝合

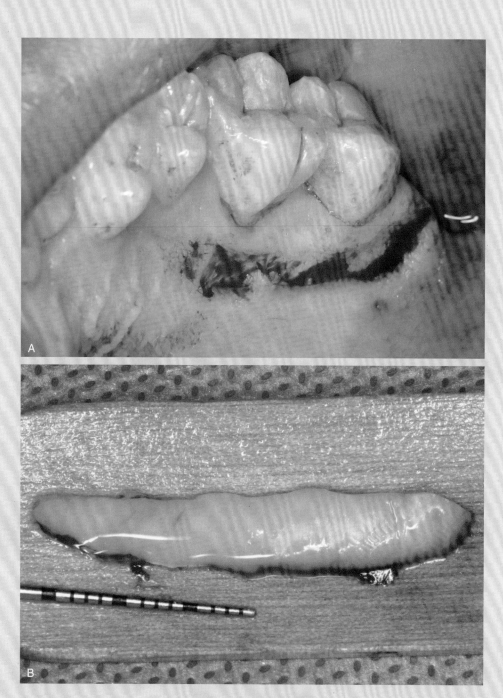

图 2-62 游离龈移植术
Fig.2-62 Free gingival graft,FGG
A. 腭部供区 B. 取游离龈瓣

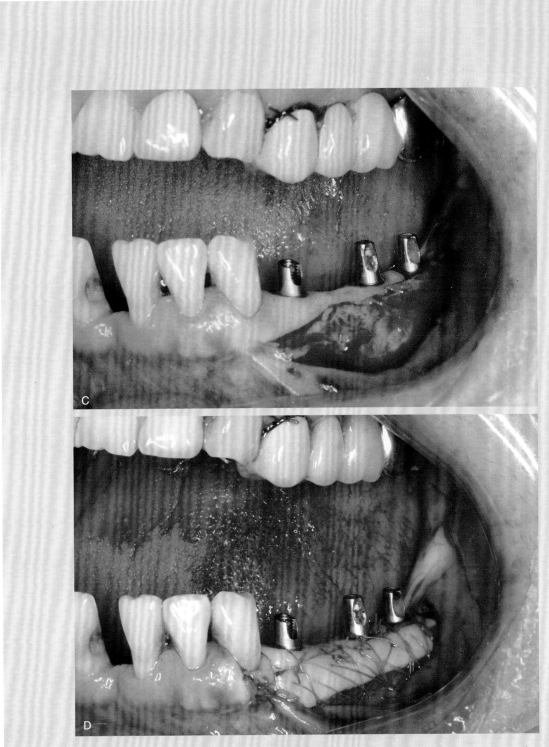

图 2-62（续）

Fig.2-62（continued）

C. 受区处理 D. 游离龈瓣植入受区，缝合

第四节 腮 腺 解 剖

腮腺具有分泌唾液,湿润口腔黏膜,帮助消化食物等作用。腮腺位于面侧部,表面略似倒立的锥体形,底向上,尖向下,前后宽约 30~40mm,上下高约 60mm。腺体的内外观为外大内小的哑铃状,其柄在下颌支后缘和乳突上缘之间。腺体的内侧部分形态不规则,前方伸至下颌支和翼内肌内侧,可达咽旁间隙。下颌角与乳突之间的部分腮腺浅叶为腮腺的后下极,又称腮腺尾。约半数人的腮腺有副腺体,其部位、数量及体积均不恒定,多数位于腮腺导管的上方,如豌豆大小。

腮腺导管长约 50mm,管径为 0.9~4mm。导管自腺体前缘穿出,在颧弓下约 15mm 处与颧弓平行越过咬肌表面,在咬肌前缘几乎呈直角转向内侧,穿过颊脂体及颊肌纤维,开口于上颌第二磨牙牙冠相对应的颊黏膜,开口处形成腮腺乳头。腮腺筋膜来自颈深筋膜浅层,在腮腺后缘分浅层和深层,包绕腮腺,形成腮腺鞘。在腮腺前缘筋膜复合为一,形成咬肌筋膜。腮腺筋膜浅层特别致密,腮腺位于致密的腮腺咬肌筋膜内,腮腺鞘向腺体内伸出许多间隔,将腮腺分成多数小叶。

腮腺的感觉神经来自耳颞神经和耳大神经。支配腮腺分泌的神经是舌咽神经至耳神经节发出的节后纤维。

腮腺的血供:动脉来自颞浅动脉的分支,静脉汇入面前静脉和耳后静脉。

腮腺淋巴汇入颈深上淋巴结(图 2-63~ 图 2-71)。

【腮腺毗邻应用解剖学要点】

腮腺上缘为颧弓,前缘覆盖于咬肌的表面,下界为下颌角的下缘,二腹肌后腹的上缘,后上界为外耳道的前下部,并延伸达乳突尖部。

腮腺位于略呈三角形的腮腺间隙内,该间隙前界由浅入深分别为咬肌、下颌支及翼内肌后缘;后界为胸锁乳突肌、乳突及二腹肌后腹的前缘;上界为外耳道及颞下颌关节,下方延伸至下颌角的稍下方,并进入颈动脉三角。间隙的后内侧与茎突舌骨肌、茎突舌肌、茎突咽肌、颈内动脉、颈内静脉、舌咽神经、迷走神经、副神经和舌下神经相毗邻,上述解剖结构因与腮腺位置关系密切而称为"腮腺床"。

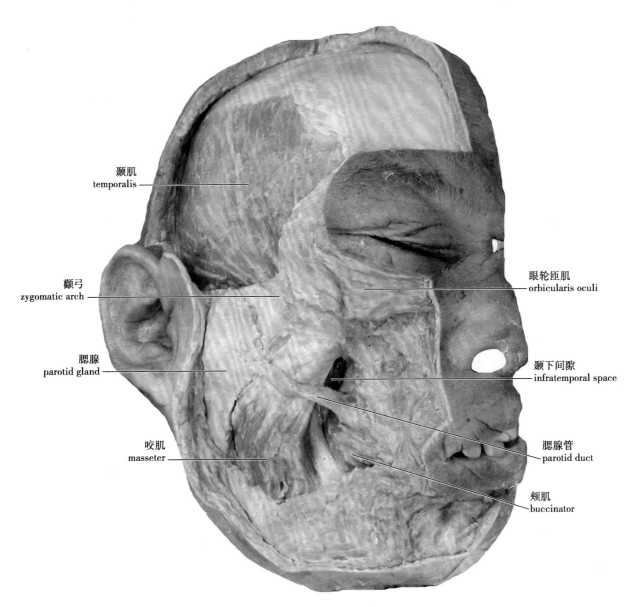

颞肌
temporalis

颧弓
zygomatic arch

腮腺
parotid gland

咬肌
masseter

眼轮匝肌
orbicularis oculi

颞下间隙
infratemporal space

腮腺管
parotid duct

颊肌
buccinator

图 2-63 右侧腮腺和腮腺导管
Fig.2-63 Right parotid gland and parotid duct

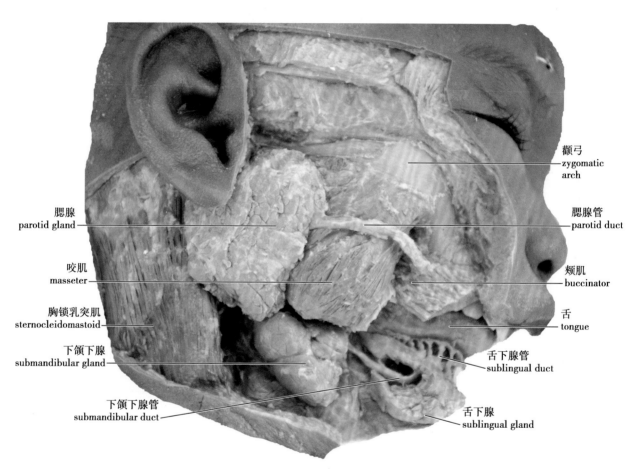

颧弓
zygomatic arch

腮腺
parotid gland

腮腺管
parotid duct

咬肌
masseter

颊肌
buccinator

胸锁乳突肌
sternocleidomastoid

舌
tongue

下颌下腺
submandibular gland

舌下腺管
sublingual duct

下颌下腺管
submandibular duct

舌下腺
sublingual gland

图 2-64　右侧唾液腺及其导管外侧面观
Fig.2-64　Lateral view of right salivary gland and duct

耳颞神经
auriculotemporal nerve

颞浅动脉
superficial temporal artery

颞浅静脉
superficial temporal vein

腮腺
parotid gland

腮腺管
parotid duct

耳大神经
great auricular nerve

颈外静脉
external jugular vein

颞浅动脉额支
frontal branch of the superficial temporal artery

颞支
temporal branch

颧支
zygomatic branches

颊支
buccal branches

下颌缘支
marginal mandibular branch

面动脉
facial artery

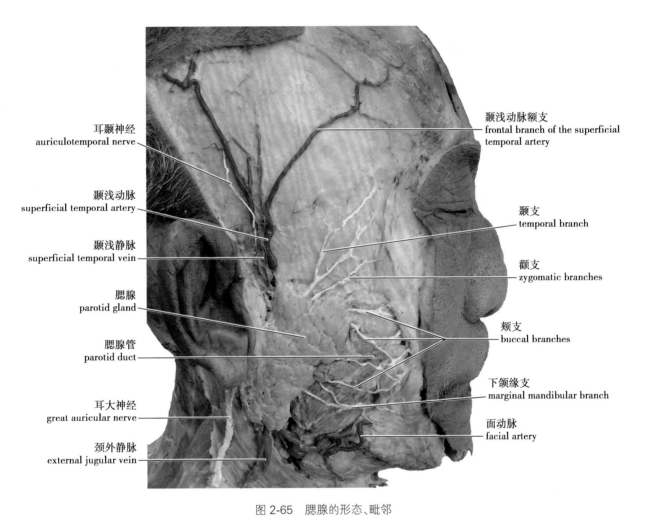

图 2-65 腮腺的形态、毗邻

Fig.2-65 Morphology and the adjacent structures of the parotid gland

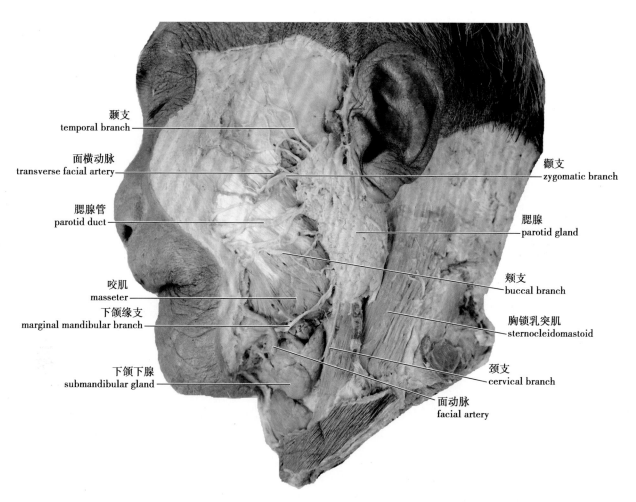

颞支
temporal branch

面横动脉
transverse facial artery

腮腺管
parotid duct

咬肌
masseter

下颌缘支
marginal mandibular branch

下颌下腺
submandibular gland

颧支
zygomatic branch

腮腺
parotid gland

颊支
buccal branch

胸锁乳突肌
sternocleidomastoid

颈支
cervical branch

面动脉
facial artery

图 2-66　左侧腮腺
Fig.2-66　Left parotid gland

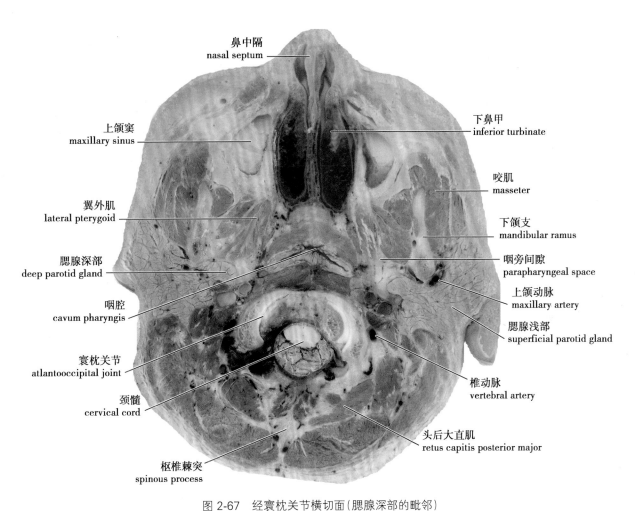

鼻中隔
nasal septum

上颌窦
maxillary sinus

翼外肌
lateral pterygoid

腮腺深部
deep parotid gland

咽腔
cavum pharyngis

寰枕关节
atlantooccipital joint

颈髓
cervical cord

枢椎棘突
spinous process

下鼻甲
inferior turbinate

咬肌
masseter

下颌支
mandibular ramus

咽旁间隙
parapharyngeal space

上颌动脉
maxillary artery

腮腺浅部
superficial parotid gland

椎动脉
vertebral artery

头后大直肌
retus capitis posterior major

图 2-67 经寰枕关节横切面（腮腺深部的毗邻）
Fig.2-67 Cross section of via atlantooccipital joint（adjoin of deep parotid gland）

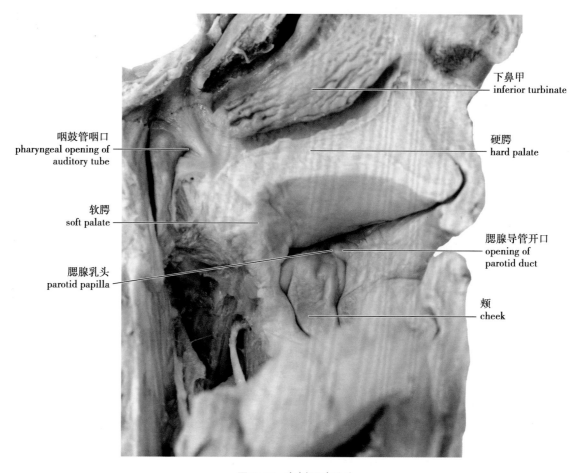

咽鼓管咽口
pharyngeal opening of
auditory tube

软腭
soft palate

腮腺乳头
parotid papilla

下鼻甲
inferior turbinate

硬腭
hard palate

腮腺导管开口
opening of
parotid duct

颊
cheek

图 2-68　左侧腮腺乳头
Fig.2-68　Left parotid papilla

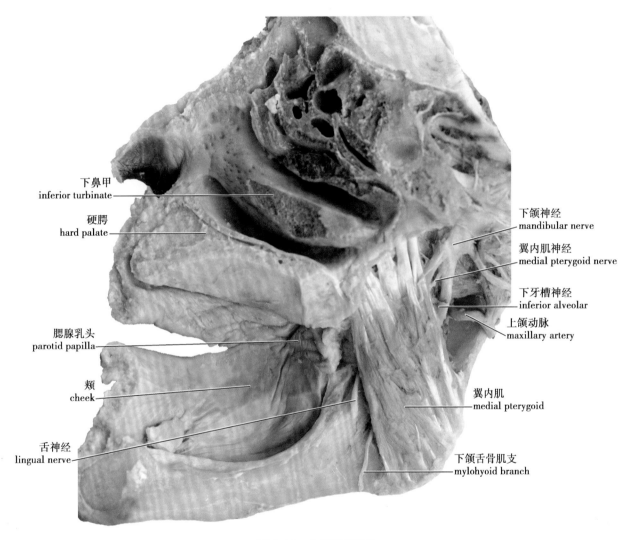

下鼻甲
inferior turbinate

硬腭
hard palate

腮腺乳头
parotid papilla

颊
cheek

舌神经
lingual nerve

下颌神经
mandibular nerve

翼内肌神经
medial pterygoid nerve

下牙槽神经
inferior alveolar

上颌动脉
maxillary artery

翼内肌
medial pterygoid

下颌舌骨肌支
mylohyoid branch

图 2-69　右侧腮腺乳头
Fig.2-69　Right parotid papilla

93

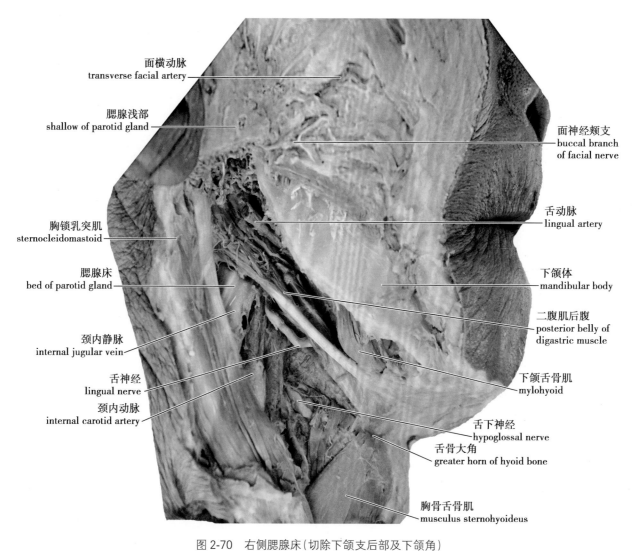

面横动脉
transverse facial artery

腮腺浅部
shallow of parotid gland

胸锁乳突肌
sternocleidomastoid

腮腺床
bed of parotid gland

颈内静脉
internal jugular vein

舌神经
lingual nerve

颈内动脉
internal carotid artery

面神经颊支
buccal branch
of facial nerve

舌动脉
lingual artery

下颌体
mandibular body

二腹肌后腹
posterior belly of
digastric muscle

下颌舌骨肌
mylohyoid

舌下神经
hypoglossal nerve

舌骨大角
greater horn of hyoid bone

胸骨舌骨肌
musculus sternohyoideus

图 2-70　右侧腮腺床（切除下颌支后部及下颌角）

Fig.2-70　Right bed of parotid gland（back part of ramus and angle of mandible was removed）

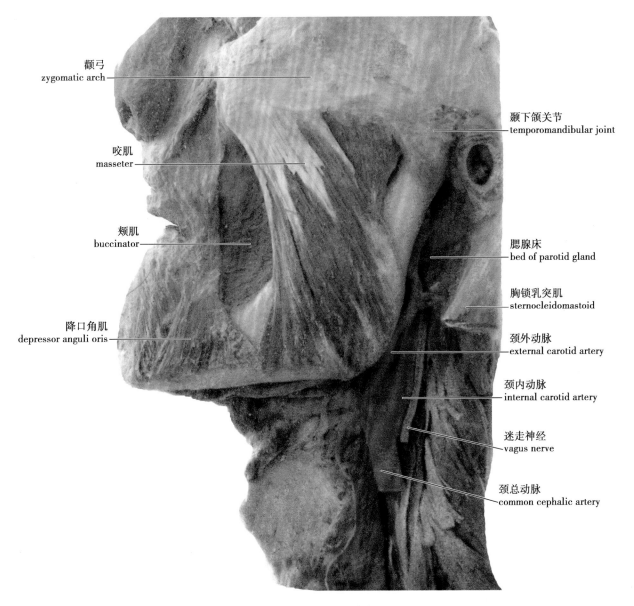

颧弓
zygomatic arch

颞下颌关节
temporomandibular joint

咬肌
masseter

颊肌
buccinator

腮腺床
bed of parotid gland

胸锁乳突肌
sternocleidomastoid

降口角肌
depressor anguli oris

颈外动脉
external carotid artery

颈内动脉
internal carotid artery

迷走神经
vagus nerve

颈总动脉
common cephalic artery

图 2-71　左侧腮腺床
Fig.2-71　Left bed of parotid gland

第五节　上颌前牙区种植应用解剖

一、上颌前牙延期种植

引导骨再生术：典型的前牙缺失（11 缺失），可见唇侧中度骨凹陷（图 2-72）。参照邻牙位置及咬合关系确定植入位点，注意不能依据已经发生吸收的牙槽骨确定植入位置，即种植修复应该是修复主导（prosthetically-driven），而不应该是外科主导（surgically-driven）（图 2-73）。参照邻牙方向及咬合关系确定植入方向并分级制备种植窝洞（图 2-74）。植入种植体后观察种植体唇侧骨壁是否完整，若有螺纹暴露或者骨壁厚度小于 1.5mm，则考虑进行引导骨再生（图 2-75）。

用颗粒状骨替代材料覆盖于需要植骨的区域，确保种植体唇侧骨厚度 2mm 以上，再以生物屏障膜覆盖其表面，注意将骨替代材料完全覆盖（图 2-76，图 2-77）。引导骨再生术增加了骨量，因此缝合前要沿前庭沟底切断骨膜，进行软组织减张。

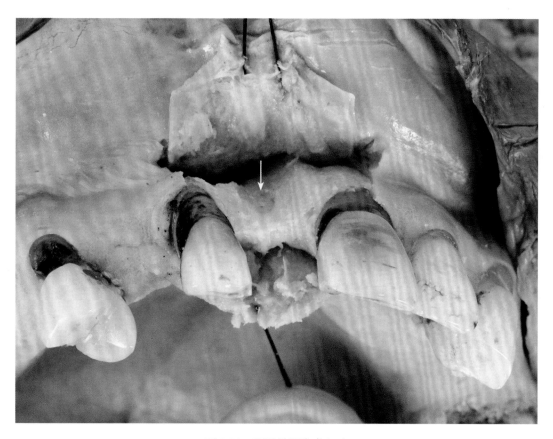

图 2-72　引导骨再生术（一）

Fig.2-72　Guided bone regeneration，GBR（1）

（箭头示缺牙区唇侧中度骨吸收）

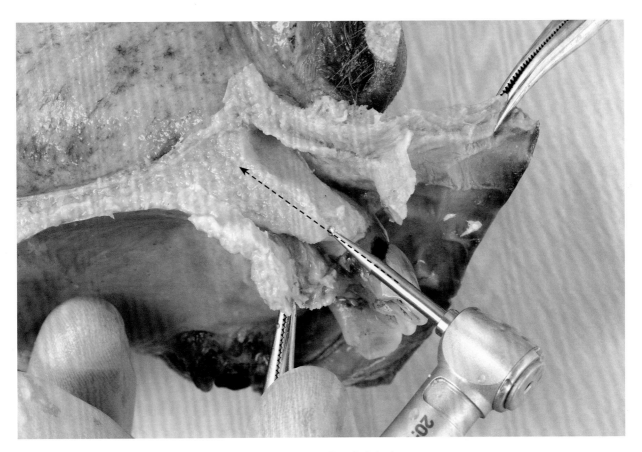

图 2-73　引导骨再生术（二）

Fig.2-73　Guided bone regeneration，GBR（2）

（箭头示参照邻牙位置及咬合关系确定植入位点）

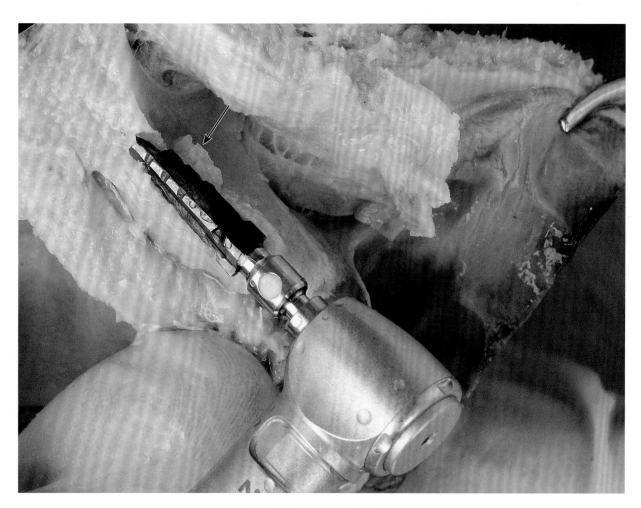

图 2-74 引导骨再生术（三）

Fig.2-74 Guided bone regeneration，GBR（3）

（箭头示分级制备种植窝洞）

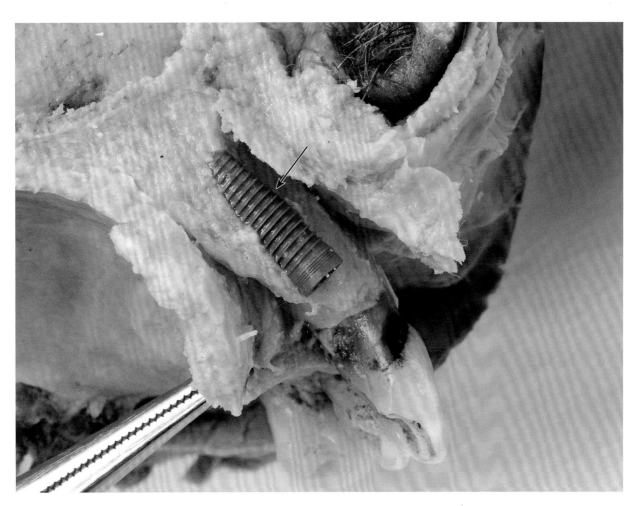

图 2-75　引导骨再生术（四）
Fig.2-75　Guided bone regeneration，GBR（4）
（箭头示植入种植体后观察种植体唇侧骨壁是否完整）

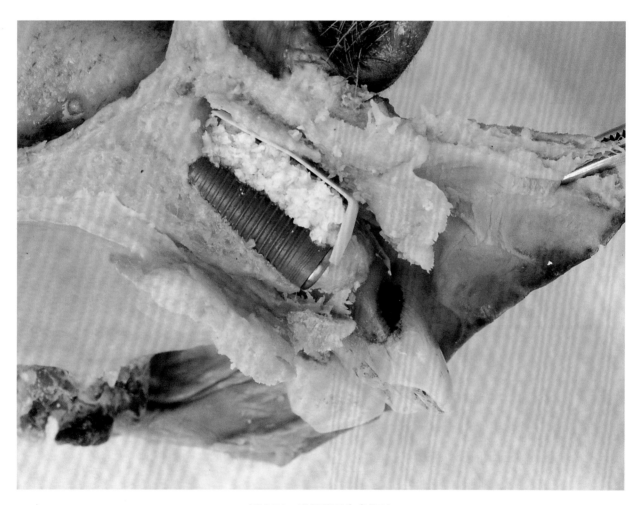

图 2-76　引导骨再生术（五）

Fig.2-76　Guided bone regeneration，GBR（5）

（生物屏障膜覆盖其表面）

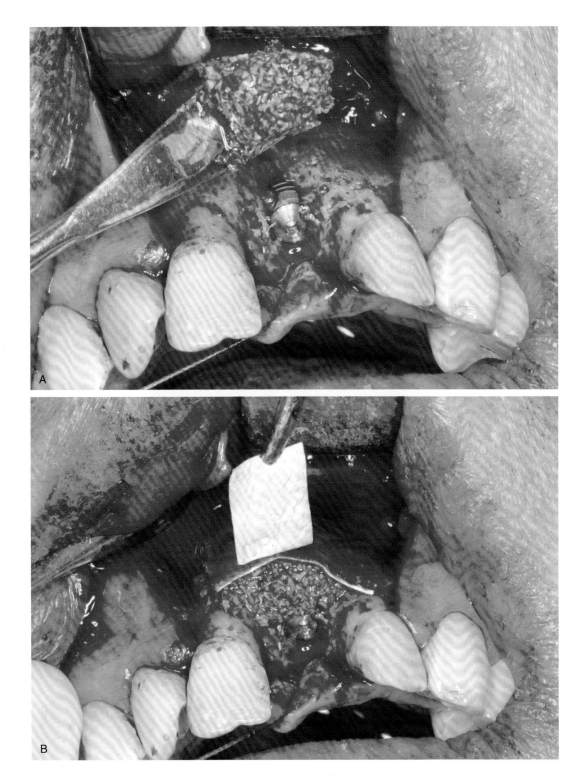

图 2-77 引导骨再生术中照

Fig.2-77 Guided bone regeneration, GBR

A. 种植体唇侧覆盖骨替代材料，用于弥补缺损的骨组织 B. 在骨替代材料表面覆盖生物屏障膜

二、上颌前牙即刻种植

即刻种植手术方案：首先将无法保留的患牙拔除，注意采用微创技术尽量保护牙周骨组织，尤其是唇侧残留的菲薄骨板（图2-78）。开始窝洞预备：注意不要沿着拔牙窝最底端预备（黄色引线为患牙牙体长轴），应该先用小球钻于拔牙窝的腭侧骨斜面上根据邻牙的角度进行定点（图2-79），然后按照常规步骤分级制备窝洞（图2-80）。窝洞预备后观察唇侧骨壁厚度，确定是否有旁穿（图2-81），窝洞预备后殆面观，可见两个窝洞（图2-82）。种植体植入后与唇侧骨板的间隙可以用颗粒状骨替代材料充填（图2-83，图2-84）。必要时也可翻瓣实施引导骨再生（GBR）。

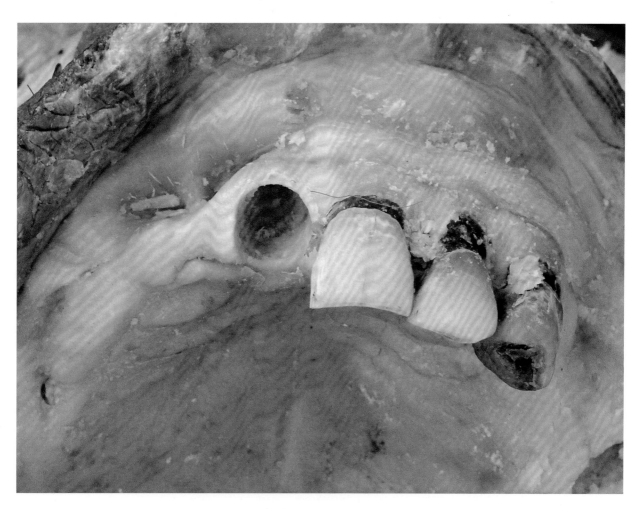

图2-78　即刻种植（一）

Fig.2-78　Surgical protocol of immediate implant placement（1）

（患牙拔除）

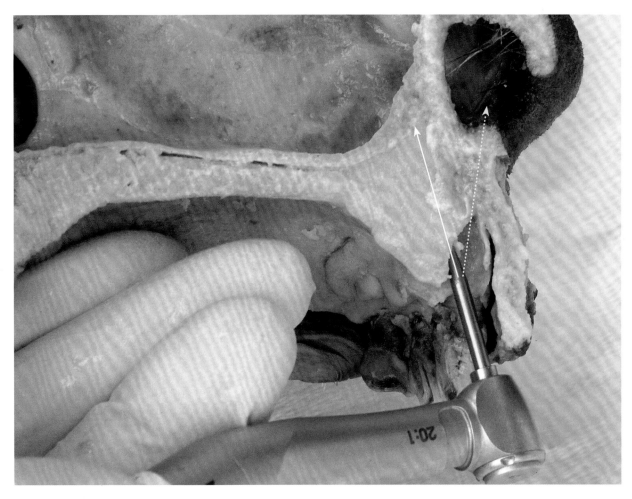

图 2-79 即刻种植（二）

Fig.2-79 Surgical protocol of immediate implant placement（2）

（不要沿拔牙窝预备，黄线为患牙牙体长轴，白线为实际窝洞预备方向）

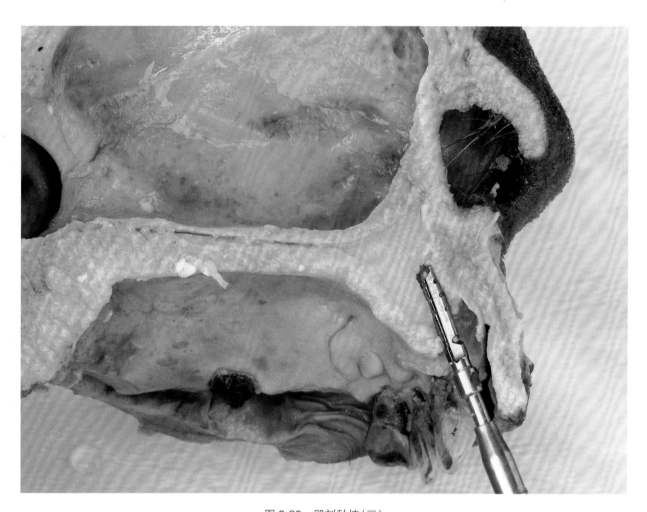

图 2-80　即刻种植(三)

Fig.2-80　Surgical protocol of immediate implant placement(3)

(分级制备窝洞)

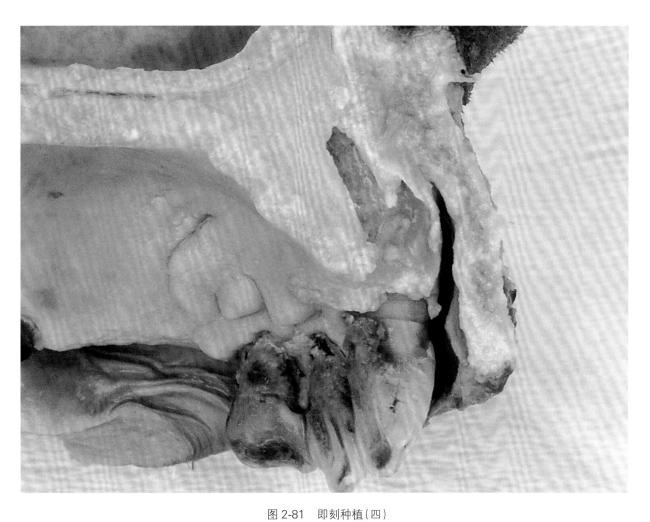

图 2-81　即刻种植（四）

Fig.2-81　Surgical protocol of immediate implant placement（4）

（观察唇侧骨壁厚度）

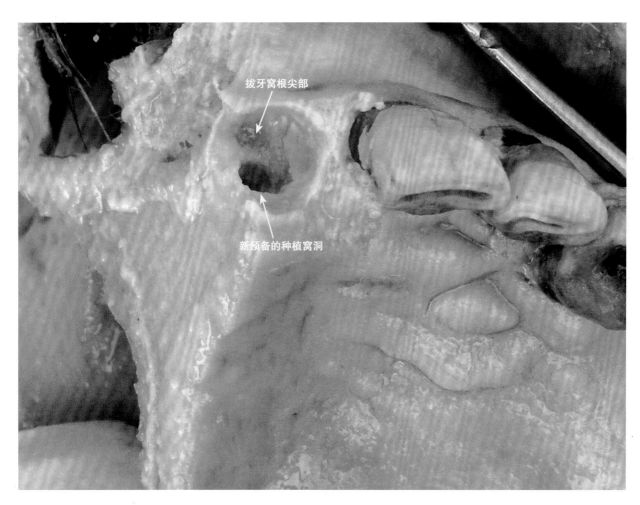

拔牙窝根尖部

新预备的种植窝洞

图 2-82　即刻种植（五）

Fig.2-82　Surgical protocol of immediate implant placement（5）

（预备后之验面观可见两个窝洞：拔牙窝根尖部及新预备的种植窝洞）

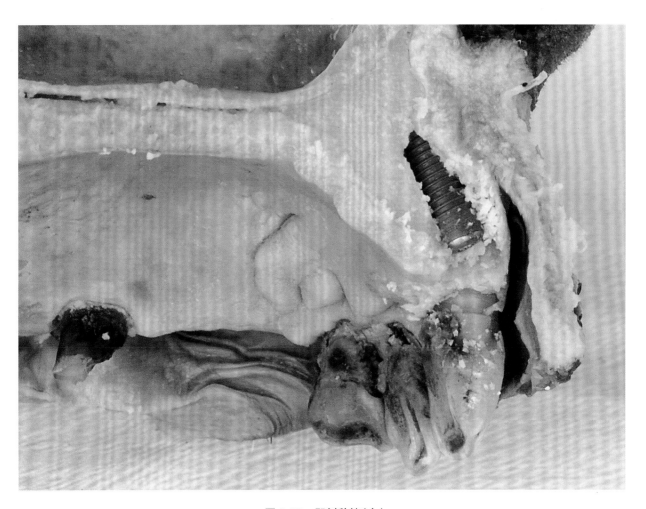

图 2-83 即刻种植（六）
Fig.2-83 Surgical protocol of immediate implant placement（6）
（种植体植入）

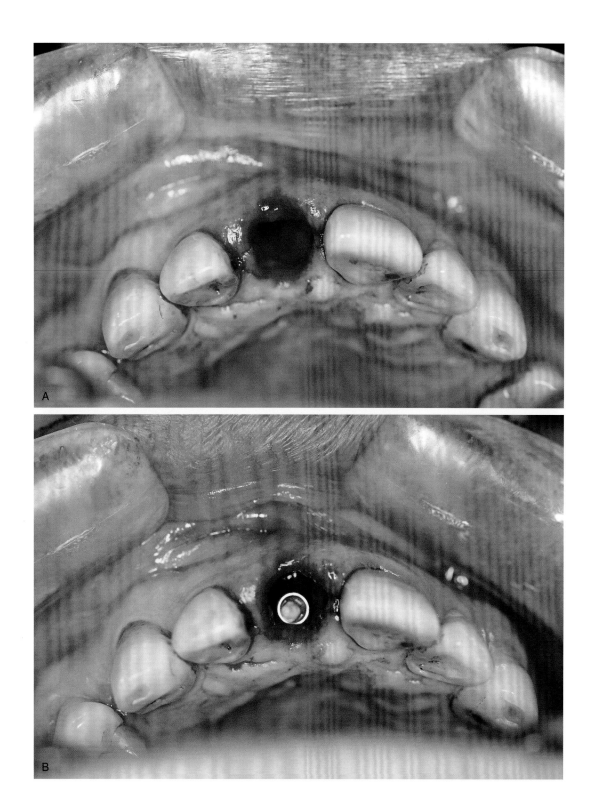

图 2-84 即刻种植术中照

Fig.2-84 Immediate implant placement

A. 拔牙窝的形态 B. 种植体植入位点应位于拔牙窝腭侧,因此可见唇侧的拔牙窝间隙

第六节　上颌窦区种植应用解剖

上颌骨血供丰富,抗感染能力强,有利于上颌窦底提升术中所植入的骨替代材料的血管化与局部改建,其动脉血供主要来源于以下血管:①骨外吻合支,上牙槽后动脉的终末支与上牙槽眶下动脉的终末支在上颌骨颊侧骨壁表面相互吻合,这种骨外吻合支的发生率为44%,吻合部位多见于上牙槽嵴顶上方23~26mm。该吻合支可导致上颌窦底提升术中出血,特别是在开窗以及上颌窦黏膜剥离时。②骨内吻合支,上牙槽后动脉的另一分支与眶下动脉在上颌骨内的吻合支,吻合部位多见于上牙槽嵴顶上方18.9~19.6mm。③眶下动脉、上牙槽后动脉以及骨内吻合支在上颌窦黏膜中的分支。正常情况下,上颌窦底提升术区只涉及以上所述的小口径血管,因此在进行上颌窦底提升术时出现难以控制的动脉性出血较为罕见,一般性出血会自行停止。当然,我们也应该密切关注并早期控制上颌窦底提升术后可能出现的局部出血及血肿。

上颌骨静脉的回流主要是通过前方的面静脉和后方上颌静脉的分支。上颌静脉与上颌动脉相平行,在颞下区与翼静脉丛交通,而翼静脉丛通过颅底与硬脑膜窦交通。

年龄增大、牙齿缺失等因素均可明显降低上颌骨及上颌窦内的血供,主要表现在上颌骨内血管分支数量减少、管径变窄以及血管迂曲,这些血管变化也会影响成骨细胞的活性,降低骨基质的矿化速度,进一步加快骨吸收。

上颌骨的神经支配来自三叉神经的第二支——上颌神经。

在正常情况下,上颌窦黏膜较为湿润,液体主要是由上颌窦黏膜内的腺体及杯状细胞所分泌,这与上颌窦参与保持呼吸道空气湿润的功能相一致。另外,上颌窦黏膜与人体吸入的空气直接接触,局部抗体也可参与人体的免疫系统。

上颌窦底提升术根据手术入路和方法的不同,可以分为经牙槽嵴上颌窦底提升术和经侧壁开窗上颌窦底提升术,下面分别进行简要介绍。

一、经牙槽嵴上颌窦底提升术

此病例为右侧上颌后牙缺失,窦嵴距5~6mm,可考虑行经牙槽嵴上颌窦底提升术,按照预定位置定点(此标本已经将上颌窦外侧壁骨板去除以方便观察)(图2-85)。依据X线片预估的窦嵴距,分级预备窝洞至上颌窦底,但不要突破窦底骨壁(图2-86)。利用上颌窦底冲顶骨凿分级进行冲顶,使窦底骨板发生骨折,继而将上颌窦底骨板和上颌窦底黏膜一起抬高至预定高度,一般可以抬高2~4mm,可选择长度为8mm的种植体,箭头部分为顶起的游离骨块(图2-87,图2-88)。常规方法植入种植体,必要时,也可考虑窦底黏膜下植骨。

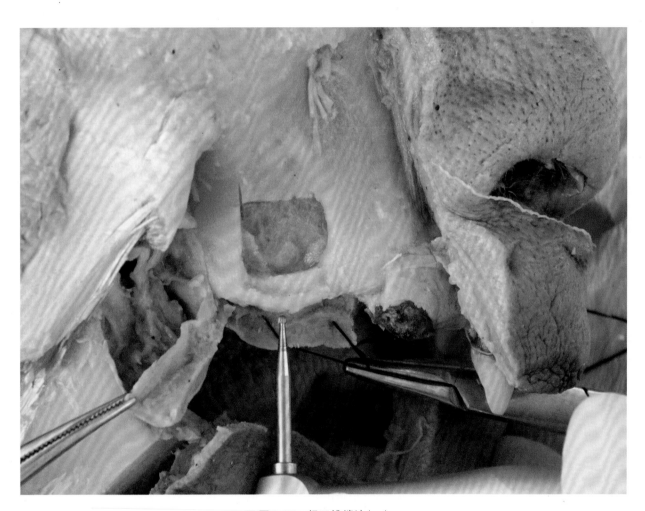

图 2-85　经牙槽嵴法（一）

Fig.2-85　Transcrestal technique（1）

（按照预定位置定点）

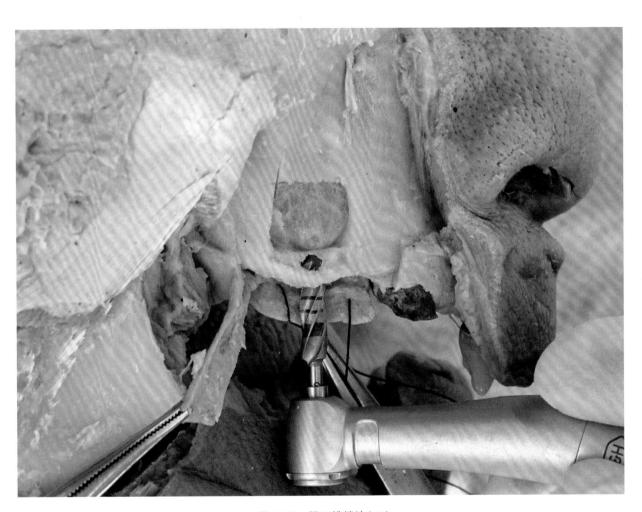

图 2-86　经牙槽嵴法（二）

Fig.2-86　Transcrestal technique（2）

（分级预备窝洞至上颌窦底，但不要突破窦底骨壁）

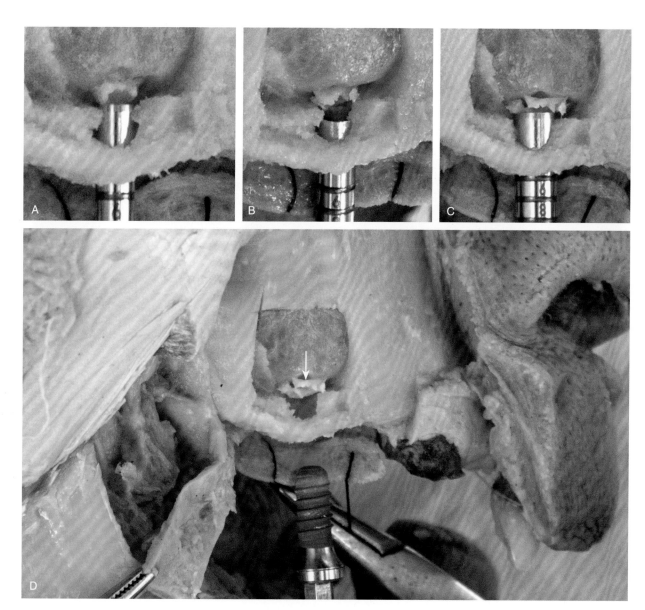

图 2-87 经牙槽嵴法（三）

Fig.2-87 Transcrestal technique（3）

（骨凿分级进行冲顶，箭头所指为冲顶后形成的游离骨块）

A. 3.5mm 骨凿冲顶 B. 4.1mm 骨凿冲顶 C. 4.8mm 骨凿冲顶 D. 种植体植入

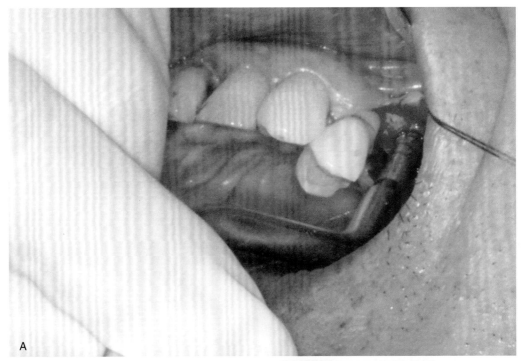

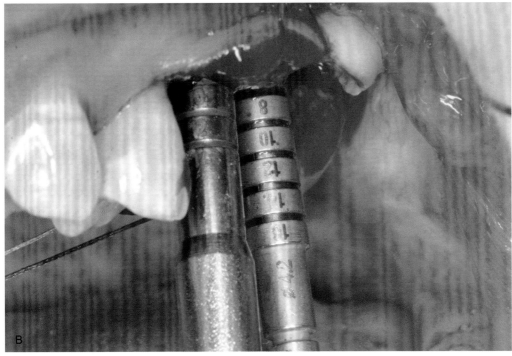

图 2-88 经牙槽嵴法术中照

Fig.2-88 Transcrestal technique

A. 将骨凿置于洞内 B. 逐级冲顶提升上颌窦底骨板至所需深度

二、经侧壁开窗上颌窦底提升术

上颌窦侧壁开窗后就可以直接看到上颌窦黏膜,正常健康的上颌窦黏膜为灰白色,吸烟者的上颌窦黏膜会萎缩变薄,容易撕裂;局部慢性炎症的患者,特别是增生性肥厚性上颌窦炎患者,上颌窦黏膜会变得肥厚、疏松;过敏也会造成类似变化。在这些病理状态下,上颌窦黏膜与骨性窦壁之间往往出现粘连,黏膜本身质地也变脆,这都会增加上颌窦底黏膜剥离的难度,造成黏膜穿孔或者破裂,手术时应特别小心。针对这类患者,术前的 X 线检查十分必要,如果发现上颌窦黏膜炎症急性期表现,例如黏膜增厚到 3~4mm 并伴有不适或疼痛,就有必要进行抗炎或其他相关治疗,待急性炎症缓解控制后再实施手术。

经侧壁开窗上颌窦底提升术:依据缺牙位置和 X 线测量结果设计上颌窦前壁开窗位置和范围,注意既要保证足够的显露范围以便于操作,又要避免不必要的扩大术野以减少创伤和植骨量。另外,注意开窗的底部位于上颌窦底部上方 2~3mm,开窗的近远中边缘也不能超出上颌窦的范围(图 2-89)。按照先易后难的原则依次抬起开窗区域四周的上颌窦黏膜,可以将上颌窦前壁的骨片与黏膜一起向上推起,使之位于将来新形成的上颌窦底的位置。上颌窦底抬起的高度以容纳种植体的高度为标准(图 2-90)。抬起上颌窦底黏膜后,在牙槽嵴顶定点预备种植窝洞,常规方法植入种植体,上颌窦前壁骨壁完全抬起,位于种植体上方(图 2-91)。也可以在植入种植体之前先适量植入颗粒状骨替代材料至上颌窦底,再依次旋入两枚种植体。然后依次于上颌窦底种植体周围区域植骨,以确保因上颌窦底提升而产生的空间由种植体或者颗粒状骨替代材料占据(图 2-92)。最后于开窗区域覆盖生物屏障膜后,关闭伤口(图 2-93,图 2-94)。

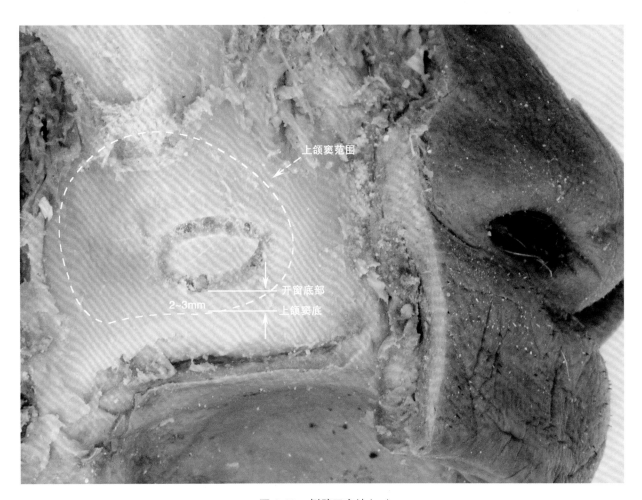

上颌窦范围

开窗底部

2~3mm

上颌窦底

图 2-89　侧壁开窗法（一）

Fig.2-89　Lateral window technique（1）

（设计上颌窦前外侧壁开窗位置和范围）

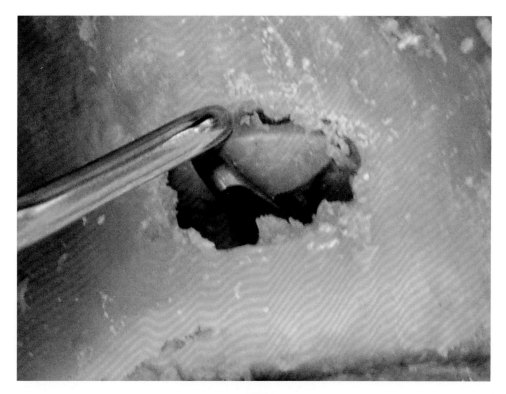

图 2-90　侧壁开窗法（二）
Fig.2-90　Lateral window technique（2）
（小心剥离上颌窦黏膜，向内推起骨块）

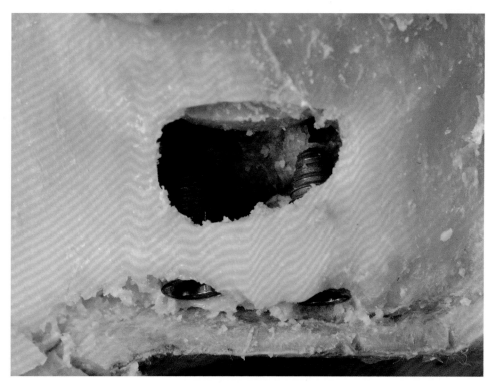

图 2-91　侧壁开窗法（三）
Fig.2-91　Lateral window technique（3）
（常规方法将种植体旋入预定位置）

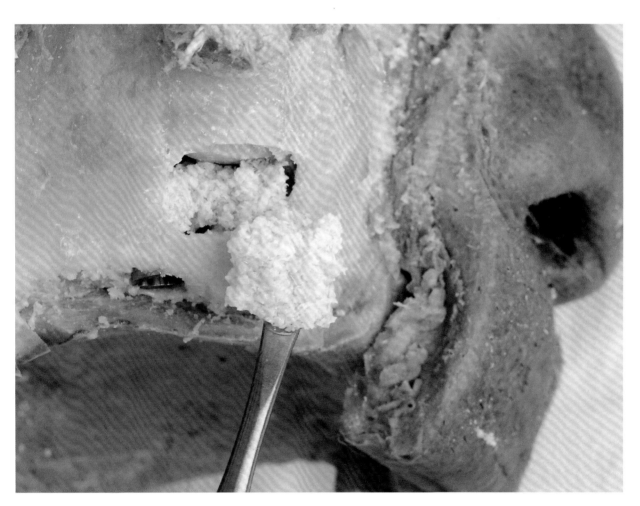

图 2-92　侧壁开窗法（四）

Fig.2-92　Lateral window technique（4）

（种植体周围空隙充填颗粒状骨替代材料）

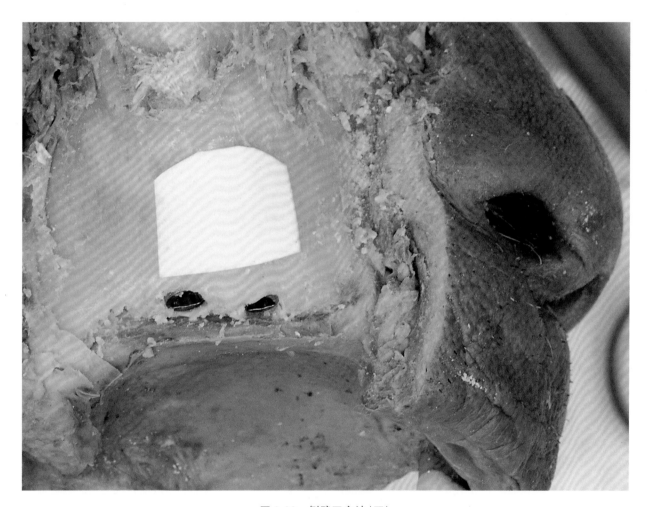

图 2-93 侧壁开窗法(五)
Fig.2-93 Lateral window technique(5)
(覆盖生物屏障膜)

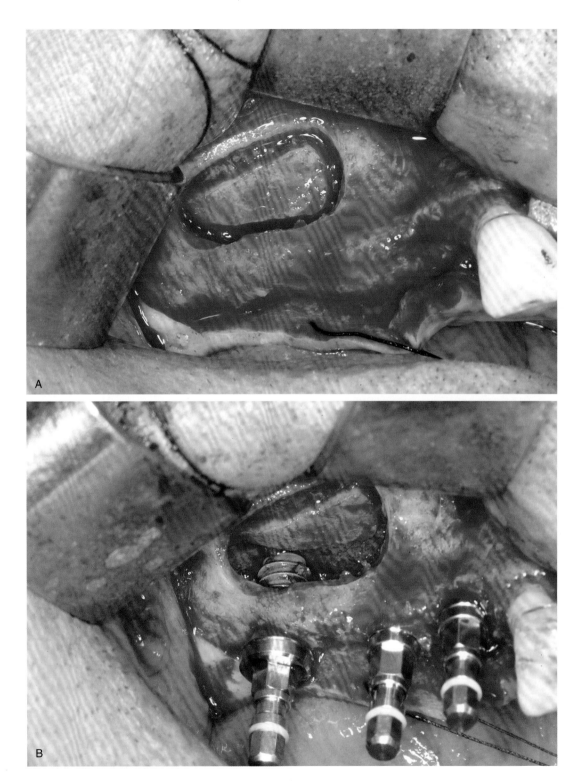

图 2-94 侧壁开窗法术中照

Fig.2-94 Lateral window technique

A. 上颌窦侧壁开窗 B. 可见位于上颌窦内的植体与向内推起的上颌窦侧壁骨板

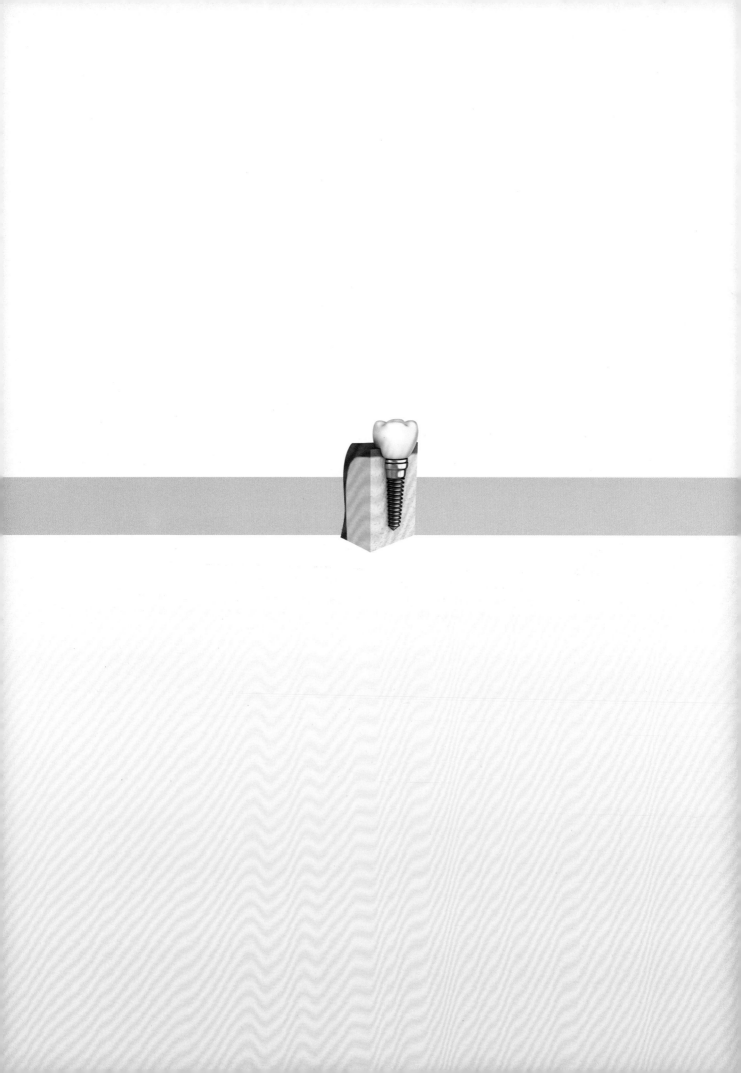

3

第三章

下　颌

下颌区域是口裂以下的区域,主要解剖结构包括下颌骨及其中走行的下牙槽神经、舌及口底肌群、下颌下腺、舌下腺等。下颌骨是颌面部唯一能活动的骨,按照解剖部位可以分为下颌骨体部和升支。下颌骨体部及下牙槽神经血管束是与口腔种植手术密切相关的部位,植入种植体既要保证其周围有足够厚度的骨组织包绕,又不能损伤到下颌神经血管束。

本章选用实物图片进行展示。

1. 下颌骨侧面、上面和后面观　展示下颌骨诸解剖结构的形态和位置,选用固定的实物标本自下颌骨外侧在磨牙下方的下颌体沿下颌管的走行方向锯开下颌骨外板,显示下颌管,开放下颌骨显示下牙槽神经和血管。用相同的解剖方法选用牙槽嵴被吸收的标本。用相同的解剖方法在下颌骨内侧解剖下颌管和开放下颌管,观察下牙槽神经和血管的解剖位置。选用下颌骨和牙槽嵴被吸收的下颌骨在切牙、侧切牙、尖牙、前磨牙和磨牙等处横锯下颌骨,以展示下颌管的解剖位置。

2. 用实物标本模拟下颌牙的种植。

第一节　下颌骨解剖

下颌区的主体是下颌骨。下颌骨由体和两侧的下颌支构成。体厚,呈马蹄形,有一钝圆的下缘和有牙槽突的上缘。下颌支为长方形的骨板,从侧面的面动脉沟(角前切迹)开始向后延伸至下颌角,向上延伸终于两个突起,即位于前方的冠突和位于后方的髁突。在体的前面邻近中线附近的三角形隆起称颏隆突,三角形的底为体的下缘,它向两侧延伸至颏结节。颏孔位于体的外侧面,为颏神经和颏血管穿出之处。国人颏孔的位置多正对下颌第二前磨牙的下方,位于下颌体下缘与下牙槽缘连线的中点,孔的开口朝向外上方。

下颌支的后缘与体的下缘相交处为下颌角,下颌角的内外侧分别是咬肌和翼内肌的附着处。

下颌支的上端被半月形的下颌切迹分为前方的冠突和后方的髁突,髁突的上端膨大成为下颌头,其关节面与下颌窝相对应;冠突为颞肌所附着。

下颌体内侧面第一磨牙至第三磨牙远中为下颌舌骨嵴又叫内斜嵴,为下颌舌骨肌附着。该嵴的下缘为下颌下腺凹。

下颌支内侧面中心的后上方有下颌孔,是下颌管的起始处,孔的前方有细小的骨性突起称下颌小舌。下颌管内容纳下牙槽神经和血管,它从下颌孔起始,弯向下前,在磨牙根的下方转为水平方向,向前至颏孔。

下牙槽突由两个密质骨板,即牙槽外板和内板构成,两板借牙槽间隔相连(图 3-1~图 3-16)。

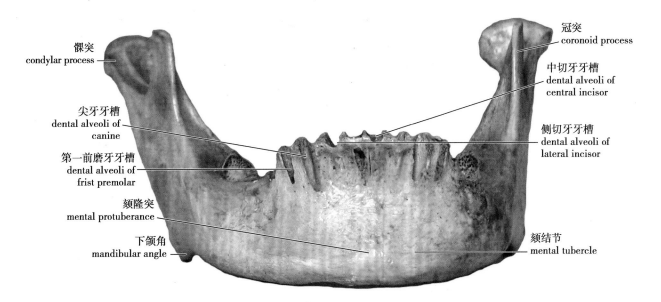

图 3-1 下颌骨前面观（牙槽嵴未吸收）

Fig.3-1 Frontal view of mandible（alveolar ridge unresorbed）

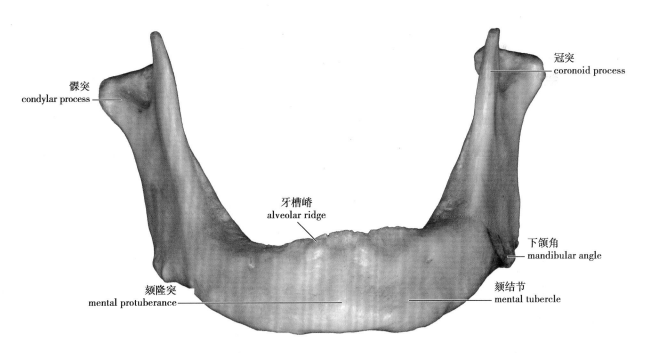

图 3-2 下颌骨前面观（牙槽嵴吸收）

Fig.3-2 Frontal view of mandible（alveolar ridge resorbed）

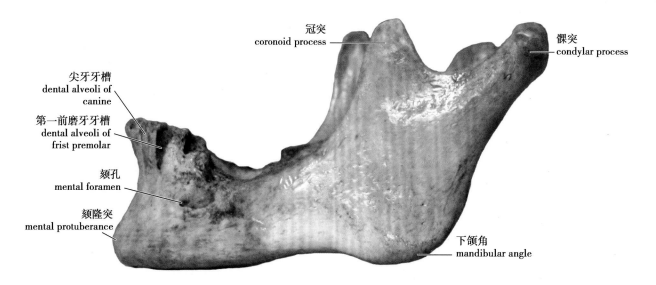

冠突
coronoid process

髁突
condylar process

尖牙牙槽
dental alveoli of canine

第一前磨牙牙槽
dental alveoli of frist premolar

颏孔
mental foramen

颏隆突
mental protuberance

下颌角
mandibular angle

图 3-3 下颌骨左侧面观（牙槽嵴未吸收）

Fig.3-3 Left lateral view of mandible（alveolar ridge unresorbed）

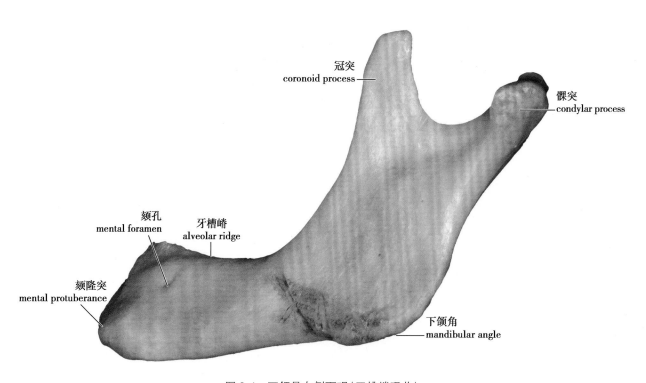

冠突
coronoid process

髁突
condylar process

颏孔
mental foramen

牙槽嵴
alveolar ridge

颏隆突
mental protuberance

下颌角
mandibular angle

图 3-4 下颌骨左侧面观（牙槽嵴吸收）

Fig.3-4 Left lateral view of mandible（alveolar ridge resorbed）

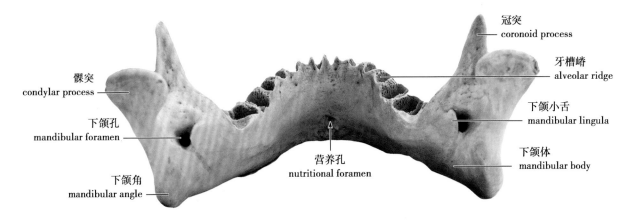

髁突
condylar process

下颌孔
mandibular foramen

下颌角
mandibular angle

冠突
coronoid process

牙槽嵴
alveolar ridge

下颌小舌
mandibular lingula

下颌体
mandibular body

营养孔
nutritional foramen

图 3-5　下颌骨内面观（牙槽嵴未吸收）

Fig.3-5　Inner view of mandible（alveolar ridge unresorbed）

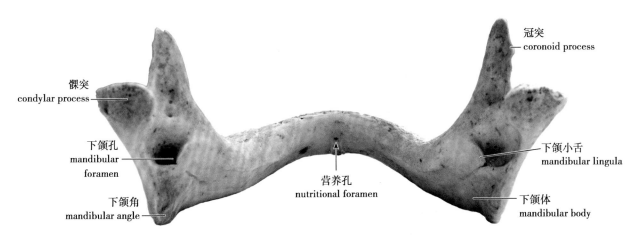

髁突
condylar process

下颌孔
mandibular
foramen

下颌角
mandibular angle

冠突
coronoid process

下颌小舌
mandibular lingula

下颌体
mandibular body

营养孔
nutritional foramen

图 3-6　下颌骨内面观（牙槽嵴吸收）

Fig.3-6　Inner view of mandible（alveolar ridge resorbed）

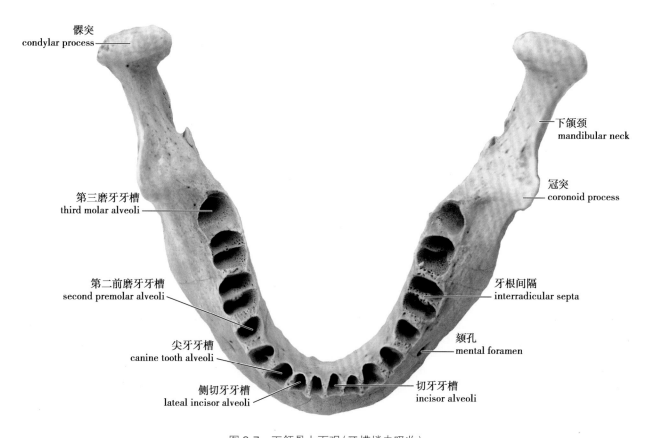

髁突
condylar process

下颌颈
mandibular neck

冠突
coronoid process

第三磨牙牙槽
third molar alveoli

第二前磨牙牙槽
second premolar alveoli

牙根间隔
interradicular septa

颏孔
mental foramen

尖牙牙槽
canine tooth alveoli

侧切牙牙槽
lateal incisor alveoli

切牙牙槽
incisor alveoli

图 3-7 下颌骨上面观（牙槽嵴未吸收）
Fig.3-7 Superior view of mandible（alveolar ridge unresorbed）

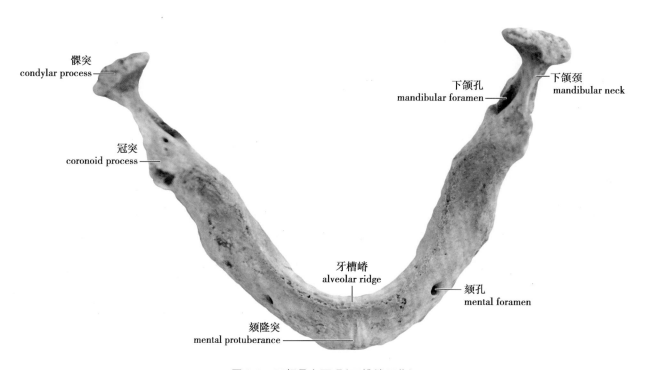

髁突
condylar process

下颌孔
mandibular foramen

下颌颈
mandibular neck

冠突
coronoid process

牙槽嵴
alveolar ridge

颏孔
mental foramen

颏隆突
mental protuberance

图 3-8 下颌骨上面观（牙槽嵴吸收）
Fig.3-8 Superior view of mandible（alveolar ridge resorbed）

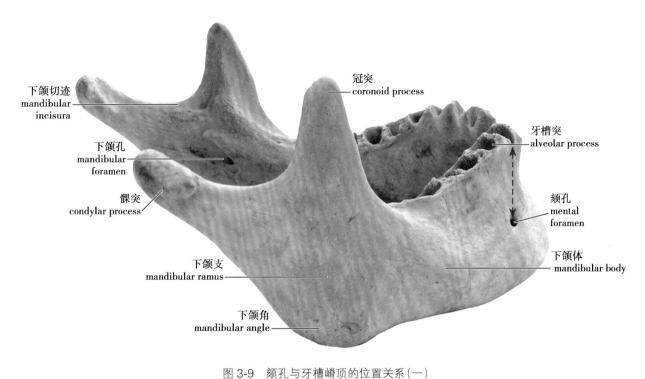

下颌切迹
mandibular
incisura

下颌孔
mandibular
foramen

髁突
condylar process

下颌支
mandibular ramus

下颌角
mandibular angle

冠突
coronoid process

牙槽突
alveolar process

颏孔
mental
foramen

下颌体
mandibular body

图 3-9　颏孔与牙槽嵴顶的位置关系（一）

Fig.3-9　Position relation between mental foramen and alveolar ridge crest（1）

（颏孔向上）

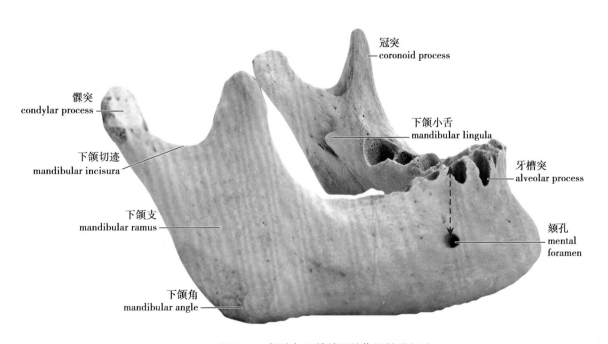

髁突
condylar process

下颌切迹
mandibular incisura

下颌支
mandibular ramus

下颌角
mandibular angle

冠突
coronoid process

下颌小舌
mandibular lingula

牙槽突
alveolar process

颏孔
mental
foramen

图 3-10　颏孔与牙槽嵴顶的位置关系（二）

Fig.3-10　Position relation between mental foramen and alveolar ridge crest（2）

（颏孔向后）

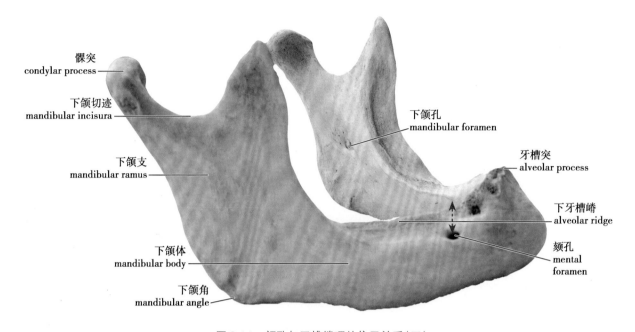

髁突
condylar process

下颌切迹
mandibular incisura

下颌支
mandibular ramus

下颌体
mandibular body

下颌角
mandibular angle

下颌孔
mandibular foramen

牙槽突
alveolar process

下牙槽嵴
alveolar ridge

颏孔
mental foramen

图 3-11 颏孔与牙槽嵴顶的位置关系（三）

Fig.3-11 Position relation between mental foramen and alveolar ridge crest（3）

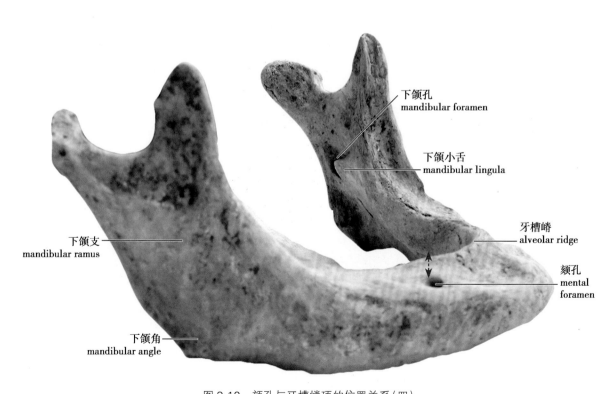

下颌孔
mandibular foramen

下颌小舌
mandibular lingula

牙槽嵴
alveolar ridge

颏孔
mental foramen

下颌支
mandibular ramus

下颌角
mandibular angle

图 3-12 颏孔与牙槽嵴顶的位置关系（四）

Fig.3-12 Position relation between mental foramen and alveolar ridge crest（4）

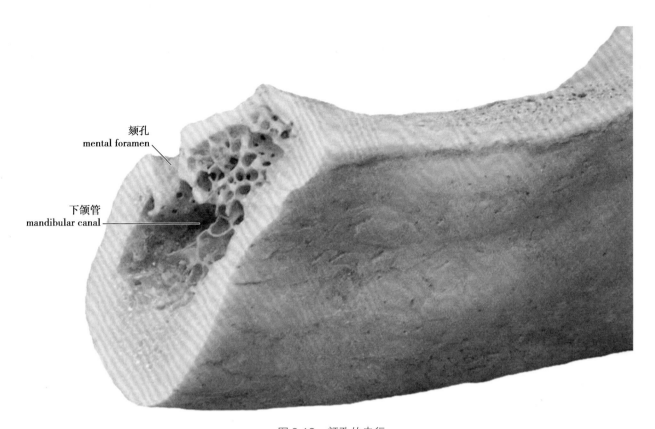

颏孔
mental foramen

下颌管
mandibular canal

图 3-13 颏孔的走行
Fig.3-13 Courser of mental foramen

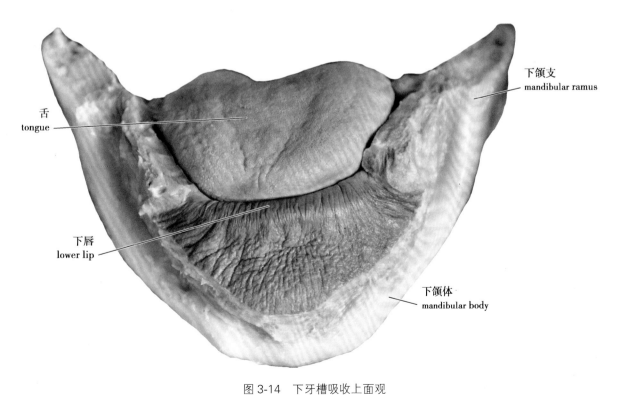

舌
tongue

下唇
lower lip

下颌支
mandibular ramus

下颌体
mandibular body

图 3-14 下牙槽吸收上面观
Fig.3-14 Superior view of resorbed mandibular alveolar bone

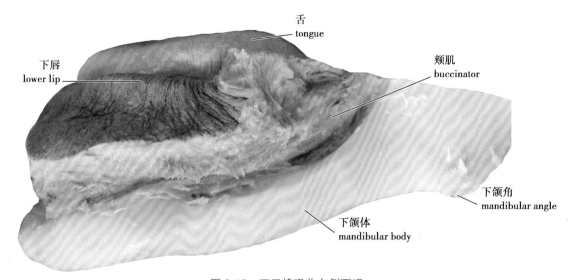

图 3-15　下牙槽吸收左侧面观
Fig.3-15　Left view of resorbed mandibular alveolar bone

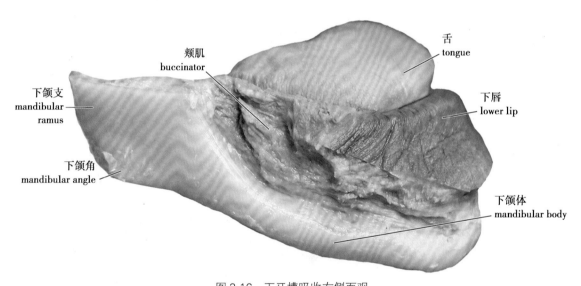

图 3-16　下牙槽吸收右侧面观
Fig.3-16　Right view of resorbed mandibular alveolar bone

【下颌骨取骨解剖学要点】

在牙槽嵴严重吸收患者的骨增量术中,自体骨移植被认为是预期效果最佳的选择。自体骨供区可来自胫骨、髂骨、肋骨等处,但在口腔以外取骨较难被患者所接受。在口内取骨可减少手术和麻醉时间,避免皮肤上的瘢痕,最常见的是从下颌支或颏部取骨(图 3-17,图 3-18)。

下颌支取骨时前截骨线通常设计在下颌第一磨牙远中根的颊侧,后截骨线根据需要,一般位于下颌支与下颌体交界稍后,延伸至下颌支颊侧皮质骨。截骨时,穿透皮质骨会有来自松质骨的出血,应当避免过于深入,以免伤及下牙槽神经。

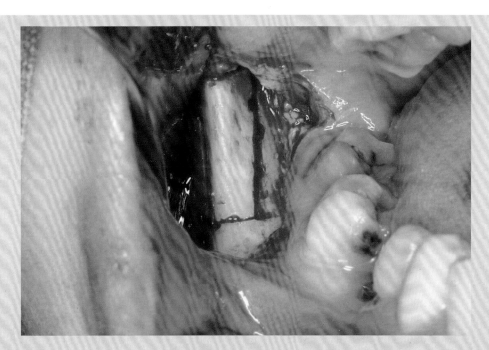

图 3-17 下颌支取骨术中照
Fig.3-17 Bone harvesting from the mandibular ramus

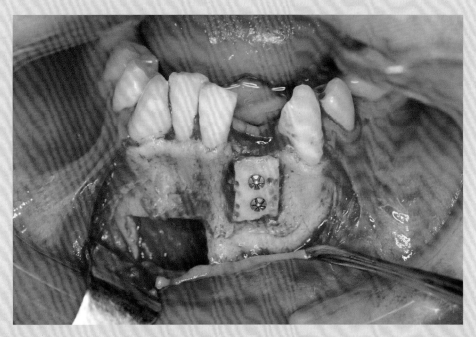

图 3-18 颏部取骨术中照
Fig.3-18 Bone harvesting from the chin area

颏部取骨时为避免损伤下颌前牙及颏神经，上方的截骨线应至少距下颌前牙根尖下方 5mm，远中截骨线应距离颏孔近中 5mm 以上。下方的截骨线不应破坏下颌下缘的完整性。同时，截骨时应注意不要穿过舌侧皮质骨，以免引起口底出血。

【颏孔区种植应用解剖学要点】

下牙槽神经来源于三叉神经的第三支下颌神经,下牙槽神经于颏孔区分支为向前的切牙神经和向后上外的颏神经,颏神经在下颌前部颊侧骨面的开孔称为颏孔,出颏孔之前在下颌骨内的部分称为颏管,颏管的方向朝向后上方的占96.4%,向后的占3.1%,而向上的占0.5%。也就是说,多数情况下,颏孔前下仍有颏管及颏神经走行,距离颏孔的距离大约为3.5mm。因此,在进行下颌种植手术的时候,真正的安全区域并非是双侧颏孔之间,而应该是在双侧颏孔前4mm之间的区域。

颏孔呈卵圆形,直径一般为3~5mm,位于下颌体的前方,颏结节的外上方,其位置变异较大,多位于第二前磨牙牙根尖之下。然而有时位于第一、第二前磨牙根尖下之间或第一前磨牙根尖下。

颏孔区种植手术过程中要特别注意以下几点:

1. 下颌前磨牙区进行种植体植入手术时需要了解颏孔的准确位置。

2. 下牙槽神经在颏孔前下方骨质内形成一个襻,然后再向后上穿出颏孔,种植体在颏孔前方4mm植入可以避免损伤颏神经。

3. 颏孔的位置大体上位于下颌体的中间,向上距前磨牙的牙槽嵴平均为16.1mm,向下距下颌骨下缘平均为16.6mm。一般可利用颏孔的位置估计出下牙槽神经的走行和下颌牙槽嵴吸收的情况。

4. 由于无牙颌的牙槽骨严重萎缩,颏孔离牙槽嵴顶很近,甚至就开口在牙槽嵴顶部,此类患者在种植时需注意颏孔的位置。

第二节　下牙槽神经

下颌神经进入下颌神经沟之前分出下牙槽神经与舌神经,下牙槽神经与伴行的下牙槽血管经过下颌孔进入下颌管,构成下牙槽血管神经束。舌神经经翼外肌深面,下行于翼内肌与下颌支之间进入下颌神经沟,并沿其下行。在下颌管中,下牙槽神经及伴随的血管有一层被膜包绕成神经血管束,血管位于神经上方,而且位置恒定,并发出小分支包绕神经。下牙槽神经在下颌管的前端分出两个终末支,分别为颏神经和切牙神经,颏神经分布至下唇黏膜、下唇皮肤和颏部皮肤,分别支配第一前磨牙、尖牙和切牙的颊唇侧牙龈。切牙神经分别支配第一前磨牙、尖牙和切牙的牙髓、牙槽突和牙周膜(图3-19~图3-41)。

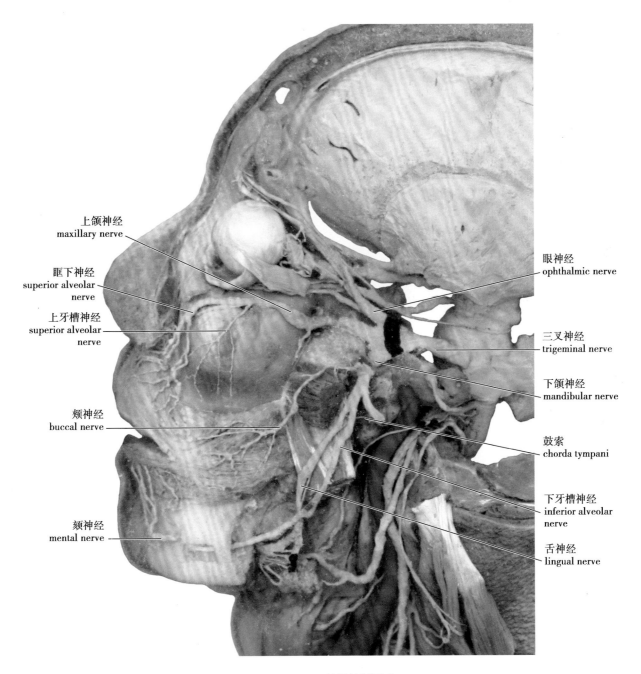

上颌神经
maxillary nerve

眶下神经
superior alveolar
nerve

上牙槽神经
superior alveolar
nerve

颊神经
buccal nerve

颏神经
mental nerve

眼神经
ophthalmic nerve

三叉神经
trigeminal nerve

下颌神经
mandibular nerve

鼓索
chorda tympani

下牙槽神经
inferior alveolar
nerve

舌神经
lingual nerve

图 3-19　三叉神经外侧面观

Fig.3-19　Lateral view of trigeminal nerve

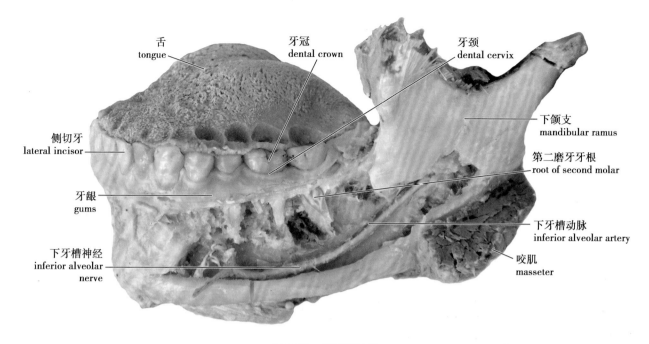

图 3-20 下牙槽神经

Fig.3-20 Inferior alveolar nerve

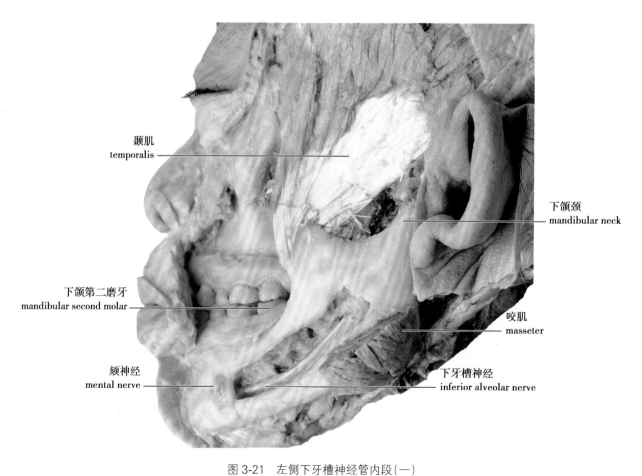

图 3-21 左侧下牙槽神经管内段（一）

Fig.3-21 Left inferior alveolar nerve in mandibular canal（1）

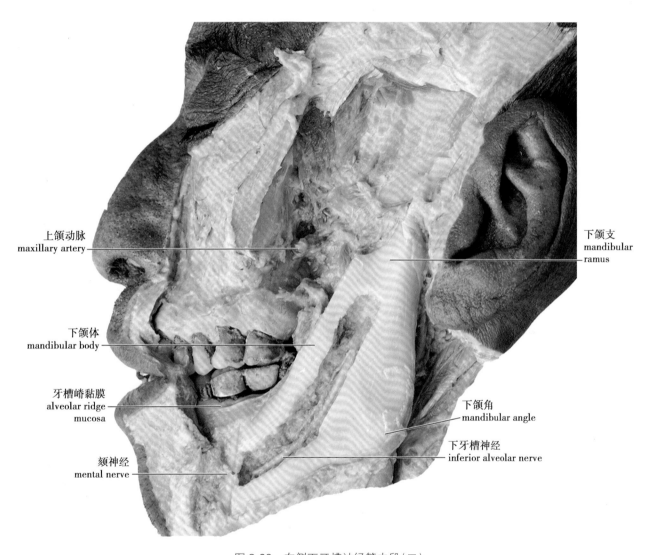

上颌动脉
maxillary artery

下颌支
mandibular ramus

下颌体
mandibular body

牙槽嵴黏膜
alveolar ridge mucosa

下颌角
mandibular angle

下牙槽神经
inferior alveolar nerve

颏神经
mental nerve

图 3-22　左侧下牙槽神经管内段(二)
Fig.3-22　Left inferior alveolar nerve in mandibular canal(2)

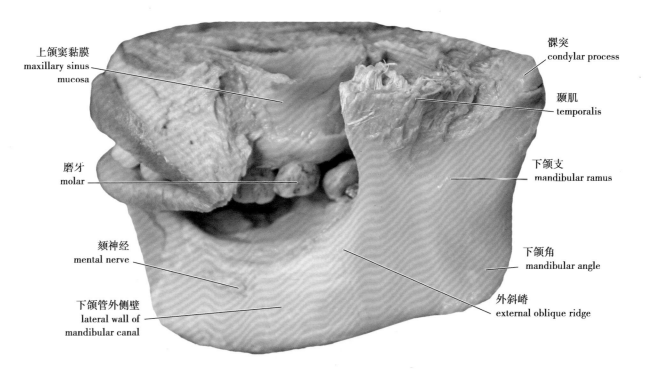

上颌窦黏膜 maxillary sinus mucosa

髁突 condylar process

颞肌 temporalis

磨牙 molar

下颌支 mandibular ramus

颏神经 mental nerve

下颌角 mandibular angle

下颌管外侧壁 lateral wall of mandibular canal

外斜嵴 external oblique ridge

图 3-23　左侧下颌管外侧壁

Fig.3-23　Left lateral wall of mandibular canal

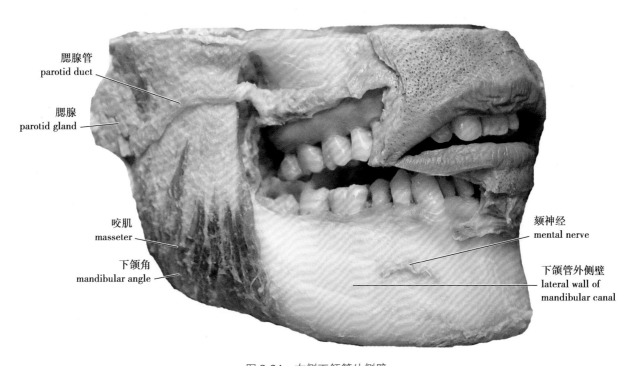

腮腺管 parotid duct

腮腺 parotid gland

咬肌 masseter

下颌角 mandibular angle

颏神经 mental nerve

下颌管外侧壁 lateral wall of mandibular canal

图 3-24　右侧下颌管外侧壁

Fig.3-24　Right lateral wall of mandibular canal

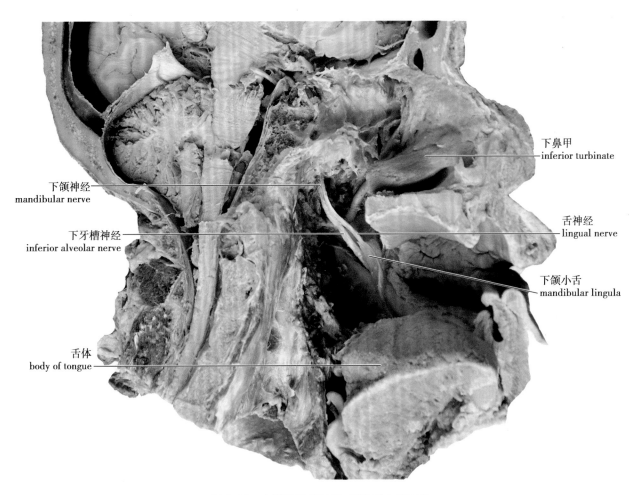

下鼻甲
inferior turbinate

下颌神经
mandibular nerve

下牙槽神经
inferior alveolar nerve

舌神经
lingual nerve

下颌小舌
mandibular lingula

舌体
body of tongue

图 3-25 左侧下牙槽神经、舌神经内侧面观
Fig.3-25 Medial view of left inferior alveolar nerve and lingual nerve

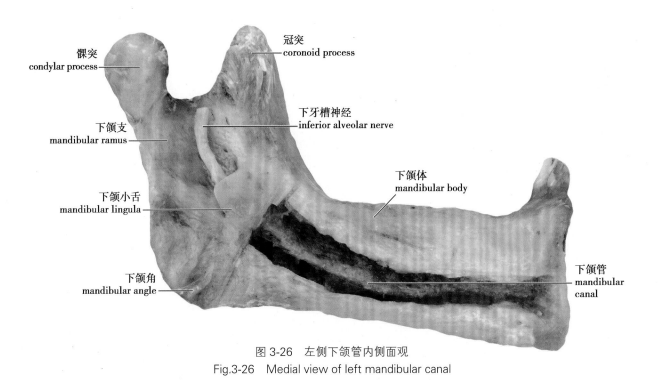

髁突
condylar process

冠突
coronoid process

下牙槽神经
inferior alveolar nerve

下颌支
mandibular ramus

下颌体
mandibular body

下颌小舌
mandibular lingula

下颌角
mandibular angle

下颌管
mandibular canal

图 3-26 左侧下颌管内侧面观
Fig.3-26 Medial view of left mandibular canal

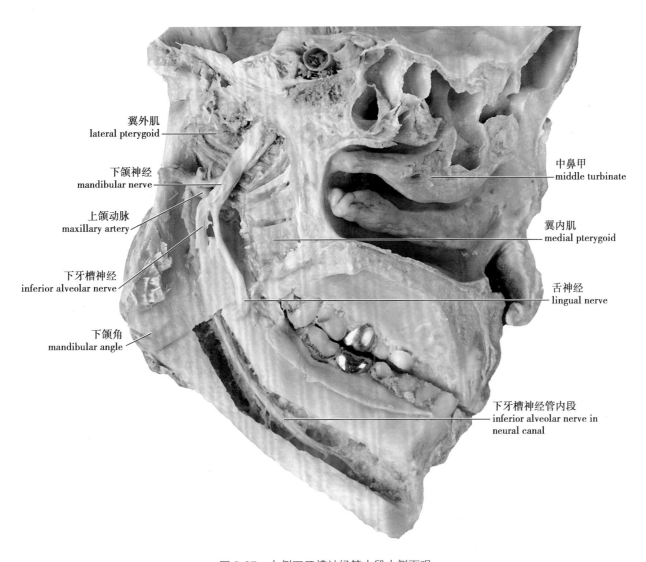

翼外肌
lateral pterygoid

下颌神经
mandibular nerve

上颌动脉
maxillary artery

下牙槽神经
inferior alveolar nerve

下颌角
mandibular angle

中鼻甲
middle turbinate

翼内肌
medial pterygoid

舌神经
lingual nerve

下牙槽神经管内段
inferior alveolar nerve in
neural canal

图 3-27　左侧下牙槽神经管内段内侧面观

Fig.3-27　Medial view of left inferior alveolar nerve in mandibular canal

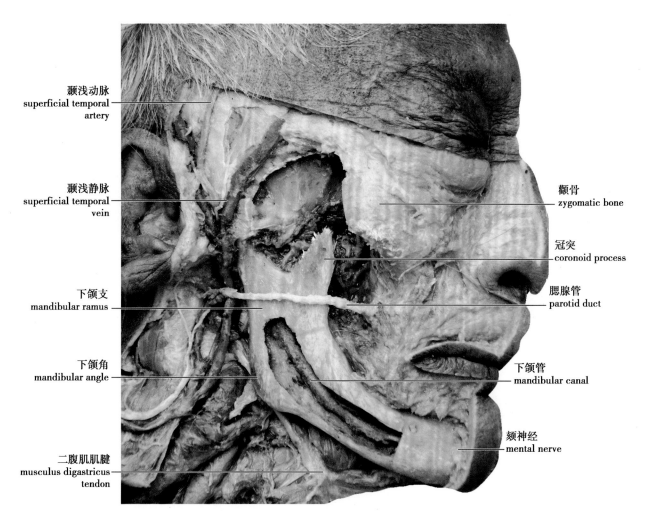

颞浅动脉
superficial temporal
artery

颞浅静脉
superficial temporal
vein

下颌支
mandibular ramus

下颌角
mandibular angle

二腹肌肌腱
musculus digastricus
tendon

颧骨
zygomatic bone

冠突
coronoid process

腮腺管
parotid duct

下颌管
mandibular canal

颏神经
mental nerve

图 3-28　右侧下颌管外侧面观（一）
Fig.3-28　Lateral view of right mandibular canal（1）

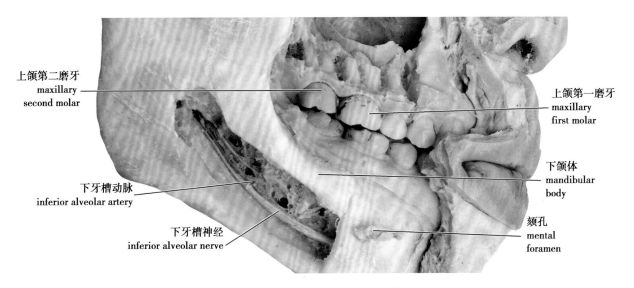

上颌第二磨牙
maxillary
second molar

上颌第一磨牙
maxillary
first molar

下牙槽动脉
inferior alveolar artery

下颌体
mandibular
body

下牙槽神经
inferior alveolar nerve

颏孔
mental
foramen

图 3-29　右侧下牙槽神经管内段（外侧面观）

Fig.3-29　Right inferior alveolar nerve in mandibular canal（lateral view）

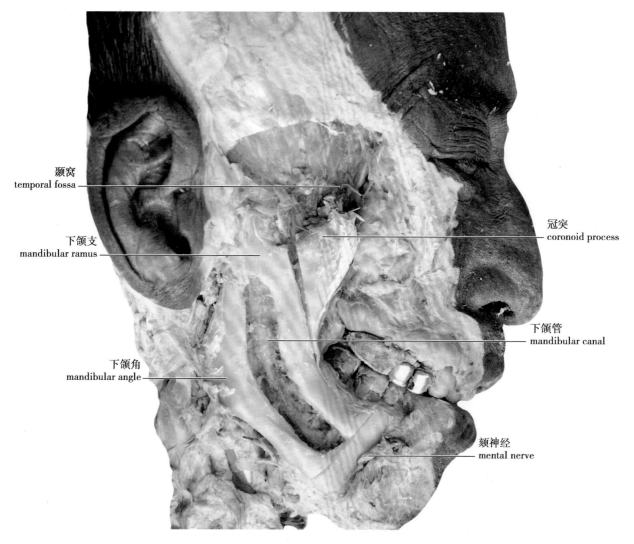

颞窝
temporal fossa

下颌支
mandibular ramus

下颌角
mandibular angle

冠突
coronoid process

下颌管
mandibular canal

颏神经
mental nerve

图 3-30　右侧下颌管外侧面观（二）
Fig.3-30　Lateral view of right mandibular canal（2）

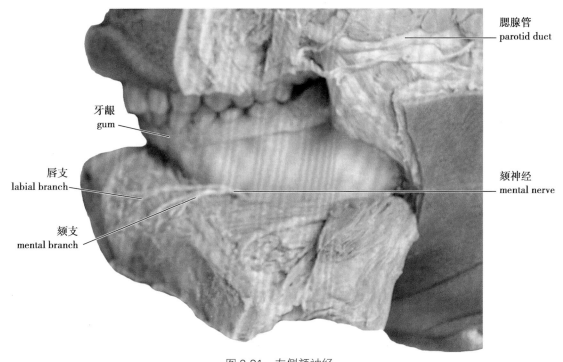

牙龈
gum

唇支
labial branch

颏支
mental branch

腮腺管
parotid duct

颏神经
mental nerve

图 3-31　左侧颏神经
Fig.3-31　Left mental nerve

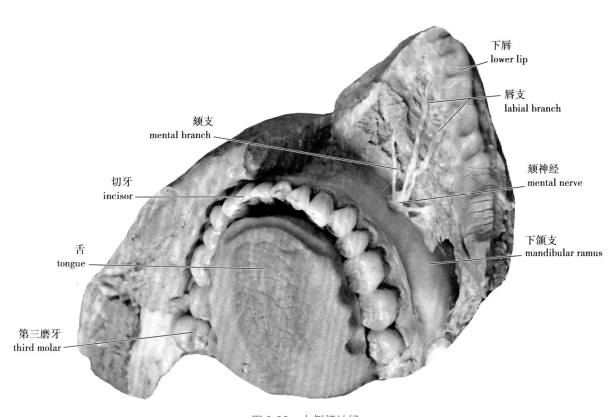

颏支
mental branch

切牙
incisor

舌
tongue

第三磨牙
third molar

下唇
lower lip

唇支
labial branch

颏神经
mental nerve

下颌支
mandibular ramus

图 3-32　右侧颏神经
Fig.3-32　Right mental nerve

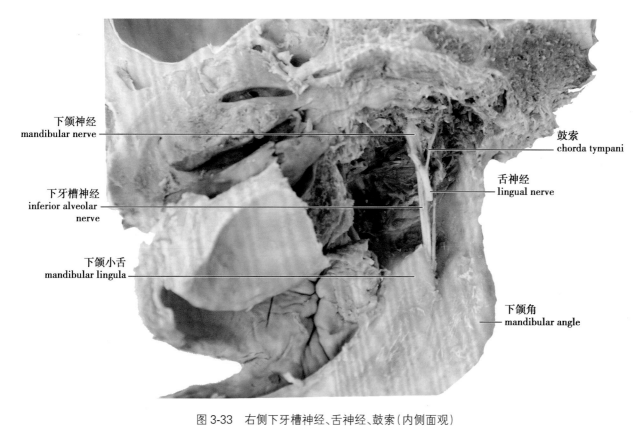

下颌神经
mandibular nerve

鼓索
chorda tympani

下牙槽神经
inferior alveolar
nerve

舌神经
lingual nerve

下颌小舌
mandibular lingula

下颌角
mandibular angle

图 3-33　右侧下牙槽神经、舌神经、鼓索（内侧面观）
Fig.3-33　Right inferior alveolar nerve，lingual nerve and chorda tympanic（medial view）

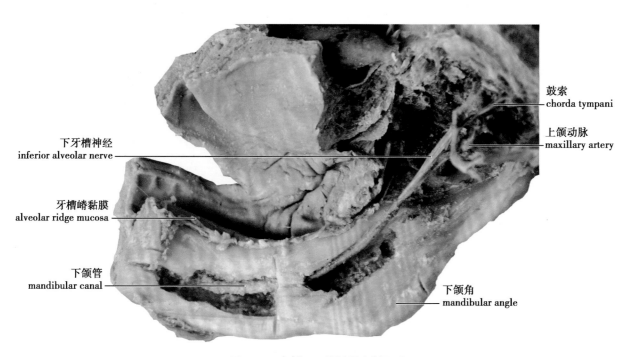

鼓索
chorda tympani

上颌动脉
maxillary artery

下牙槽神经
inferior alveolar nerve

牙槽嵴黏膜
alveolar ridge mucosa

下颌管
mandibular canal

下颌角
mandibular angle

图 3-34　右侧下牙槽神经内侧面观
Fig.3-34　Medial view of right inferior alveolar nerve

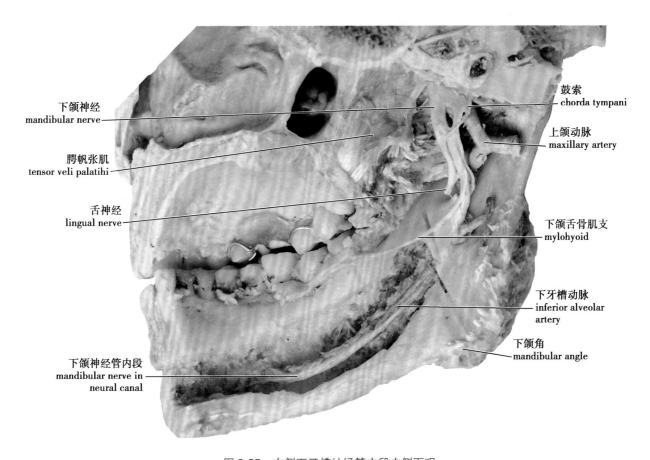

下颌神经
mandibular nerve

腭帆张肌
tensor veli palatihi

舌神经
lingual nerve

下颌神经管内段
mandibular nerve in
neural canal

鼓索
chorda tympani

上颌动脉
maxillary artery

下颌舌骨肌支
mylohyoid

下牙槽动脉
inferior alveolar
artery

下颌角
mandibular angle

图 3-35　右侧下牙槽神经管内段内侧面观
Fig.3-35　Medial view of right inferior alveolar nerve in mandibular canal

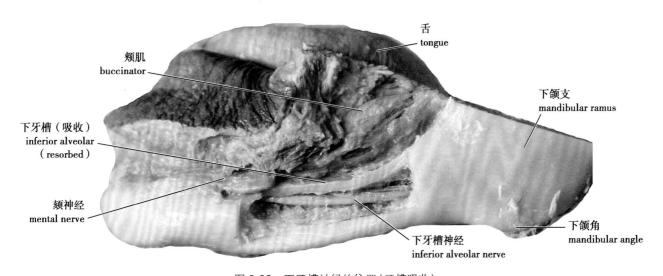

颊肌
buccinator

下牙槽（吸收）
inferior alveolar
（resorbed）

颏神经
mental nerve

舌
tongue

下颌支
mandibular ramus

下颌角
mandibular angle

下牙槽神经
inferior alveolar nerve

图 3-36　下牙槽神经的位置（牙槽吸收）
Fig.3-36　Position of inferior alveolar nerve（alveolar was resorbed）

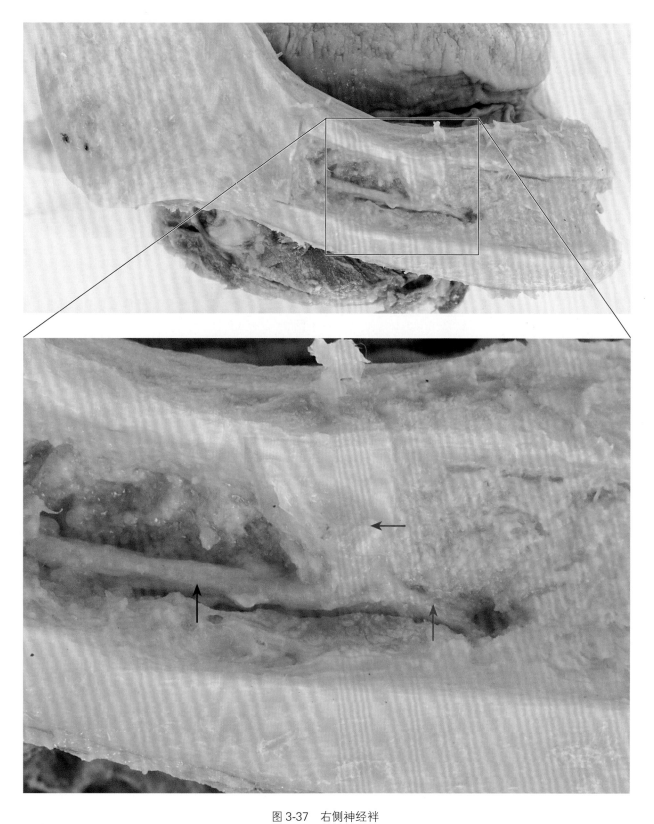

图 3-37　右侧神经袢

Fig.3-37　Right nerve loop

（右侧神经袢向后上出颏孔）

↑:下牙槽神经 inferior alveolar nerve；↑:神经袢 nerve loop；↑:颏孔 mental foramen

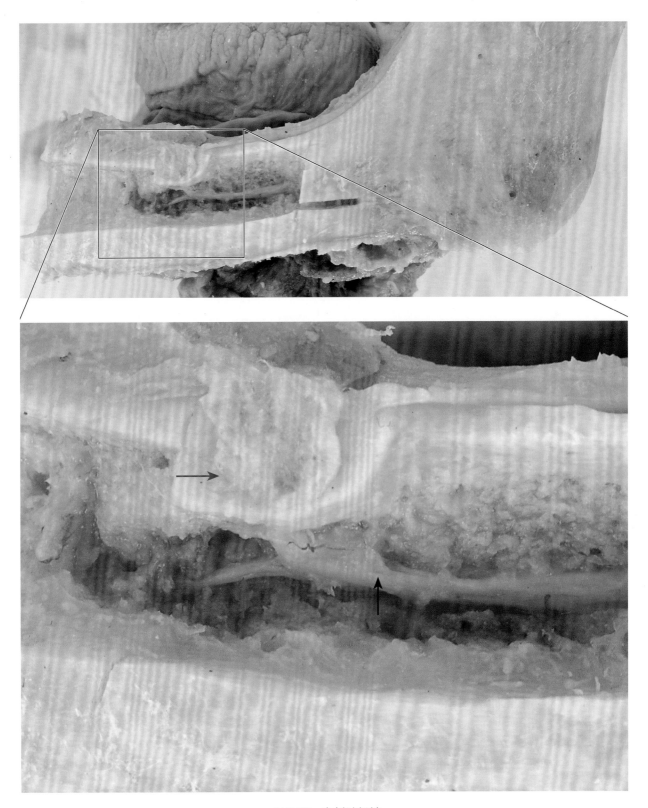

图 3-38 左侧神经袢

Fig.3-38 Left nerve loop

（左侧神经袢向前上出颏孔）

↑:下牙槽神经 inferior alveolar nerve；↑:神经袢 nerve loop；↑:颏孔 mental foramen

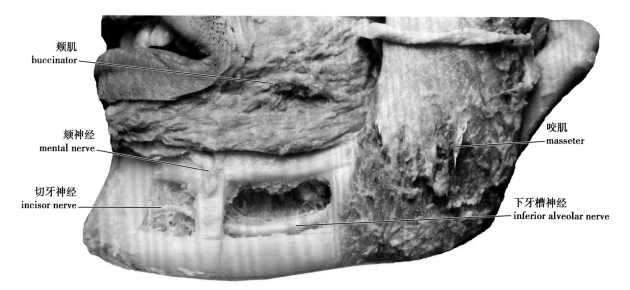

图 3-39　下牙槽神经、颏神经和切牙神经（左侧）

Fig.3-39　Inferior alveolar nerve, mental nerve and incisor nerve（left）

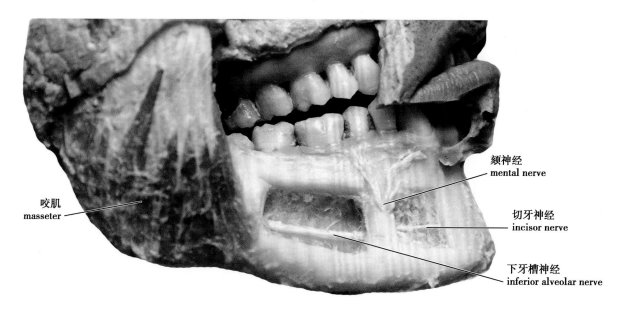

图 3-40　下牙槽神经、颏神经和切牙神经（右侧）

Fig.3-40　Inferior alveolar nerve, mental nerve and incisor nerve（right）

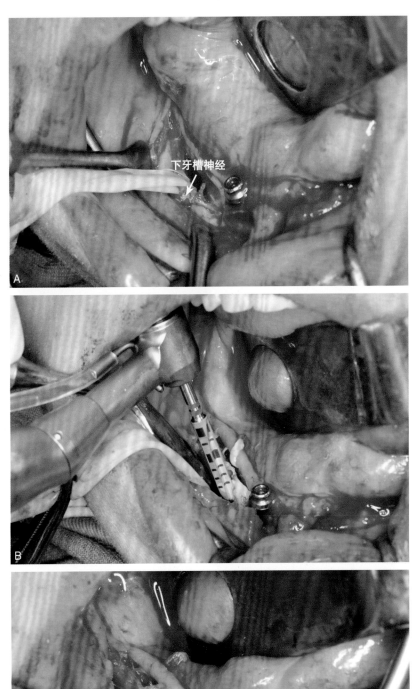

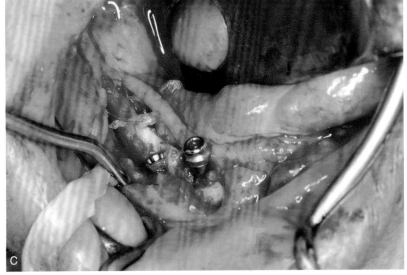

图 3-41　下牙槽神经游离术（右侧）

Fig.3-41　Transposition of inferior alveolar nerve（right）

A. 游离下牙槽神经　B. 备洞　C. 种植体植入

【下颌管种植应用解剖学要点】

下颌管走行于下颌支和下颌体的骨质中,呈弓形向前下方,开口于颏孔,管内容纳下牙槽神经、下牙槽动脉和静脉。下颌管全长约 60mm(自下颌孔至颏孔)。下颌管的后 2/3 偏向下颌支及下颌体的舌侧面,前 1/3 则偏向下颌体的唇侧面。下颌管在下颌骨体横断面近似椭圆形,上部略小,在升支部断面呈扁横椭圆形,下颌管壁由一薄层致密骨构成,近下颌孔端稍厚,随着下颌管向近中延伸,管壁逐渐变薄,第一磨牙远中至颏孔段的管壁不完整,并在颏孔平面形成无管壁腔道向中线伸延。

在下颌管区行种植手术时应注意以下几点:

1. 下颌管是下颌骨骨松质内的骨密质管道,管内容纳下牙槽神经、下牙槽动脉和静脉、淋巴管等。管壁为骨性,缺乏弹性和扩张性。因此,管内结构发生炎症肿胀后会引起局部压力升高,进而挤压下牙槽神经引起剧痛。

2. 下颌管壁为骨密质所包绕,因此制备种植窝洞过程中,钻头接触到下颌管时可能出现阻力突然升高。当然,也有可能在没有异常感觉的情况下钻入管内而伤及下颌神经及血管。

3. 下牙槽神经来源于下颌神经,神经在管内的直径约 2.2mm,在下颌管内神经通常位于下牙槽动脉的下方。因此在牙种植操作中一旦穿通下颌管,首先损伤血管而致出血,术者可受此提示而停止继续操作。所以下颌管出血对神经损伤可给予早期提示。

第三节　舌 体 解 剖

一、舌的形态

舌是一个与咀嚼、吞咽、语言和味觉有关的肌性器官,部分位于口腔,部分位于咽,并借肌肉附着于舌骨、下颌骨、茎突、软腭和咽壁。舌由两部分构成,即前 2/3 的口部和后 1/3 的咽部,它们在位置、发生、结构、功能和神经支配等方面都不同。舌的口部呈水平位排列于口腔内,舌的咽部呈垂直位排列于口咽的前壁,舌的口部和咽部在舌背面借一开口向前的 V 形沟为界,即界沟。

舌黏膜:舌的口部和咽部的黏膜不同。口部背面的黏膜厚而粗糙,呈淡红色,有四种乳头:①丝状乳头,体积最小,遍布于口部背面的黏膜;②轮廓乳头,体积最大,沿界沟排列,常为 7~9 个;③菌状乳头,散布于丝状乳头之间;④叶状乳头,位于舌缘的后方。口部下面的黏膜薄而光滑,呈红色,沿舌下面的正中线有一连于口底的镰状黏膜,即舌系带。在舌系带两侧各有一平行于侧缘的伞襞,可透过黏膜见蓝色较大的舌静脉迂曲于襞内。舌的咽部背面的黏膜无乳头,表面凹凸不平,系淋巴样组织聚集于黏膜下层所致。

舌肌：舌肌被纤维性的舌中隔分为左右两半。每侧的舌肌又分为舌外肌和舌内肌。舌外诸肌起自骨骼止于舌，舌内肌则均起止于舌内。舌外肌有颏舌肌、茎突舌肌、腭舌肌和舌骨舌肌。舌内肌由纵行、横行和垂直肌构成。

舌的血液供应：舌的动脉供应来自舌动脉，该动脉起自颈外动脉；舌的静脉主要回流至颈内静脉。舌的淋巴主要汇入颈深淋巴结。

舌的神经支配：舌前 2/3 的一般感觉(痛温觉)由舌神经支配，味觉由参与舌神经的鼓索(面神经的分支)支配。舌后 1/3 的一般感觉及味觉由舌咽神经和迷走神经支配。舌的运动神经支配，除唯一例外的腭舌肌受迷走神经支配，其他舌肌(舌内肌和舌外肌)均由舌下神经支配。

本节选用舌的实物照片，展示舌的形态和分部、舌的矢状切面和横切面，舌肌、舌的解剖标本，舌的血管供应和神经支配(图 3-42~ 图 3-50)。

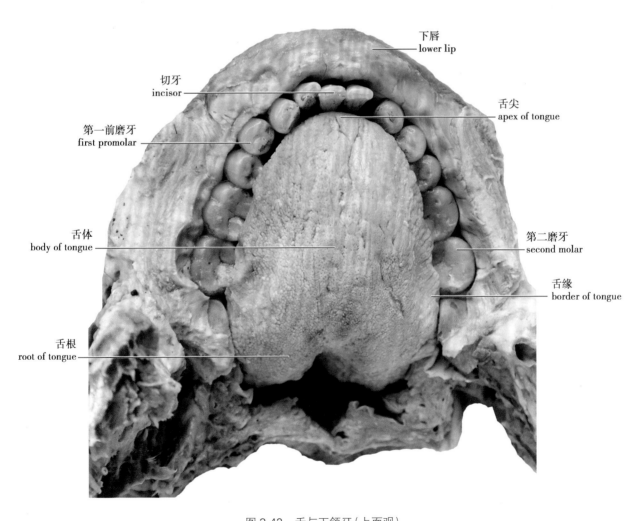

图 3-42 舌与下颌牙（上面观）

Fig.3-42 Tongue and mandibular teeth（superior view）

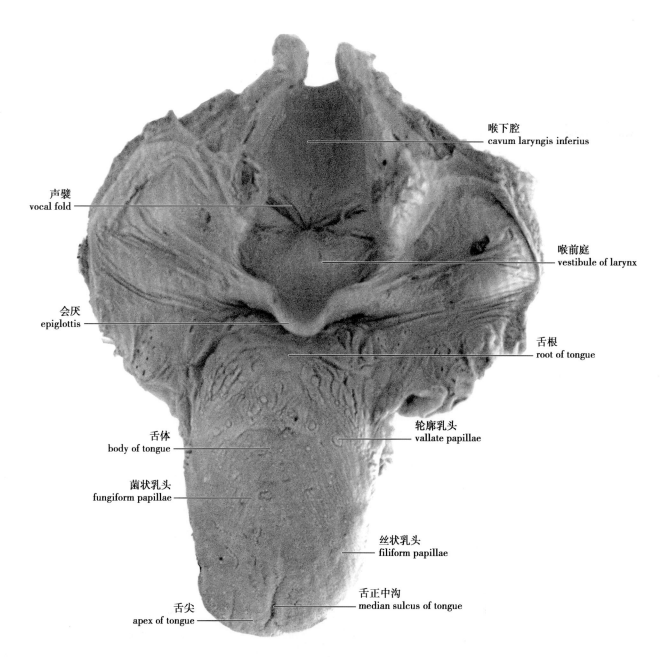

喉下腔
cavum laryngis inferius

声襞
vocal fold

喉前庭
vestibule of larynx

会厌
epiglottis

舌根
root of tongue

轮廓乳头
vallate papillae

舌体
body of tongue

菌状乳头
fungiform papillae

丝状乳头
filiform papillae

舌正中沟
median sulcus of tongue

舌尖
apex of tongue

图 3-43　舌乳头
Fig.3-43　Lingual papillae

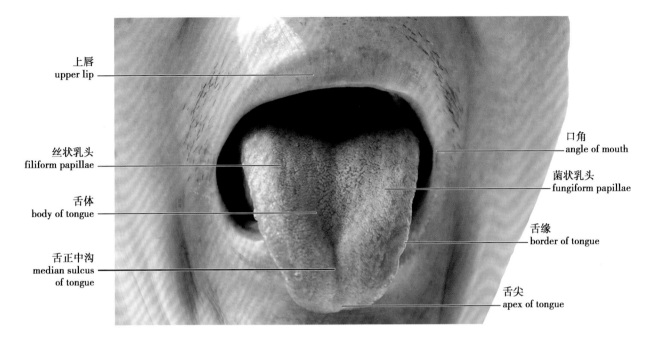

上唇
upper lip

口角
angle of mouth

丝状乳头
filiform papillae

菌状乳头
fungiform papillae

舌体
body of tongue

舌缘
border of tongue

舌正中沟
median sulcus
of tongue

舌尖
apex of tongue

图 3-44　舌的外形、舌乳头（活体）

Fig.3-44　Outline form of tongue，Lingual papillae（living body）

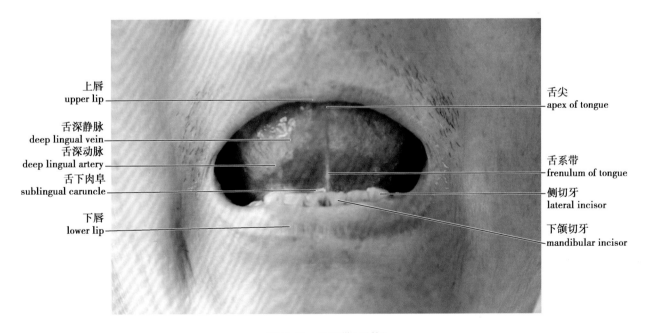

上唇
upper lip

舌尖
apex of tongue

舌深静脉
deep lingual vein

舌深动脉
deep lingual artery

舌系带
frenulum of tongue

舌下肉阜
sublingual caruncle

侧切牙
lateral incisor

下唇
lower lip

下颌切牙
mandibular incisor

图 3-45　舌系带（活体）

Fig.3-45　Frenulum of tongue（living body）

153

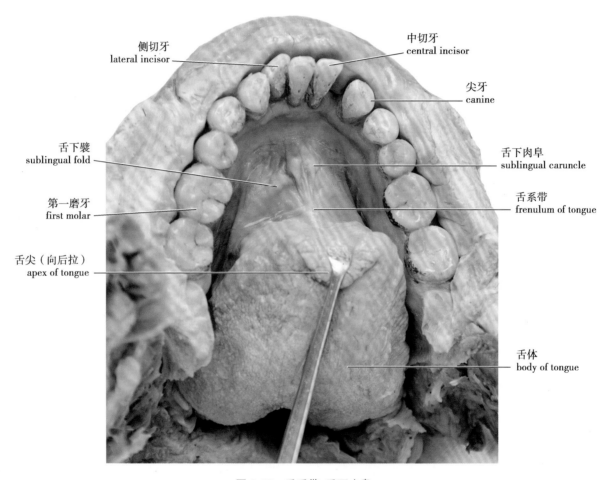

侧切牙
lateral incisor

中切牙
central incisor

尖牙
canine

舌下襞
sublingual fold

舌下肉阜
sublingual caruncle

第一磨牙
first molar

舌系带
frenulum of tongue

舌尖（向后拉）
apex of tongue

舌体
body of tongue

图 3-46　舌系带、舌下肉阜
Fig.3-46　Frenulum of tongue，sublingual caruncle

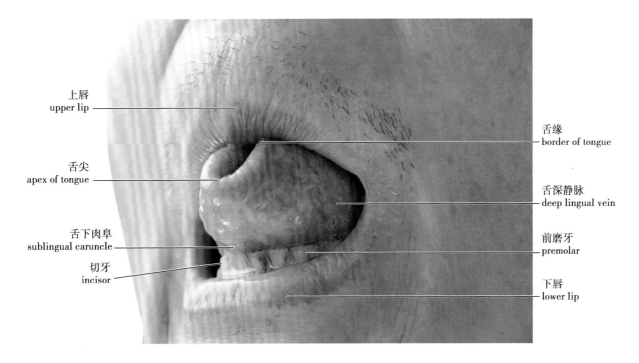

图 3-47　舌下面观（活体），示舌底静脉

Fig.3-47　Inferior view of tongue (living body), show the sublingual vein

上唇 upper lip

舌尖 apex of tongue

舌下肉阜 sublingual caruncle

切牙 incisor

舌缘 border of tongue

舌深静脉 deep lingual vein

前磨牙 premolar

下唇 lower lip

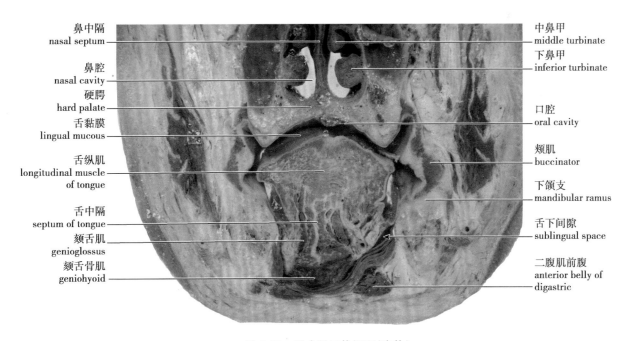

图 3-48　舌内肌冠状切面（在体）

Fig.3-48　Coronary section of intrinsic muscle (in vivo)

鼻中隔 nasal septum

鼻腔 nasal cavity

硬腭 hard palate

舌黏膜 lingual mucous

舌纵肌 longitudinal muscle of tongue

舌中隔 septum of tongue

颏舌肌 genioglossus

颏舌骨肌 geniohyoid

中鼻甲 middle turbinate

下鼻甲 inferior turbinate

口腔 oral cavity

颊肌 buccinator

下颌支 mandibular ramus

舌下间隙 sublingual space

二腹肌前腹 anterior belly of digastric

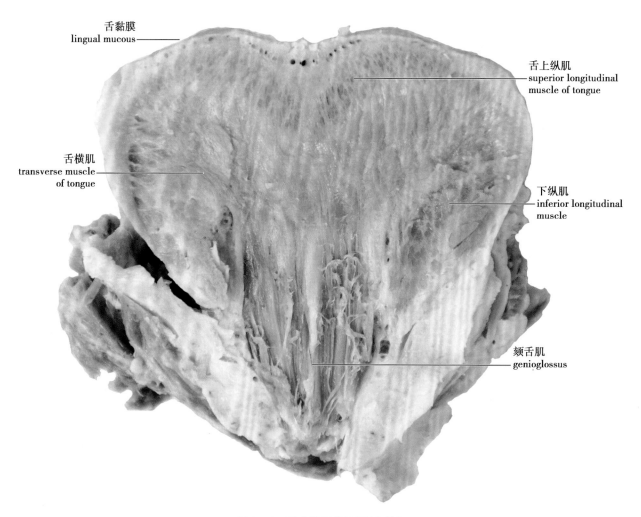

舌黏膜
lingual mucous

舌上纵肌
superior longitudinal
muscle of tongue

舌横肌
transverse muscle
of tongue

下纵肌
inferior longitudinal
muscle

颏舌肌
genioglossus

图 3-49　舌内肌冠状切面（离体）
Fig.3-49　Coronary section of intrinsic muscle（ex vivo）

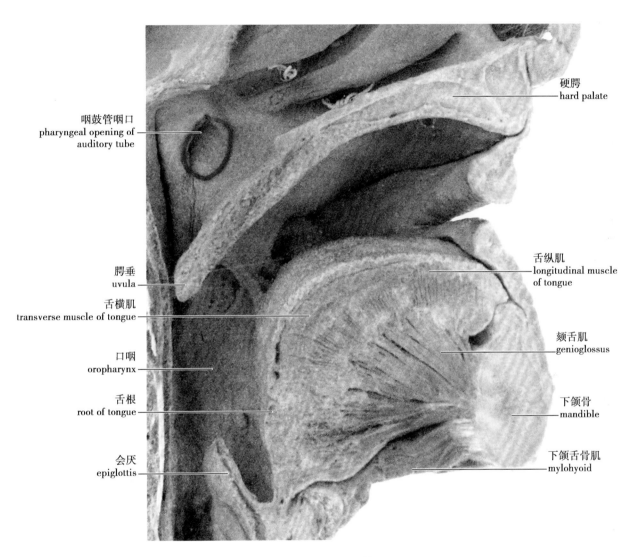

硬腭
hard palate

咽鼓管咽口
pharyngeal opening of
auditory tube

舌纵肌
longitudinal muscle
of tongue

腭垂
uvula

舌横肌
transverse muscle of tongue

颏舌肌
genioglossus

口咽
oropharynx

舌根
root of tongue

下颌骨
mandible

会厌
epiglottis

下颌舌骨肌
mylohyoid

图 3-50　舌内肌（正中矢状切面）
Fig.3-50　Intrinsic muscle（median sagittal section）

二、舌的动脉

舌动脉在舌骨大角处,甲状腺上动脉稍上方起于颈外动脉前壁。起始后,先向内上,继而向前下,至舌骨舌肌后缘,经该肌深侧,水平向前,然后垂直向上,最后在舌下面迂曲向前达舌尖。舌动脉以舌骨舌肌为界可分为三段(图 3-51~ 图 3-56)。

第一段:自颈外动脉发出处至舌骨舌肌后缘处,该段主要位于颈部的颈动脉三角内,动脉的表面有舌下神经跨过,尚有颈筋膜和颈阔肌覆盖。

第二段:为舌骨舌肌所覆盖的部分,其表面除被舌骨舌肌覆盖外,常有二腹肌中心腱、茎突舌骨肌、下颌舌骨肌后部及下颌下腺等结构。

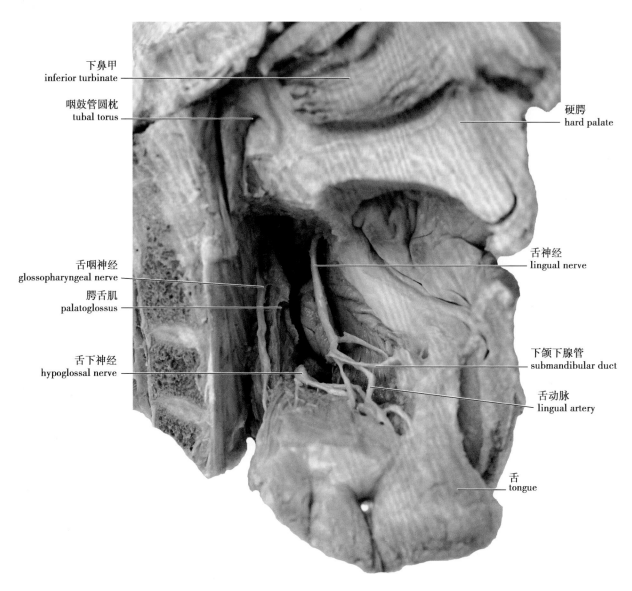

图 3-51　舌的神经、动脉(左侧面观)

Fig.3-51　Nerve and artery of lingua(left side view)

第三段:为舌动脉终支,称为舌深动脉,是自舌骨舌肌前缘至舌尖的部分。其内侧接颏舌肌,外侧为舌下纵肌,下方邻接舌下黏膜。在舌尖部与对侧舌动脉吻合。

(1) 舌骨支:是一个细支,沿舌骨体上缘向内侧行进,与对侧舌骨支吻合。

(2) 舌背动脉:有 2~3 支,起于舌动脉的第二段。上升至舌背的后部,分布于舌黏膜、舌腭弓、腭扁桃体、软腭及会厌等。

(3) 舌下动脉:在舌骨舌肌前缘处自舌动脉发出,经颏舌肌、颏舌骨肌和舌下腺之间前进,至舌下腺邻近诸肌、口腔及牙龈等。

(4) 舌深动脉:是舌动脉的终末支,在舌下面沿颏肌外面前行至舌尖,与对侧同名动脉吻合。

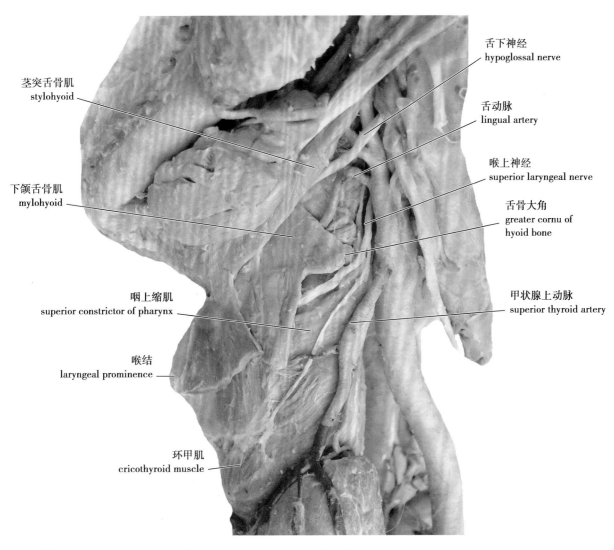

图 3-52　舌动脉的起始

Fig.3-52　Onset of lingual artery

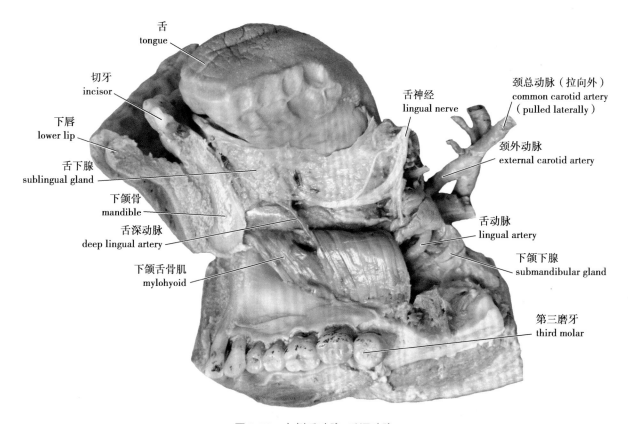

舌
tongue

切牙
incisor

下唇
lower lip

舌下腺
sublingual gland

下颌骨
mandible

舌深动脉
deep lingual artery

下颌舌骨肌
mylohyoid

舌神经
lingual nerve

颈总动脉（拉向外）
common carotid artery
（pulled laterally）

颈外动脉
external carotid artery

舌动脉
lingual artery

下颌下腺
submandibular gland

第三磨牙
third molar

图 3-53　左侧舌动脉、舌深动脉
Fig.3-53　Left lingual artery and deep lingual artery

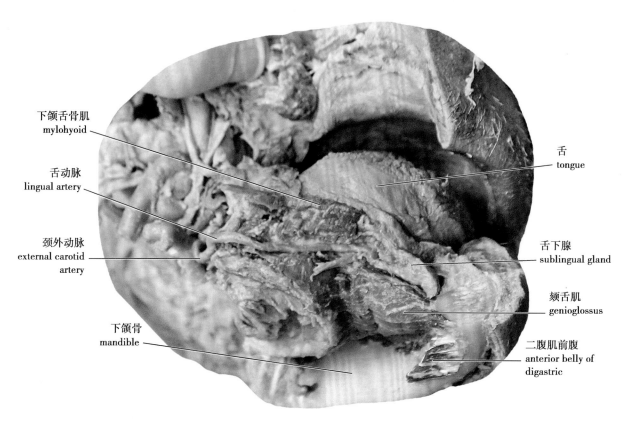

下颌舌骨肌
mylohyoid

舌动脉
lingual artery

颈外动脉
external carotid
artery

下颌骨
mandible

舌
tongue

舌下腺
sublingual gland

颏舌肌
genioglossus

二腹肌前腹
anterior belly of
digastric

图 3-54　舌动脉（下颌舌骨肌段）
Fig.3-54　Lingual artery（mylohyoid segment）

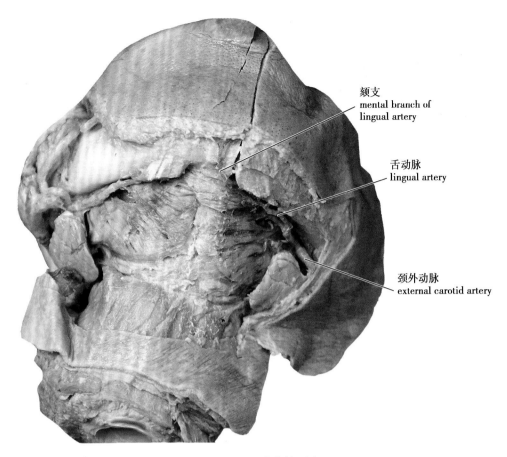

颏支
mental branch of
lingual artery

舌动脉
lingual artery

颈外动脉
external carotid artery

图 3-55 舌动脉 (颏支)
Fig.3-55 Lingual artery (mental branch)

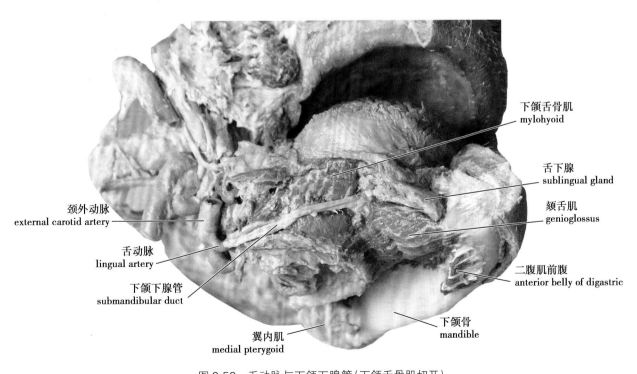

下颌舌骨肌
mylohyoid

舌下腺
sublingual gland

颏舌肌
genioglossus

二腹肌前腹
anterior belly of digastric

颈外动脉
external carotid artery

舌动脉
lingual artery

下颌下腺管
submandibular duct

翼内肌
medial pterygoid

下颌骨
mandible

图 3-56 舌动脉与下颌下腺管 (下颌舌骨肌切开)
Fig.3-56 Lingual artery and submandibular duct (mylohyoid incision)

【舌动脉应用解剖学要点】

舌动脉单独自颈外动脉或颈总动脉分歧处起始的约占 68.9%,与其他分支(如面动脉)共干起始的占 31.1%。另外,舌动脉可出现双支型。舌动脉起始处的外径约为 2.17mm。

为了控制舌部出血和进行舌部手术,常在舌动脉的第一段进行舌动脉结扎。切口和结扎颈外动脉基本相同。舌骨大角和二腹肌后腹是寻找舌动脉的重要标志。在二腹肌后腹稍下方,舌下神经跨过舌动脉。颈内静脉的属支常混淆动脉和神经,使之不易辨别清楚。

若结扎舌动脉第二段,可自胸锁乳突肌前缘沿舌骨向前切开,将颈部固有筋膜和下颌下腺向上翻开,根据纤维方向辨认舌骨上群诸肌,并确认沿舌骨舌肌表面经过的舌下神经,然后分离舌骨舌肌或沿舌骨上缘切开该肌,即可显露该段舌动脉。

三、舌的神经

(一) 舌神经

舌神经是三叉神经第三支下颌神经后股的分支。舌神经位于下牙槽神经的前内侧,稍呈弓状下降,经翼外肌和腭帆张肌之间继续向下,经过翼内肌与下颌支之间,至下颌舌骨线的后部则转向前,离开翼内肌的前缘(图 3-57)。在此处,舌神经位于下颌最后磨牙稍后侧(图 3-58),仅被口腔黏膜所覆盖,可以用手指伸入口腔压迫该神经于下颌骨上,临床上可利用这个部位行舌神经切断,以解除舌癌患者的剧烈疼痛。

当舌神经离开翼内肌前缘后,向前经咽上缩肌的下颌骨起始部下侧,贴在下颌骨的内侧面,横越茎突舌肌、舌骨舌肌及颏舌肌的外侧面,在下颌舌骨肌的深面,向前达舌尖。当舌神经横过舌骨舌肌时,舌神经位于下颌下腺的上侧,并于下颌下腺导管发生紧密的、螺旋形的邻接关系:先是舌神经在导管的上侧,又至其下侧,当舌神经上升至颏舌肌外面时,则位于导管的内侧。舌神经的终末分为许多细支,直接分布于舌黏膜的深面。

舌神经与下牙槽神经、鼓索、下颌下神经节和舌下神经之间均有交通支相连接。

舌神经的分支有咽峡支、舌下支和舌支。

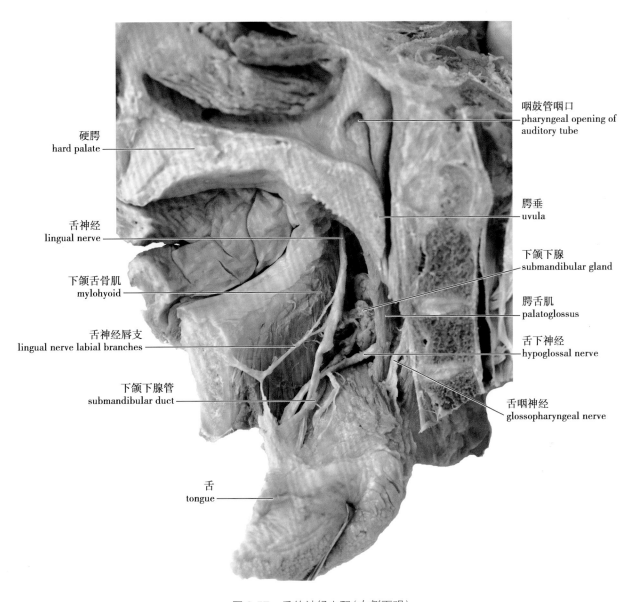

硬腭
hard palate

咽鼓管咽口
pharyngeal opening of
auditory tube

腭垂
uvula

舌神经
lingual nerve

下颌下腺
submandibular gland

下颌舌骨肌
mylohyoid

腭舌肌
palatoglossus

舌下神经
hypoglossal nerve

舌神经唇支
lingual nerve labial branches

下颌下腺管
submandibular duct

舌咽神经
glossopharyngeal nerve

舌
tongue

图 3-57 舌的神经支配（右侧面观）

Fig.3-57 Dominant nerve of tongue（right side view）

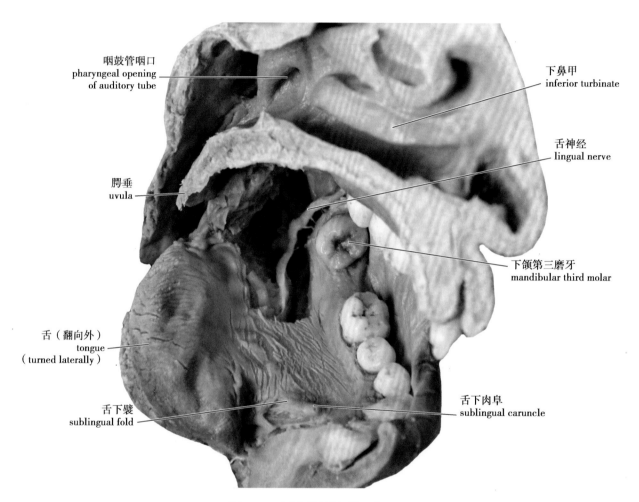

咽鼓管咽口
pharyngeal opening
of auditory tube

下鼻甲
inferior turbinate

舌神经
lingual nerve

腭垂
uvula

下颌第三磨牙
mandibular third molar

舌（翻向外）
tongue
（turned laterally）

舌下襞
sublingual fold

舌下肉阜
sublingual caruncle

图 3-58　左侧舌神经与第三磨牙

Fig.3-58　Left lingual nerve and third molar

(二) 舌咽神经

舌咽神经为混合性脑神经,其中有特殊内脏传入纤维、一般内脏传入纤维、一般躯体传入纤维、特殊内脏传出纤维和一般内脏传出纤维。以3~6条根丝自延髓上部小脑下脚与橄榄之间的沟出脑,恰位于迷走神经根的上方。

舌咽神经内传入纤维起始于该神经的上神经节和下神经节。自下神经节发出的纤维有两种:一种传导舌后1/3的味觉冲动(特殊内脏传入纤维);另一种传导咽部及舌后1/3的痛温觉和触觉(一般内脏传入纤维)。这两种纤维入脑后皆止于孤束核。自上神经节发出的纤维传导耳后皮肤的感觉(一般躯体传入纤维)。此种纤维入脑后终于三叉神经脊束核。

舌咽神经内的传出纤维有两种:一种起于疑核上部(特殊内脏传出纤维),分布于咽部的横纹肌(茎突咽肌、咽缩肌);另一种起于下泌涎核(延髓泌涎核)的纤维(一般内脏传出纤维,副交感)至耳神经节交换神经元后,其节后纤维分布于腮腺。

舌咽神经的根丝向外侧集中,至绒球前侧(被小脑绒球覆盖)形成一干,穿颈静脉孔的中部出颅腔。在颈静脉孔内,舌咽神经位于迷走神经的前外侧,舌咽神经单独穿硬脑膜。神经穿出颈静脉孔后,下降于颈内动脉与颈内静脉之间,内侧有迷走神经。继而向前内侧弯曲,经茎突及自茎突起始肌的内侧,绕过茎突咽肌的后缘,经颈内动脉、颈内静脉之间,越过茎突咽肌的表面,于舌骨舌肌的表面、舌骨舌肌的内侧,向前上方横越咽中缩肌及茎突舌骨韧带达舌根(图3-59)。

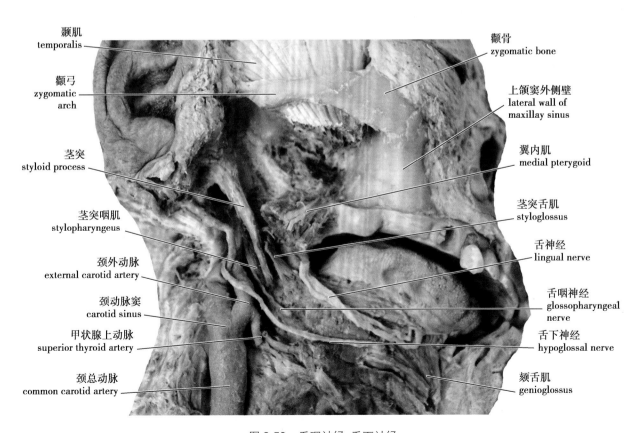

图 3-59 舌咽神经、舌下神经

Fig.3-59 Glossopharyngeal nerve and hypoglossal nerve

【舌咽神经痛的解剖学基础】

舌咽神经在其中枢或外围均可受到损伤。因舌咽神经与迷走神经、副神经及舌下神经在延髓起始部位及外围行程中相互邻接,关系非常密切,所以当舌咽神经损伤时,可同时损伤迷走神经、副神经及舌下神经。舌咽神经受损症状出现时,也可伴有邻近神经的受损症状。

在延髓内部病变,伤及与舌咽神经相关的神经核,一般仅有感觉丧失与茎突咽肌的麻痹,而无疼痛。当有外围疾病如鼻咽部肿瘤、扁桃体肿瘤、咽鼓管肿瘤或淋巴结肿大等,压迫损害舌咽神经时,可发生继发的持续疼痛,但也可促发剧烈的阵痛。在吞咽时,常可促发较长的剧烈阵痛。因常伴有邻近脑神经的损害,故不仅可发生疼痛,还可发生食物反窜鼻腔或误入气管等现象,发音也常嘶哑。舌咽神经分布区内检查有感觉减退或消失。

另一种舌咽神经痛是剧烈疼痛,阵发如闪电,时间短促。但在阵痛之间有明显的无痛间歇。疼痛发作常可因吞咽或伸舌引起,开始是在咽的侧面,并可向耳及颈外侧面放射,但疼痛仅在一侧,不向对侧发展。因剧痛以致面肌痉挛,以手护耳,症状类似三叉神经痛。这种舌咽神经痛是原发性的,客观检查无感觉障碍,也无舌咽神经与邻近神经麻痹症状。故除疼痛外,吞咽正常,无反窜鼻腔或误入气管症状。

原发性舌咽神经痛要与三叉神经痛鉴别,确定疼痛的诱发区是非常重要的。三叉神经痛诱发区在三叉神经分布区内,而舌咽神经痛诱发区在扁桃体与咽腔。在舌咽神经疼痛区域,用可卡因麻醉可抑制原发性舌咽神经痛,从而与三叉神经痛进行鉴别诊断,并且也可与舌咽损害的继发性疼痛鉴别,因为继发性的舌咽神经痛用可卡因麻醉无效。

原发性舌咽神经痛如行舌咽神经切断术,可以根绝疼痛,手术可在颈部进行;但当疼痛部位在耳深部时(鼓室神经痛),手术须在颅后窝进行。有少数病例因茎突过长刺激神经而发病,截除茎突即可痊愈。

(三) 舌下神经

舌下神经纤维起于舌下神经核,核呈狭长形,长约20mm,位于锥体交叉与髓纹之间。上部位于舌下神经三角的深部,自核发出根纤维,在延髓内向腹外侧行,于锥体和橄榄体之间的沟(前外侧沟)出脑外,约有10~15条根丝,穿软脑膜,经椎动脉后侧,向外侧行。所有根丝先合成两束,入舌下神经管。两束分别穿蛛网膜及硬脑膜,经舌下神经管时,两束才合并成一干。舌下神经自颅穿出后,位于迷走神经、副神经及颈内静脉的内侧。当其下降至颈部时,逐渐绕过迷走神经的后侧和外侧,继续经颈内动脉和颈内静脉之间下降。在下颌角处,舌下神经呈弓状弯曲向前,经枕动脉下侧,继而横过颈外动脉及舌动脉的外侧,行于二腹肌肌腱、茎突舌骨肌及下颌舌骨肌三者与舌骨舌肌之间。当舌下神经继行于下颌舌骨肌及颏舌肌之间时,则分为末梢支。

舌下神经支配茎突舌肌、舌骨舌肌、颏舌肌以及固有舌肌(舌下纵肌、舌上纵肌、舌横肌和舌垂直肌)(图3-60~图3-62)。

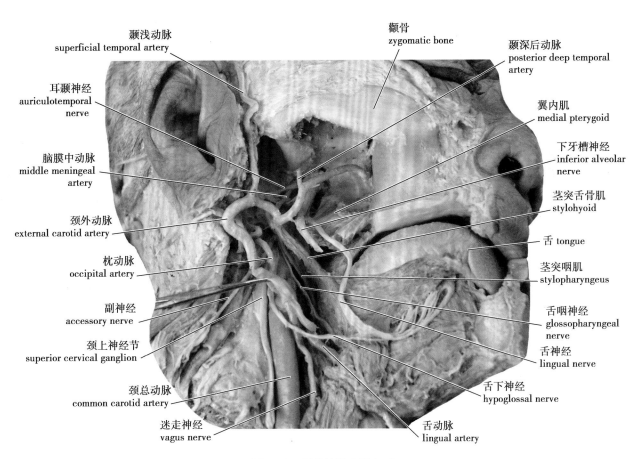

颞浅动脉
superficial temporal artery

耳颞神经
auriculotemporal nerve

脑膜中动脉
middle meningeal artery

颈外动脉
external carotid artery

枕动脉
occipital artery

副神经
accessory nerve

颈上神经节
superior cervical ganglion

颈总动脉
common carotid artery

迷走神经
vagus nerve

颧骨
zygomatic bone

颞深后动脉
posterior deep temporal artery

翼内肌
medial pterygoid

下牙槽神经
inferior alveolar nerve

茎突舌骨肌
stylohyoid

舌 tongue

茎突咽肌
stylopharyngeus

舌咽神经
glossopharyngeal nerve

舌神经
lingual nerve

舌下神经
hypoglossal nerve

舌动脉
lingual artery

图 3-60 舌的神经支配（一）
Fig.3-60 Innervation of the tongue（1）

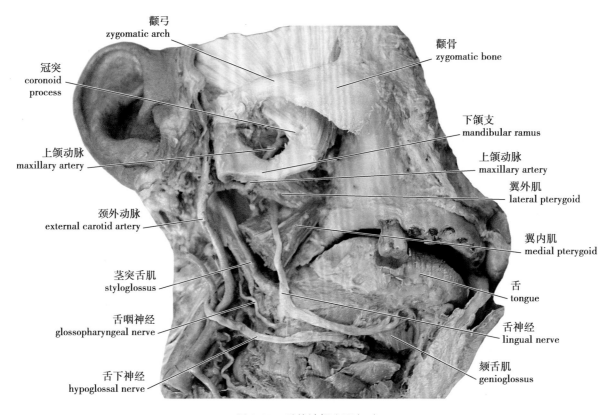

颧弓
zygomatic arch

冠突
coronoid
process

上颌动脉
maxillary artery

颈外动脉
external carotid artery

茎突舌肌
styloglossus

舌咽神经
glossopharyngeal nerve

舌下神经
hypoglossal nerve

颧骨
zygomatic bone

下颌支
mandibular ramus

上颌动脉
maxillary artery

翼外肌
lateral pterygoid

翼内肌
medial pterygoid

舌
tongue

舌神经
lingual nerve

颏舌肌
genioglossus

图 3-61　舌的神经支配（二）
Fig.3-61　Innervation of the tongue（2）

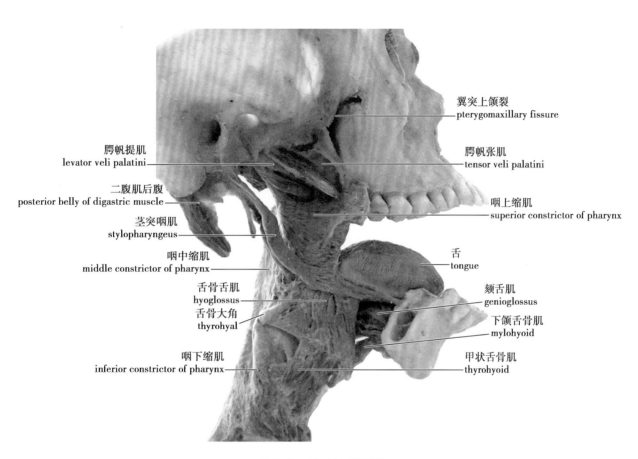

翼突上颌裂
pterygomaxillary fissure

腭帆提肌
levator veli palatini

腭帆张肌
tensor veli palatini

二腹肌后腹
posterior belly of digastric muscle

咽上缩肌
superior constrictor of pharynx

茎突咽肌
stylopharyngeus

咽中缩肌
middle constrictor of pharynx

舌
tongue

舌骨舌肌
hyoglossus

颏舌肌
genioglossus

舌骨大角
thyrohyal

下颌舌骨肌
mylohyoid

咽下缩肌
inferior constrictor of pharynx

甲状舌骨肌
thyrohyoid

图 3-62　舌、咽右侧面观

Fig.3-62　Right side view of tongue and pharynx

【舌下神经麻痹的解剖学基础】

舌下神经可因中枢或周围部的损伤而引起麻痹。

舌下神经中枢部损伤又可分为：

1. **核上性损伤**　如内囊型偏瘫患者，常因损伤锥体束至舌下神经核的上运动神经元纤维，此种纤维交叉至对侧舌下神经核，所以发生对侧舌肌的瘫痪，但没有舌肌萎缩及舌的纤维震颤。

2. **核性损伤**　当病变(如急性脊髓灰质炎、延髓空洞症等)累及舌下神经核，常发生同侧舌肌萎缩及舌纤维震颤(可能因核内神经细胞病变过程中，不正常的细胞活动所引起)。常伴有舌咽神经、迷走神经损伤的症状。

3. **核下性损伤**　因延髓病变可同时损伤舌下神经根及锥体束，因而发生交叉瘫，即对侧偏瘫及同侧舌肌瘫痪。

舌下神经周围部损伤常见病因：舌下神经管的颅底骨折、颈椎上段脱位、椎动脉瘤、鼻咽癌或颈淋巴结炎症等。损伤或压迫舌下神经，引起单侧舌下神经麻痹时，出现同侧舌肌瘫痪及舌肌萎缩症状，伸舌时，舌向病侧偏斜，但吞咽、语言不发生障碍。如双侧舌下神经麻痹时，则常有语言及吞咽障碍，并且不能伸舌。

第四节　下颌下腺、舌肌及舌下腺解剖

一、下颌下腺

下颌下腺呈扁椭圆形，位于下颌下间隙(三角)内，在下颌舌骨肌之下。腺体有三个面和一个突。腺体外面贴附于下颌骨内侧面的下颌下腺窝内，并与翼内肌的前下部相接。腺体的下面由颈阔肌和颈深筋膜浅层覆盖，表面有面静脉和面神经下颌缘支走行，下颌下淋巴结常位于腺体表面或腺体与下颌骨之间。腺体的内面前部与下颌舌骨肌相邻，两者之间有下颌舌骨肌神经及颏下动脉、颏下静脉通过。后部借茎突舌肌、茎突舌骨韧带和舌咽神经与咽壁相隔。中部与舌骨舌肌相邻，且与二者之间间隔茎突舌肌、舌神经，下颌下腺的后端有一深沟为面神经通过。在下颌下腺后端的内部，有一舌形突起为下颌下腺深部。该突起位于舌骨舌肌、茎突舌肌、颏舌肌(在内侧)与下颌舌骨肌(在下外侧)之间。

下颌下腺管：自下颌下腺内面发出，在下颌舌骨肌上方，沿舌下腺内侧面前进，开口于舌下阜，管长约50mm。下颌下腺管离开腺体后，即绕下颌舌骨肌后缘经其上面向前，到达下颌舌骨肌和舌骨舌肌之间，下颌舌骨肌和颏舌骨肌之间，最后到达舌下襞内，位于颏舌肌和舌下腺之间。下颌下腺管途经舌骨舌肌表面时，其上方有舌神经，下方有舌下神经与之并行。

下颌下腺的动脉供应：面动脉的腺支、舌动脉的腺支和颏下动脉的腺支等。

下颌下腺的静脉回流：静脉与动脉伴行，注入面前静脉。

下颌下腺的淋巴回流：汇入下颌下淋巴结。

下颌下腺的神经分布：有交感神经、副交感神经。交感神经随血管分布至腺体。副交感神经来自面神经的中间神经，经鼓索至舌神经达下颌下神经节，换神经元后其节后纤维分布于下颌下腺。

二、舌下腺

舌下腺位于口腔底舌下襞的深部，下颌舌骨肌的上面，其外面与下颌骨体内面的舌下腺窝相接，而内面则与颏舌肌相邻，舌神经及下颌下腺管通过两者之间。腺体前端与对侧者相邻，后端与下颌下腺深突相接。舌下腺呈细长扁平菱形。

舌下腺管：舌下腺分泌物的排泄管有两种：一种是舌下腺小管，有 5~15 条短而细的小管，排列在腺的上缘，直接开口于舌下襞表面的小孔。有的可与舌下腺大管或下颌下腺管连合。另一种是舌下腺大管，位于下颌下腺管的外侧，单独或与下颌下腺管共同开口于舌下肉阜。

舌下腺的动脉供应：舌动脉、颏下动脉。

舌下腺的静脉回流：汇入面前静脉。

舌下腺的淋巴回流：颈深上淋巴结。

舌下腺的神经分布：交感神经随动脉分布至腺体。副交感神经来自面神经的中间神经，经鼓索合并于舌神经，至下颌下神经节，换元后，其节后纤维分布于下颌下腺和舌下腺，管理腺体的分泌。

三、舌骨上肌群

舌骨上肌群共四块肌，根据来源和神经支配，属于头部肌肉，位于舌骨和颅骨之间。这群肌肉均参与口底的组成，其作用一方面可固定舌骨；另一方面可下牵下颌骨，使口张开。

1. 二腹肌　前腹起自下颌骨的二腹肌窝，受下颌神经的下颌舌骨肌神经支配。后腹止于颞骨乳突内面，受面神经的下颌二腹肌肌支支配。两腹之间有二腹肌肌腱。

2. 茎突舌骨肌　位于二腹肌后腹上方并与其平行，起于颞骨茎突，止于舌骨大角与舌骨体的结合部，受面神经的二腹肌支支配。

3. 下颌舌骨肌　三角形的扁肌，位于下颌体内侧，介于下颌骨与舌骨之间，起于下颌骨的下颌舌骨肌线，肌纤维向后内下方，前方的肌纤维在正中线上借一细纤维索与对侧同名肌的肌纤维相结合，其最后部的肌束向后止于舌骨体的前面。左右两侧肌共同构成一凹向上的肌板，称口膈。下颌舌骨肌受下颌神经的下颌舌骨肌神经支配。

4. 颏舌骨肌　为长柱状强有力的小肌，位于下颌舌骨肌的上方，正中线两侧，舌的下方。起于下颌骨的颏棘，止于舌骨体的前面。受 C1、C2 颈神经前支支配。

四、舌外肌群

舌外肌群属于骨骼肌(横纹肌),起于舌体以外,止于舌内。

1. 颏舌肌 起于下颌骨的颏棘,肌纤维向后上方呈扇形分散,下部纤维止于舌骨体,其余大部分纤维止于舌背正中线两侧的舌腱膜。作用:使舌伸向前下方。神经支配:舌下神经。

2. 舌骨舌肌 起于舌骨大角,止于舌侧部的舌腱膜。作用:拉舌向后下方。神经支配:舌下神经。

3. 小角舌肌 起于舌骨小角,止于舌侧部的舌腱膜。作用:拉舌向后下方。神经支配:舌下神经。

4. 茎突舌肌 起于茎突,止于舌骨舌肌外侧的舌腱膜。作用:牵拉舌向后上方。神经支配:舌下神经。

五、舌内肌群

舌内肌群的起、止点均在舌内。

1. 舌上纵肌 位于舌背黏膜下方,有细小的纵行和斜行肌纤维组成,起自舌根黏膜下的纤维层和舌中隔,向前止于舌尖边缘,沿途有纤维止于舌腱膜。作用:使舌向上方卷起。神经支配:舌下神经。

2. 舌下纵肌 位于舌下面黏膜深处,颏舌肌和舌骨舌肌之间,起于舌根,向前止于舌尖部的舌腱膜。作用:使舌缩短,即舌尖向下,舌背隆起。神经支配:舌下神经。

3. 舌横肌 位于舌上纵肌和舌下纵肌之间,数条横行小肌束。起于舌中隔两侧,向左、右横行,止于舌背,舌侧缘和舌下面的舌腱膜。作用:使舌两边向内上方卷起,舌体增厚。神经支配:舌下神经。

4. 舌垂直肌 起于舌背腱膜,直贯舌质,止于舌下面黏膜的舌腱膜与舌横机和舌上、下纵膈肌纤维相互垂直交错。舌垂直肌是舌内群肌中最弱小的一块小肌。作用:使舌体变薄变宽。神经支配:舌下神经。

下颌下腺、舌下腺及舌肌实物图片展示见图 3-63~ 图 3-71。

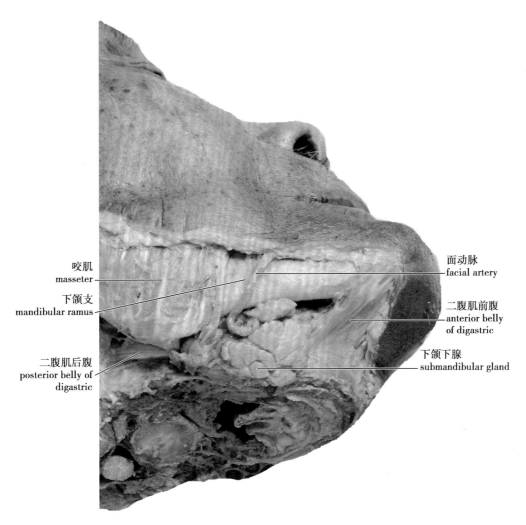

咬肌
masseter

下颌支
mandibular ramus

二腹肌后腹
posterior belly of
digastric

面动脉
facial artery

二腹肌前腹
anterior belly
of digastric

下颌下腺
submandibular gland

图 3-63　右侧下颌下腺
Fig.3-63　Right submandibular gland

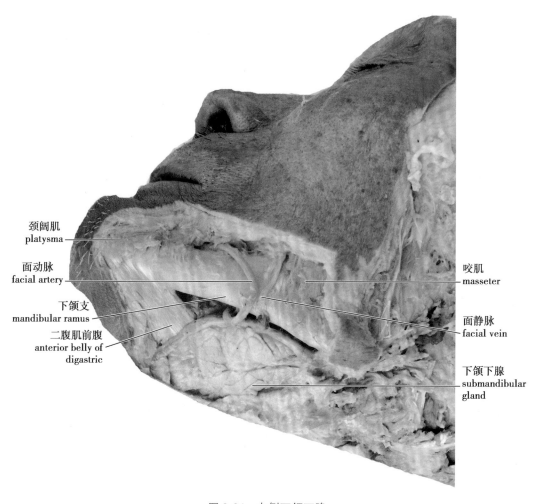

颈阔肌
platysma

面动脉
facial artery

下颌支
mandibular ramus

二腹肌前腹
anterior belly of
digastric

咬肌
masseter

面静脉
facial vein

下颌下腺
submandibular
gland

图 3-64　左侧下颌下腺
Fig.3-64　Left submandibular gland

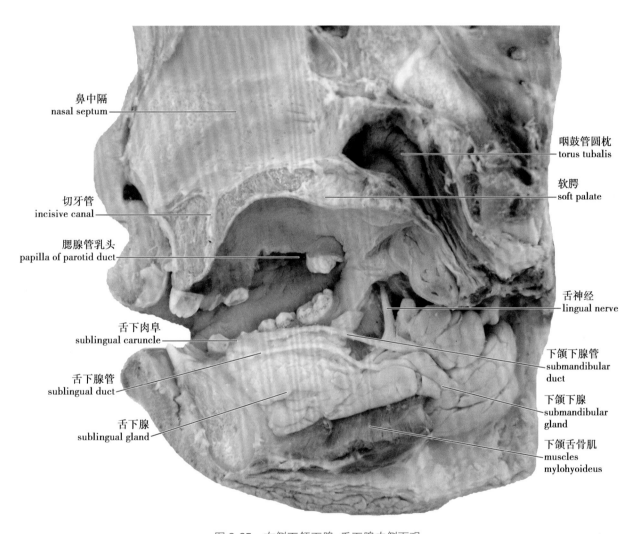

鼻中隔
nasal septum

切牙管
incisive canal

腮腺管乳头
papilla of parotid duct

舌下肉阜
sublingual caruncle

舌下腺管
sublingual duct

舌下腺
sublingual gland

咽鼓管圆枕
torus tubalis

软腭
soft palate

舌神经
lingual nerve

下颌下腺管
submandibular duct

下颌下腺
submandibular gland

下颌舌骨肌
muscles mylohyoideus

图 3-65　右侧下颌下腺、舌下腺内侧面观

Fig.3-65　Inner view of right submandibular gland and sublingual gland

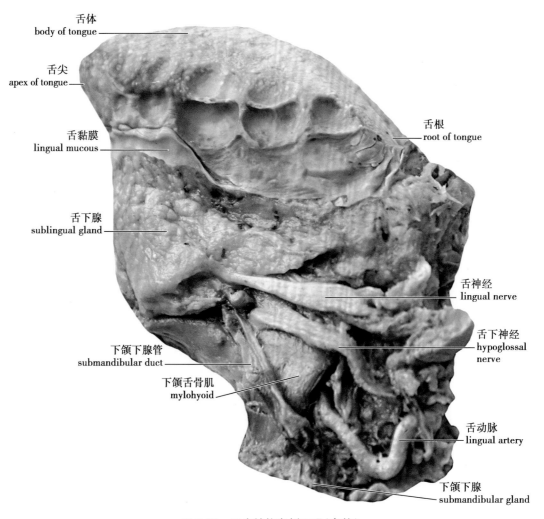

舌体
body of tongue

舌尖
apex of tongue

舌黏膜
lingual mucous

舌下腺
sublingual gland

下颌下腺管
submandibular duct

下颌舌骨肌
mylohyoid

舌根
root of tongue

舌神经
lingual nerve

舌下神经
hypoglossal nerve

舌动脉
lingual artery

下颌下腺
submandibular gland

图 3-66　舌底结构左侧面观（离体）
Fig.3-66　Left view of the tongue base（ex vivo）

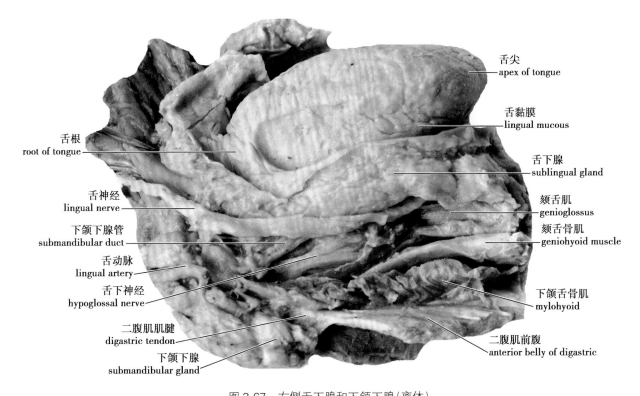

舌尖
apex of tongue

舌黏膜
lingual mucous

舌根
root of tongue

舌下腺
sublingual gland

舌神经
lingual nerve

颏舌肌
genioglossus

下颌下腺管
submandibular duct

颏舌骨肌
geniohyoid muscle

舌动脉
lingual artery

舌下神经
hypoglossal nerve

下颌舌骨肌
mylohyoid

二腹肌肌腱
digastric tendon

二腹肌前腹
anterior belly of digastric

下颌下腺
submandibular gland

图 3-67　右侧舌下腺和下颌下腺（离体）

Fig.3-67　Right sublingual gland and submandibular gland（ex vivo）

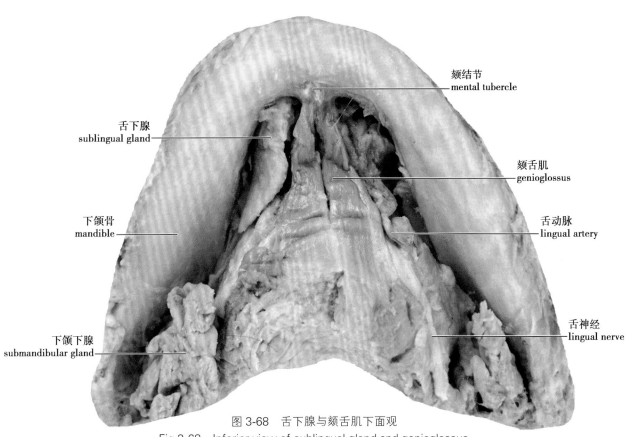

颏结节
mental tubercle

舌下腺
sublingual gland

颏舌肌
genioglossus

下颌骨
mandible

舌动脉
lingual artery

下颌下腺
submandibular gland

舌神经
lingual nerve

图 3-68　舌下腺与颏舌肌下面观

Fig.3-68　Inferior view of sublingual gland and genioglossus

177

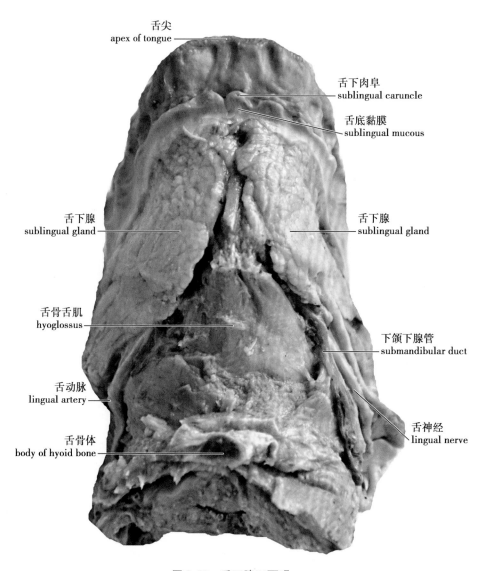

舌尖
apex of tongue

舌下肉阜
sublingual caruncle

舌底黏膜
sublingual mucous

舌下腺
sublingual gland

舌下腺
sublingual gland

舌骨舌肌
hyoglossus

下颌下腺管
submandibular duct

舌动脉
lingual artery

舌神经
lingual nerve

舌骨体
body of hyoid bone

图 3-69 舌下腺下面观
Fig.3-69 Inferior view of sublingual gland

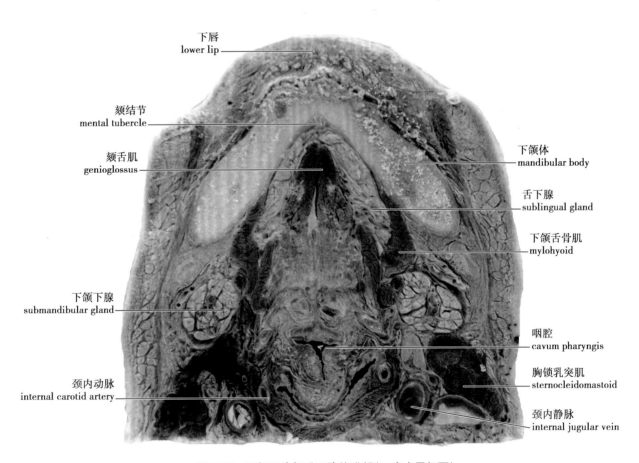

下唇
lower lip

颏结节
mental tubercle

颏舌肌
genioglossus

下颌下腺
submandibular gland

颈内动脉
internal carotid artery

下颌体
mandibular body

舌下腺
sublingual gland

下颌舌骨肌
mylohyoid

咽腔
cavum pharyngis

胸锁乳突肌
sternocleidomastoid

颈内静脉
internal jugular vein

图 3-70 下颌下腺与舌下腺的毗邻（口底水平切面）

Fig.3-70 Adjoin of submandibular gland and sublingual gland
（section through the mouth floor）

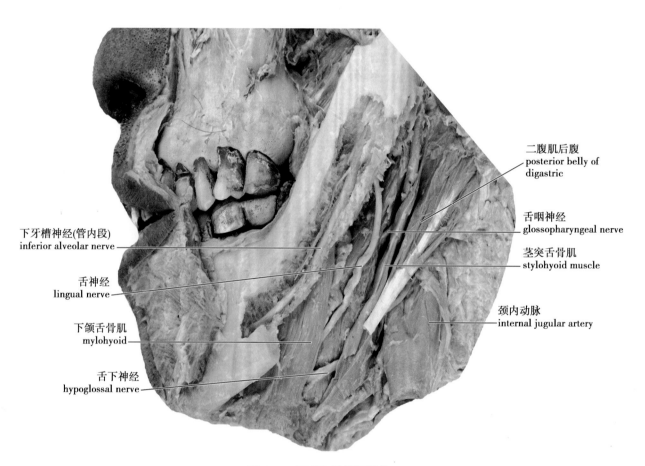

二腹肌后腹
posterior belly of
digastric

舌咽神经
glossopharyngeal nerve

茎突舌骨肌
stylohyoid muscle

颈内动脉
internal jugular artery

下牙槽神经(管内段)
inferior alveolar nerve

舌神经
lingual nerve

下颌舌骨肌
mylohyoid

舌下神经
hypoglossal nerve

图 3-71　下颌下腺深面结构
Fig.3-71　Deep structure of submandibular gland

第五节　口 底 肌 群

口底肌位于舌骨上区,介于下颌骨和舌骨之间。

1. 二腹肌　二腹肌由两个肌腹和连接两腹的中间腱构成。后腹起自颞骨乳突内面,由面神经支配。前腹起自下颌骨的二腹肌窝,由下颌神经的下颌舌骨肌神经支配。该肌收缩可降下颌骨或上提舌骨。

2. 茎突舌骨肌　起自茎突的后外侧份,向前下行于二腹肌前腹的前方,止于舌骨大角和舌骨体,受面神经支配。此肌收缩将舌骨引向上后方。

3. 下颌舌骨肌　位于二腹肌前腹的深面,与对侧的同名肌共同形成口腔的肌性底,即口底或口膈。起自下颌骨的下颌舌骨肌线,后部肌纤维行向下内止于舌骨体,中份和前份纤维止于由下颌骨颏联合至舌骨的正中纤维缝。此肌的上方有颏舌骨肌和舌下腺,此肌的下方有下颌下腺,受下颌神经的下颌舌骨肌神经支配。开始吞咽时此肌可使口底上升,也能上提舌骨或下降下颌骨。

4. 颏舌骨肌　此肌为窄长小肌,位于下颌舌骨肌的上方,中线两侧,起于下颌骨的颏棘,止于舌骨体,受舌下神经支配。此肌收缩可将舌骨拉向上前方,当舌骨固定时,能使下颌骨下降(图3-72~图3-82)。

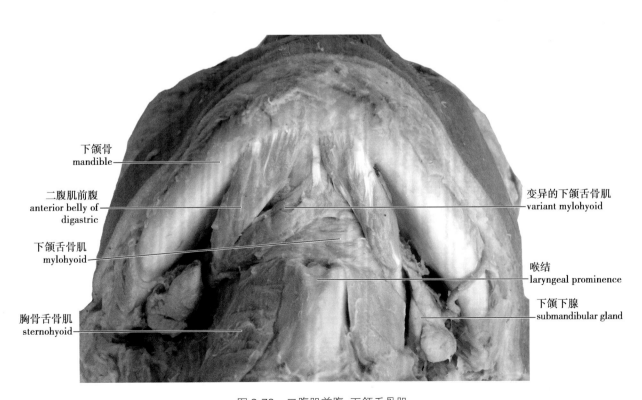

图3-72　二腹肌前腹、下颌舌骨肌
Fig.3-72　Anterior belly of digastric and mylohyoid

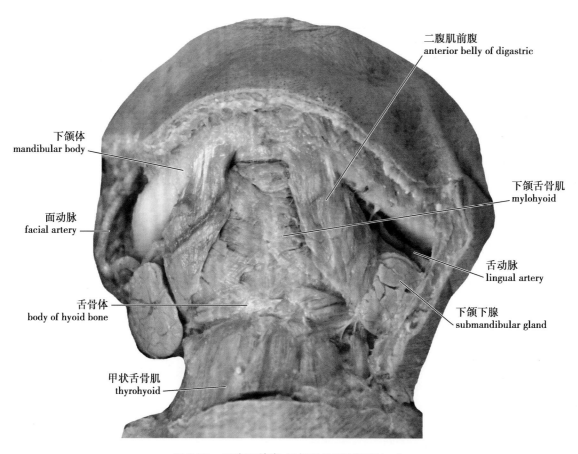

图 3-73　二腹肌前腹、下颌舌骨肌下面观（一）

Fig.3-73　Inferior view of anterior belly of digastric and mylohyoid（1）

二腹肌前腹
anterior belly of digastric

下颌体
mandibular body

面动脉
facial artery

舌骨体
body of hyoid bone

甲状舌骨肌
thyrohyoid

下颌舌骨肌
mylohyoid

舌动脉
lingual artery

下颌下腺
submandibular gland

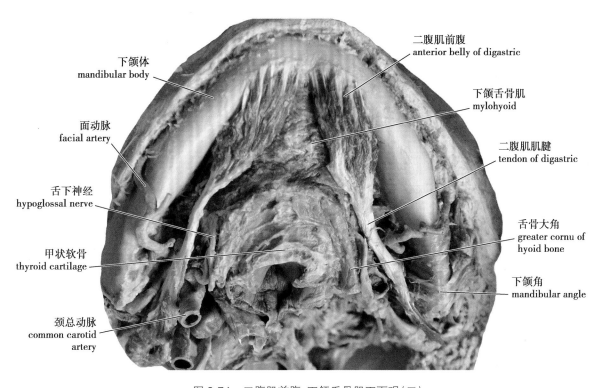

下颌体
mandibular body

面动脉
facial artery

舌下神经
hypoglossal nerve

甲状软骨
thyroid cartilage

颈总动脉
common carotid
artery

二腹肌前腹
anterior belly of digastric

下颌舌骨肌
mylohyoid

二腹肌肌腱
tendon of digastric

舌骨大角
greater cornu of
hyoid bone

下颌角
mandibular angle

图 3-74　二腹肌前腹、下颌舌骨肌下面观（二）
Fig.3-74　Inferior view of anterior belly of digastric and mylohyoid（2）

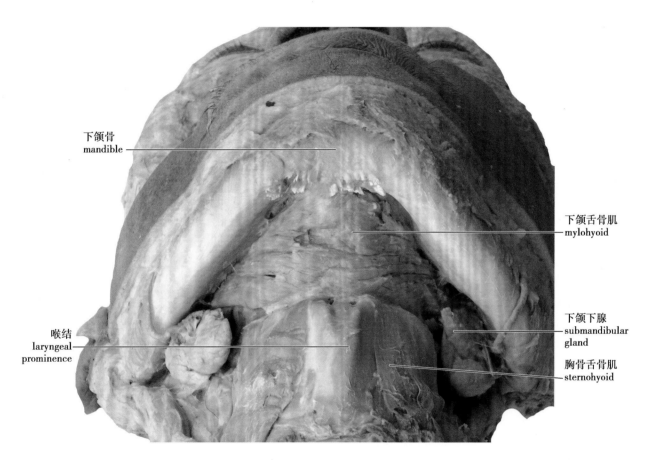

下颌骨
mandible

下颌舌骨肌
mylohyoid

下颌下腺
submandibular
gland

胸骨舌骨肌
sternohyoid

喉结
laryngeal
prominence

图 3-75　下颌舌骨肌下面观（一）
Fig.3-75　Inferior view of mylohyoid（1）

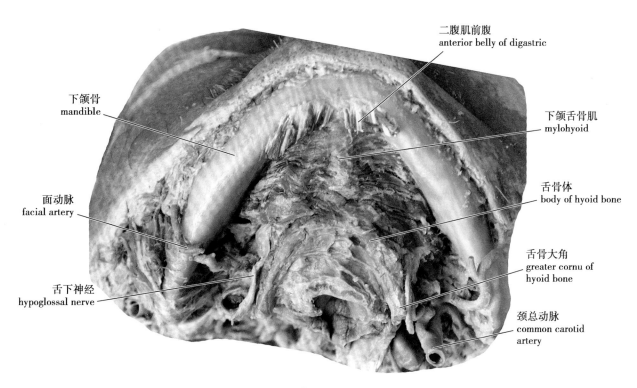

二腹肌前腹
anterior belly of digastric

下颌骨
mandible

下颌舌骨肌
mylohyoid

舌骨体
body of hyoid bone

面动脉
facial artery

舌骨大角
greater cornu of
hyoid bone

舌下神经
hypoglossal nerve

颈总动脉
common carotid
artery

图 3-76　下颌舌骨肌下面观(二)
Fig.3-76　Inferior view of mylohyoid(2)

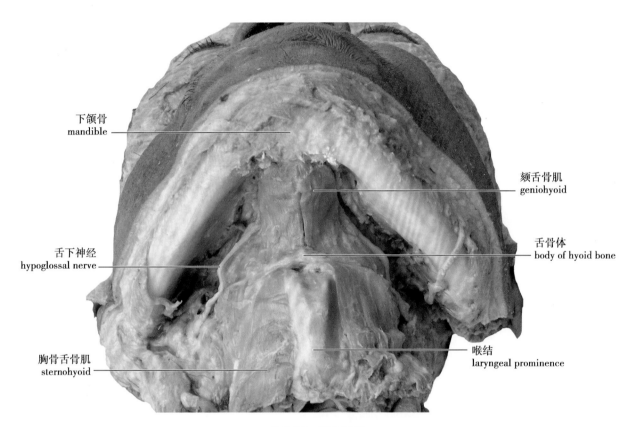

下颌骨
mandible

颏舌骨肌
geniohyoid

舌骨体
body of hyoid bone

舌下神经
hypoglossal nerve

胸骨舌骨肌
sternohyoid

喉结
laryngeal prominence

图 3-77　颏舌骨肌
Fig.3-77　Geniohyoid

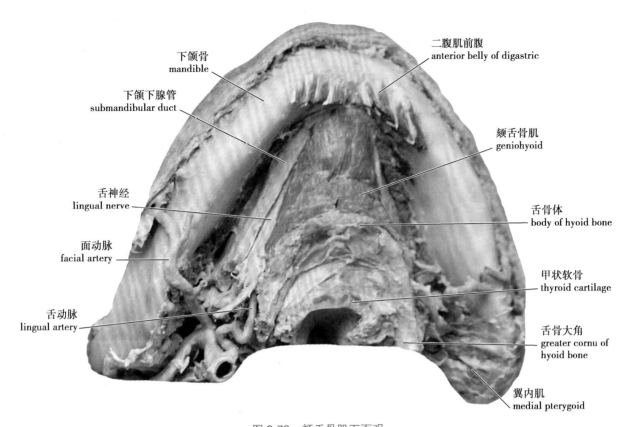

下颌骨
mandible

下颌下腺管
submandibular duct

舌神经
lingual nerve

面动脉
facial artery

舌动脉
lingual artery

二腹肌前腹
anterior belly of digastric

颏舌骨肌
geniohyoid

舌骨体
body of hyoid bone

甲状软骨
thyroid cartilage

舌骨大角
greater cornu of
hyoid bone

翼内肌
medial pterygoid

图 3-78　颏舌骨肌下面观
Fig.3-78　Inferior view of geniohyoid

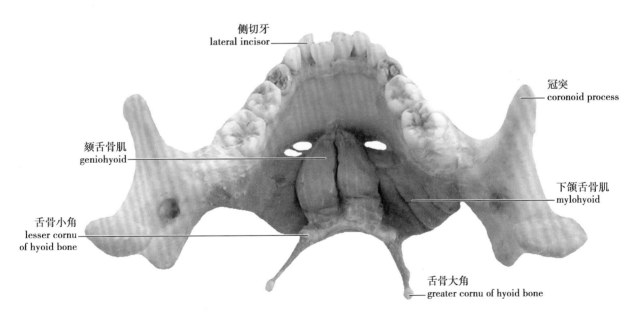

侧切牙
lateral incisor

颏舌骨肌
geniohyoid

舌骨小角
lesser cornu
of hyoid bone

冠突
coronoid process

下颌舌骨肌
mylohyoid

舌骨大角
greater cornu of hyoid bone

图 3-79　颏舌骨肌、下颌舌骨肌上面观
Fig.3-79　Superior view of geniohyoid and mylohyoid

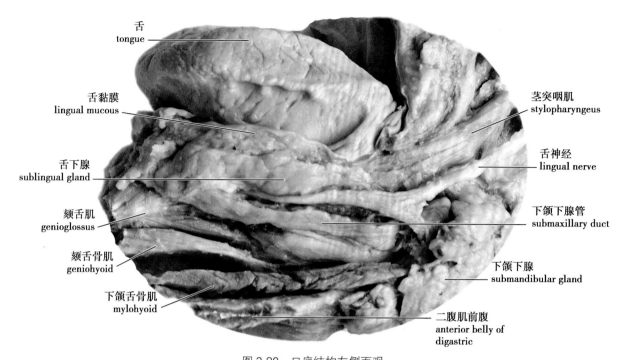

舌
tongue

舌黏膜
lingual mucous

茎突咽肌
stylopharyngeus

舌下腺
sublingual gland

舌神经
lingual nerve

颏舌肌
genioglossus

下颌下腺管
submaxillary duct

颏舌骨肌
geniohyoid

下颌下腺
submandibular gland

下颌舌骨肌
mylohyoid

二腹肌前腹
anterior belly of digastric

图 3-80 口底结构左侧面观
Fig.3-80 Left view of the structure of mouth floor

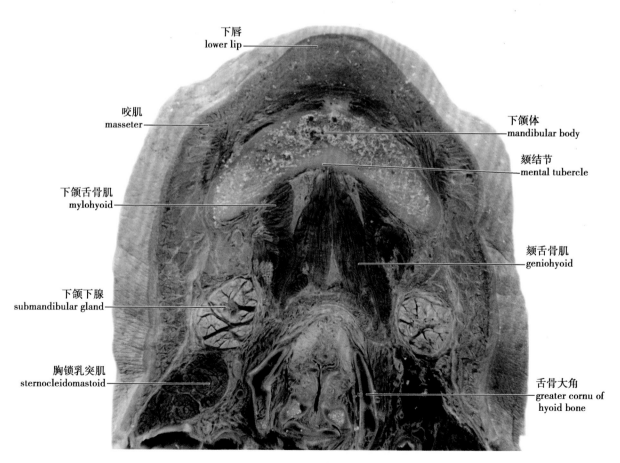

下唇
lower lip

咬肌
masseter

下颌体
mandibular body

颏结节
mental tubercle

下颌舌骨肌
mylohyoid

颏舌骨肌
geniohyoid

下颌下腺
submandibular gland

胸锁乳突肌
sternocleidomastoid

舌骨大角
greater cornu of hyoid bone

图 3-81 口底肌下面观——经舌骨体口底水平切面
Fig.3-81 Inferior view of the muscles of mouth floor
（horizontal section of mouth through hyoid bone body）

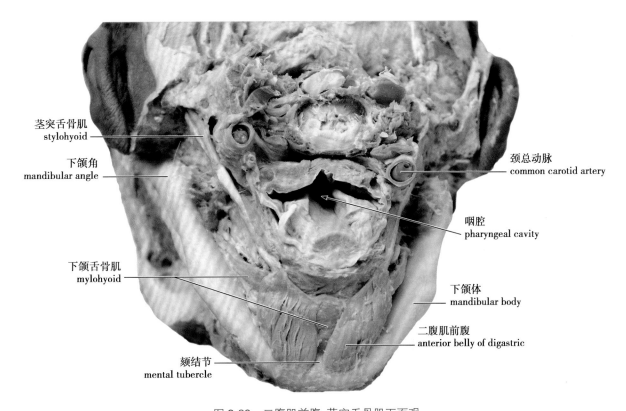

茎突舌骨肌
stylohyoid

下颌角
mandibular angle

下颌舌骨肌
mylohyoid

颏结节
mental tubercle

颈总动脉
common carotid artery

咽腔
pharyngeal cavity

下颌体
mandibular body

二腹肌前腹
anterior belly of digastric

图 3-82 二腹肌前腹、茎突舌骨肌下面观

Fig.3-82 Inferior view of anterior belly of digastric and stylohyoid

【口底肌应用解剖学要点】

　　口底肌均有舌动脉的分支分布。舌动脉在舌骨大角或下颌角平面起自颈外动脉,先向上行再弓形向下,在舌下神经的深面向前行至舌骨大角的上方与舌下神经平行向前而被舌骨舌肌隔开。

　　有 20% 的人舌动脉与面动脉共同于颈外动脉。为防止做舌的手术时大出血,在舌动脉起始处结扎此动脉可能失败,应结扎处远端的舌动脉(可由面动脉继续供给血液)。结扎舌动脉的部位常在舌骨大角上方,舌骨舌肌后缘处。为在该处找到舌动脉,应先将下颌下腺推开,找出舌下神经,然后在此神经的深面找出传入舌骨舌肌后缘的舌动脉,或钝性分开舌骨舌肌,在其深面找出沿舌骨上缘行走的舌动脉。

第六节　下颌后牙区种植应用解剖

在下颌后牙区种植手术中，下牙槽神经是特别需要注意和保护的解剖结构之一。下牙槽神经位于下颌管内，在下颌骨内的走行具有一定的规律。图 3-83~ 图 3-88 按手术步骤显示了下颌后牙区种植体与周围组织的位置关系，需要注意种植体尖部与下颌管之间应该保持至少2mm以上的安全距离。多数情况下，从下颌孔至下颌第一磨牙的位置具有以下特点：①下颌管距下颌骨内板要比外板近，下颌骨内板常构成下颌管的内壁，而下颌管的上、下、外壁往往与骨松质邻接；②下颌管距下颌支前缘要比后缘近；③下颌管距下颌体下缘要比牙槽嵴近。由于下颌管在下颌后牙区的走行偏向舌侧骨板，而且距离下颌骨下缘较近，因此下颌后牙区多数情况下有足够的骨量，一般不需要进行骨扩增就可以容纳适当长度的种植体。

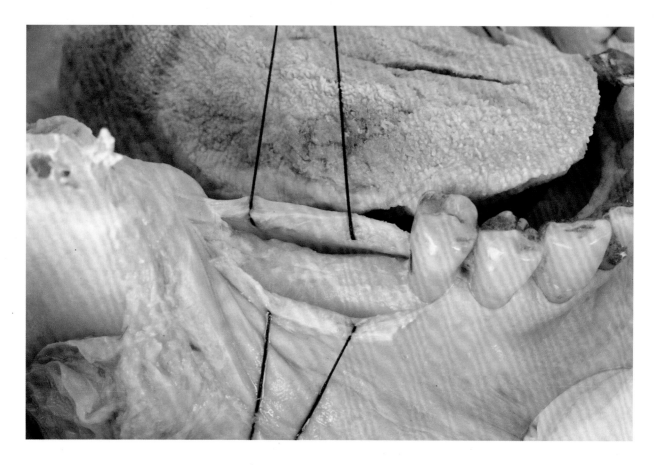

图 3-83　下颌后牙区种植体与周围组织的位置关系（一）

Fig.3-83　Relative position of implant and surrounding tissue in the posterior region（1）

（牙槽嵴顶设计切口，黏膜全层翻瓣）

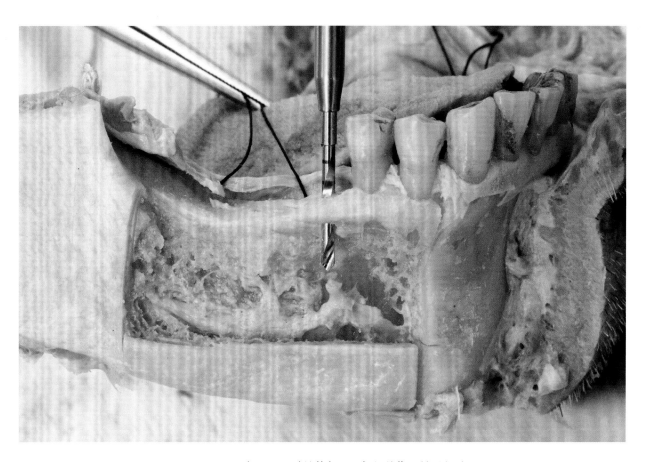

图 3-84　下颌后牙区种植体与周围组织的位置关系（二）

Fig.3-84　Relative position of implant and surrounding tissue in the posterior region（2）

（球钻定位，先锋钻确定方向）

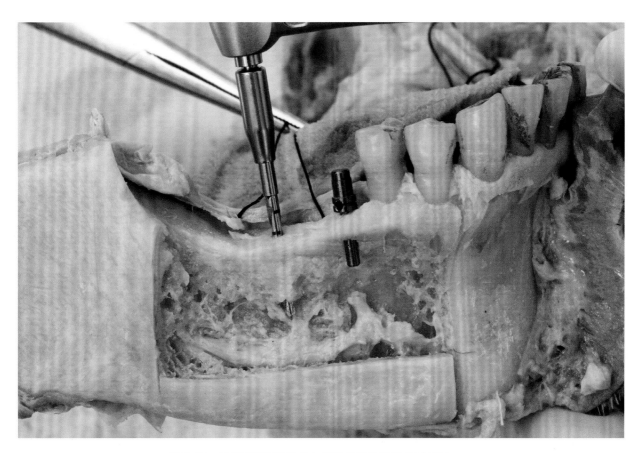

图 3-85　下颌后牙区种植体与周围组织的位置关系（三）

Fig.3-85　Relative position of implant and surrounding tissue in the posterior region（3）

（若植入多颗种植体，可用方向指示杆确保平行度）

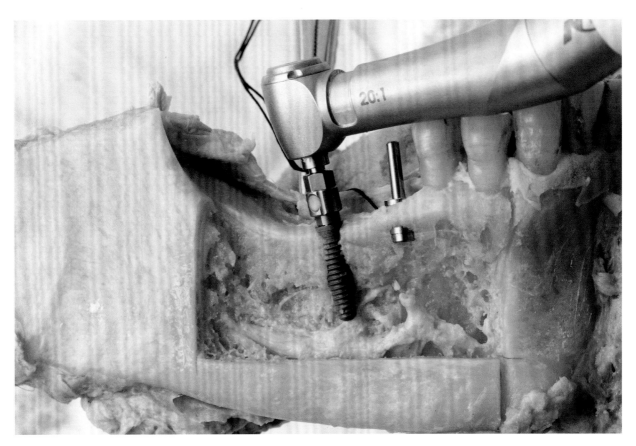

图 3-86 下颌后牙区种植体与周围组织的位置关系（四）

Fig3-86 Relative position of implant and surrounding tissue in the posterior region（4）

（种植体植入方向要考虑牙齿受力方向和平行度，且需兼顾修复体良好的咬合关系）

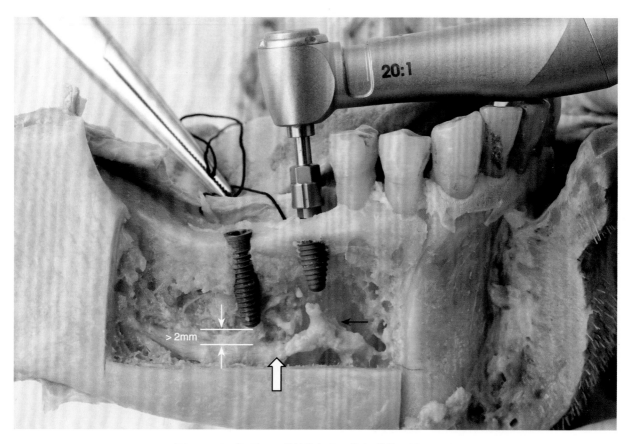

图 3-87 下颌后牙区种植体与周围组织的位置关系（五）

Fig.3-87 Relative position of implant and surrounding tissue in the posterior region（5）

（注意：种植体尖部与下颌神经管应该保持至少 2mm 以上的安全距离，⇧ 示下牙槽神经，← 示颏神经出颏孔处）

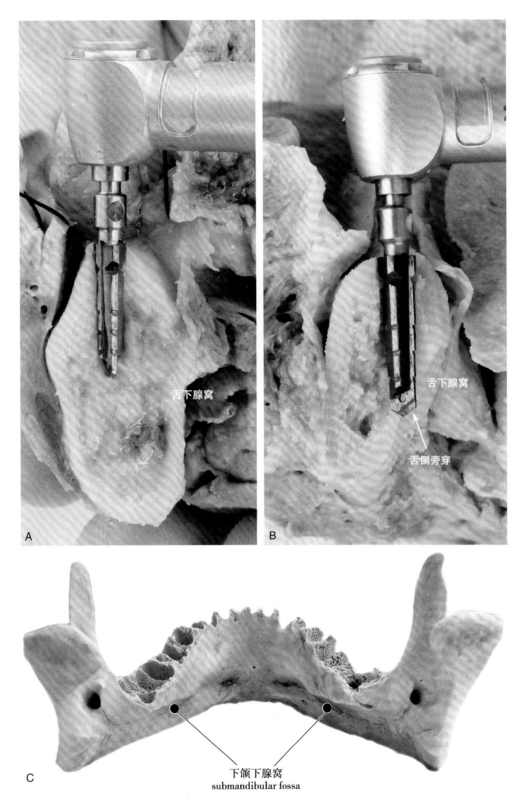

图 3-88　下颌后牙区种植体与周围组织的位置关系（六）

Fig.3-88　Relative position of implant and surrounding tissue in the posterior region（6）

A. 正确植入角度　B. 舌侧旁穿　C. 下颌下腺窝

【下颌下腺窝应用解剖学要点】

下颌下腺窝(图3-89)在下颌磨牙区种植中需要特别注意,避免种植体在下颌舌侧倒凹区(下颌下腺窝)侧穿。有些患者下颌后牙区牙槽骨舌侧的倒凹比较明显,此种情况下植入种植体容易出现舌侧旁穿,损伤骨膜、口底软组织,继而出现血肿,严重者甚至出现窒息。因此需要特别注意此种情况的发生。

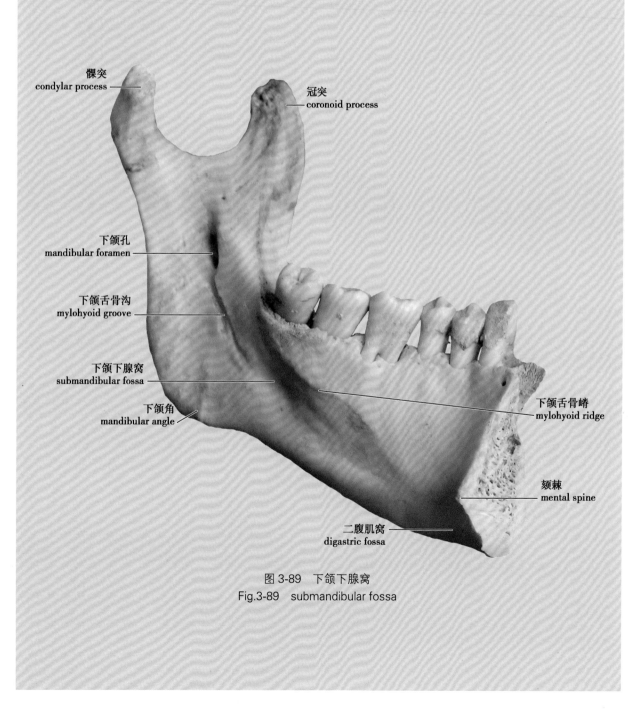

髁突
condylar process

冠突
coronoid process

下颌孔
mandibular foramen

下颌舌骨沟
mylohyoid groove

下颌下腺窝
submandibular fossa

下颌角
mandibular angle

下颌舌骨嵴
mylohyoid ridge

颏棘
mental spine

二腹肌窝
digastric fossa

图3-89 下颌下腺窝
Fig.3-89 submandibular fossa

第七节 All-on-four 种植方案

　　All-on-four 技术采用单颌 4 枚种植体进行牙列缺失的固定修复。该技术一般使用螺丝固位方式,远中的两枚种植体可按照一定角度植入,这样对患者颌骨骨量要求相对降低,可避让上颌窦或者下牙槽神经等重要解剖结构,同时还能减小义齿的远中悬臂和手术创伤。当然,作为一项新技术,其远期治疗效果和成功率还有待进一步观察和确认。

　　图 3-90 显示了 4 枚种植体的植入角度和位置。标本右侧神经祥向后上出颏孔(图 3-91),左侧神经祥向前上出颏孔(图 3-92),可见下颌神经在颏孔区分为两支,一支形成神经祥结构出颏孔,另一小的分支继续在下颌骨内向前走行。方向指示杆显示种植体的植入角度,种植窝洞预备应在颏孔近中,手术中需要注意避开下颌神经管前方的神经祥结构,以避免损伤下颌神经(图 3-93,图 3-94)。

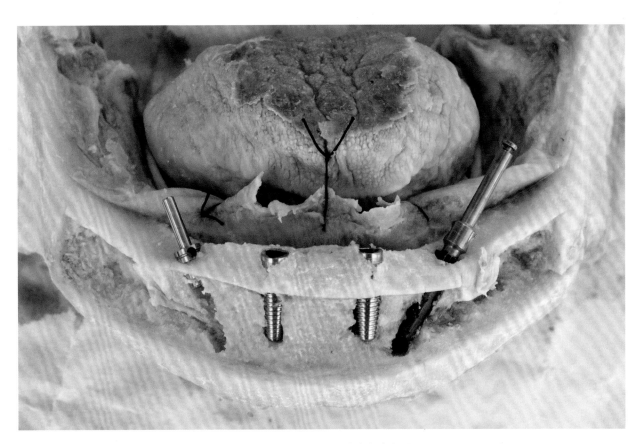

图 3-90 all-on-four 种植方案(一)
(四枚种植体的植入角度和位置)
Fig.3-90 All-on-four implant protocol(1)
(showing insertion angulation and position of four implants)

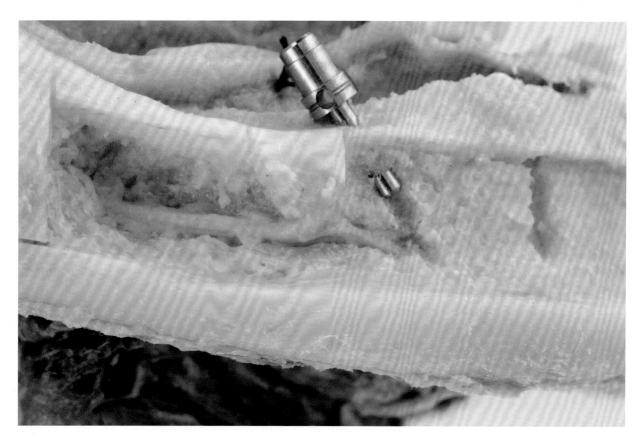

图 3-91　all-on-four 种植方案（二）
（右侧下牙槽神经袢与种植体植入角度）
Fig.3-91　All-on-four implant protocol（2）
（right inferior alveolar nerve and implant insertion angulation）

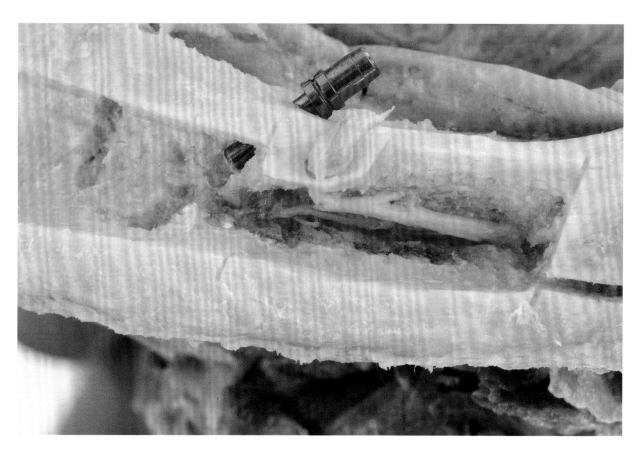

图 3-92　all-on-four 种植方案（三）
（左侧下牙槽神经袢与种植体植入角度）
Fig.3-92　All-on-four implant protocol（3）
（left inferior alveolar nerve and implant insertion angulation）

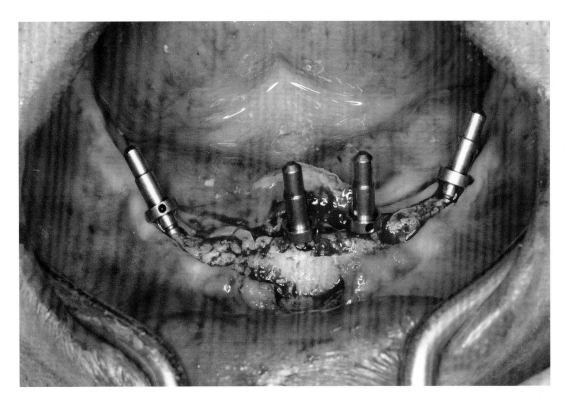

图 3-93　all-on-four 术中照
Fig.3-93　All-on-four surgery

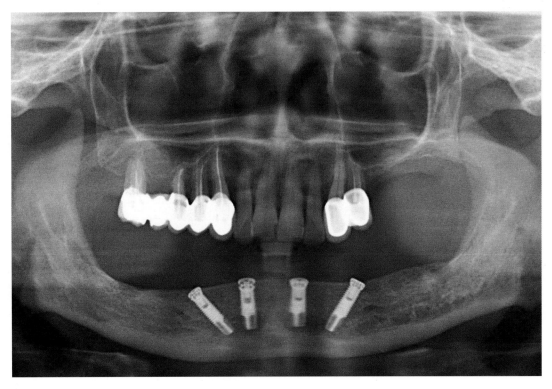

图 3-94　all-on-four 全景片
Fig.3-94　Pantomography of All-on-four

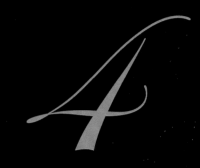

第四章

颅颌面种植解剖

　　重塑因外伤或肿瘤切除的上下颌骨、眼、鼻、耳等器官,不但能改善患者的生理功能,而且给患者精神上带来莫大的宽慰,从而提高其生活质量。临床口腔科医师为此做了大量的工作,既实用又美观的赝复体深受患者欢迎。为了使种植体支持的赝复体能更接近于生理状态,增强稳定性,减少并发症的发生,本章就临床上口腔专业常用赝复体的种植区域和解剖结构用实物图片逐层展示,以供临床医师参考。

第一节　颅颌面部浅层结构

　　颅颌面部浅层结构排列复杂、层次致密,肌肉有环形排列的眼轮匝肌、口轮匝肌,围绕口呈放射状排列的颧大肌、颧小肌、提上唇肌、提上唇鼻翼肌、笑肌、降口角肌、降下唇肌和呈横行的颊肌。血管有纵行的面动脉、内眦动脉、面静脉和颞浅动、静脉,横行的动脉有面横动脉、上唇动脉、下唇动脉。颌面部浅层的神经有呈放射状走行的面神经额支、颧支、下颌缘支、颈支及呈横行的颊支,有纵行走向的三叉神经的眶上神经、滑车上神经和眶下神经等。

　　颅颌面部的筋膜间隙有眶下间隙、咬肌间隙、翼颌间隙、颞间隙、颞下间隙等。

　　颅颌面部常用的骨性标志有鼻额点、眉间、眶缘、颧弓、乳突、下颌角。本节以实物图片从颌面部的左侧面观、颌面部的右侧面观、颌面部的前面观展示颌面部浅层肌肉、血管、神经的起始、走行、分布区域等,选用头部矢状切面的实物图片展示颌面部筋膜间隙(图 4-1~ 图 4-25)。

一、颅颌面部表情肌

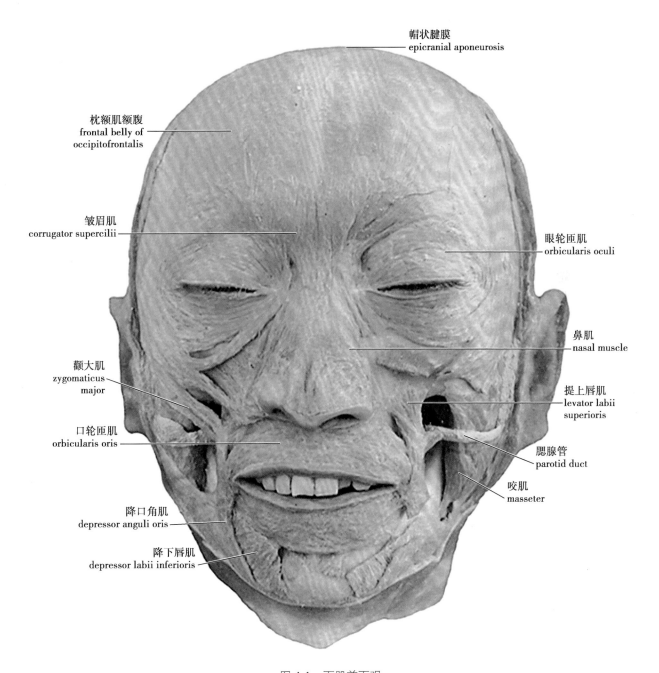

帽状腱膜
epicranial aponeurosis

枕额肌额腹
frontal belly of
occipitofrontalis

皱眉肌
corrugator supercilii

眼轮匝肌
orbicularis oculi

鼻肌
nasal muscle

颧大肌
zygomaticus
major

提上唇肌
levator labii
superioris

口轮匝肌
orbicularis oris

腮腺管
parotid duct

咬肌
masseter

降口角肌
depressor anguli oris

降下唇肌
depressor labii inferioris

图 4-1　面肌前面观

Fig.4-1　Front view of facial muscle

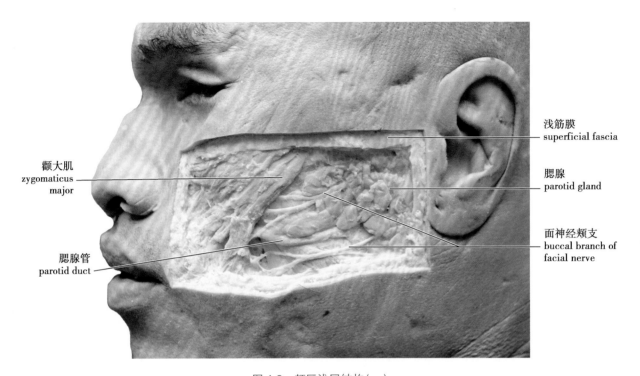

颧大肌
zygomaticus
major

腮腺管
parotid duct

浅筋膜
superficial fascia

腮腺
parotid gland

面神经颊支
buccal branch of
facial nerve

图 4-2 颊区浅层结构（一）

Fig.4-2 Superficial structure of buccal region（1）

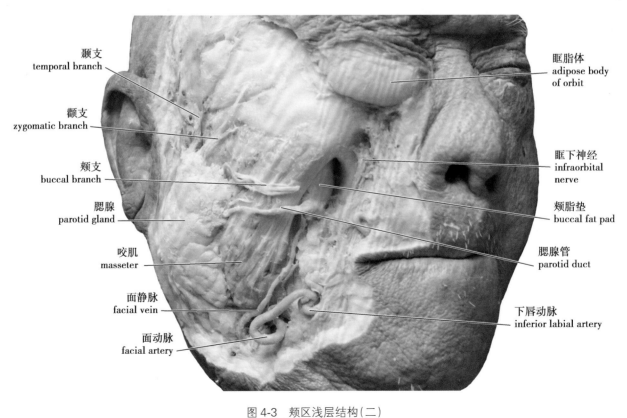

颞支
temporal branch

颧支
zygomatic branch

颊支
buccal branch

腮腺
parotid gland

咬肌
masseter

面静脉
facial vein

面动脉
facial artery

眶脂体
adipose body
of orbit

眶下神经
infraorbital
nerve

颊脂垫
buccal fat pad

腮腺管
parotid duct

下唇动脉
inferior labial artery

图 4-3 颊区浅层结构（二）

Fig.4-3 Superficial structure of buccal region（2）

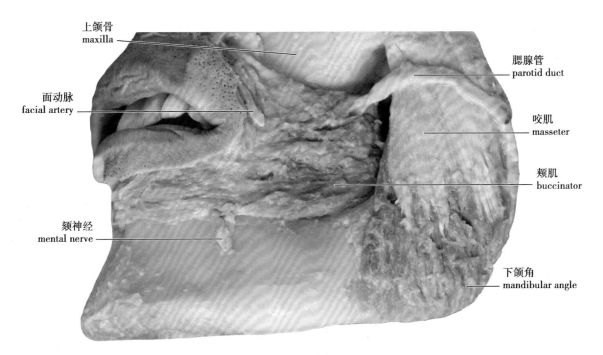

上颌骨
maxilla

面动脉
facial artery

颏神经
mental nerve

腮腺管
parotid duct

咬肌
masseter

颊肌
buccinator

下颌角
mandibular angle

图 4-4　颊肌左侧面观
Fig.4-4　Left view of buccinator

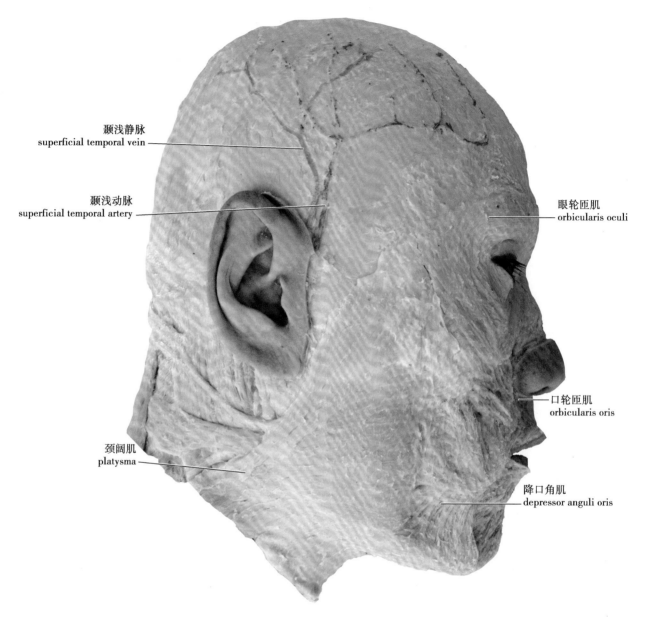

颞浅静脉
superficial temporal vein

颞浅动脉
superficial temporal artery

颈阔肌
platysma

眼轮匝肌
orbicularis oculi

口轮匝肌
orbicularis oris

降口角肌
depressor anguli oris

图 4-5　表情肌右侧面观
Fig.4-5　Right view of mimetic muscle

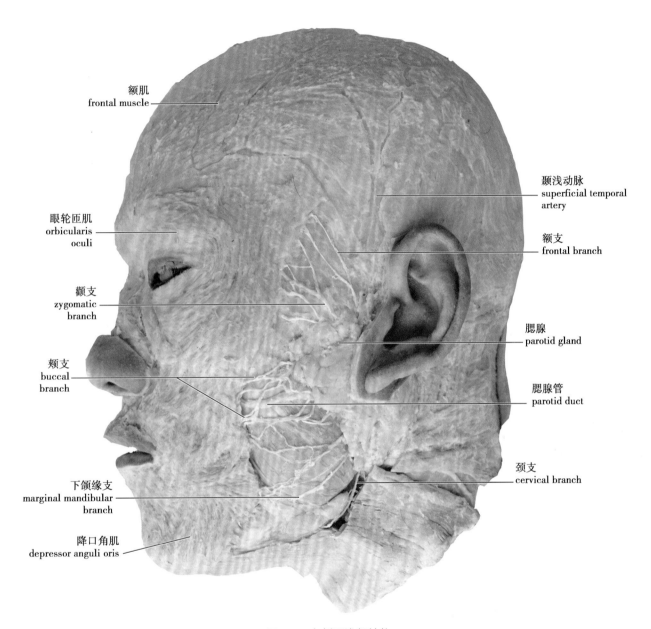

额肌
frontal muscle

眼轮匝肌
orbicularis
oculi

颧支
zygomatic
branch

颊支
buccal
branch

下颌缘支
marginal mandibular
branch

降口角肌
depressor anguli oris

颞浅动脉
superficial temporal
artery

额支
frontal branch

腮腺
parotid gland

腮腺管
parotid duct

颈支
cervical branch

图 4-6　左侧面浅部结构

Fig.4-6　Left view of facial superficial structures

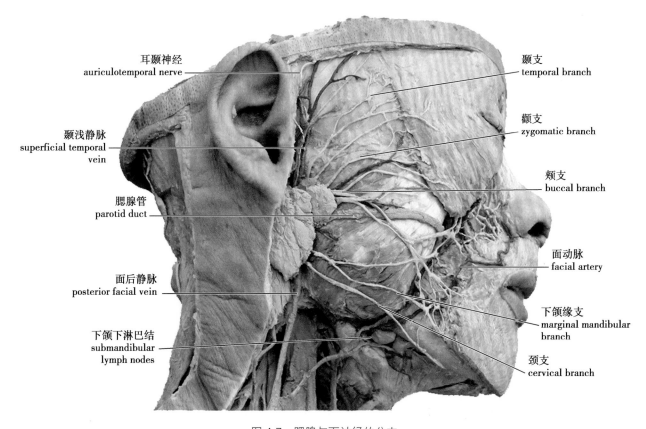

耳颞神经
auriculotemporal nerve

颞支
temporal branch

颞浅静脉
superficial temporal vein

颧支
zygomatic branch

颊支
buccal branch

腮腺管
parotid duct

面动脉
facial artery

面后静脉
posterior facial vein

下颌缘支
marginal mandibular branch

下颌下淋巴结
submandibular lymph nodes

颈支
cervical branch

图 4-7　腮腺与面神经的分支

Fig.4-7　Parotid gland and branches of facial nerve

二、面部动脉

面动脉通常在舌骨大角稍上方起自颈外动脉的前壁。起始后向前内上方进行,至咬肌前缘越过下颌骨底达面部,再斜向内上至内眦处与眼动脉的分支——鼻背动脉吻合。

面动脉在行程中可分为颈部和面部两段(图 4-8~图 4-20)。

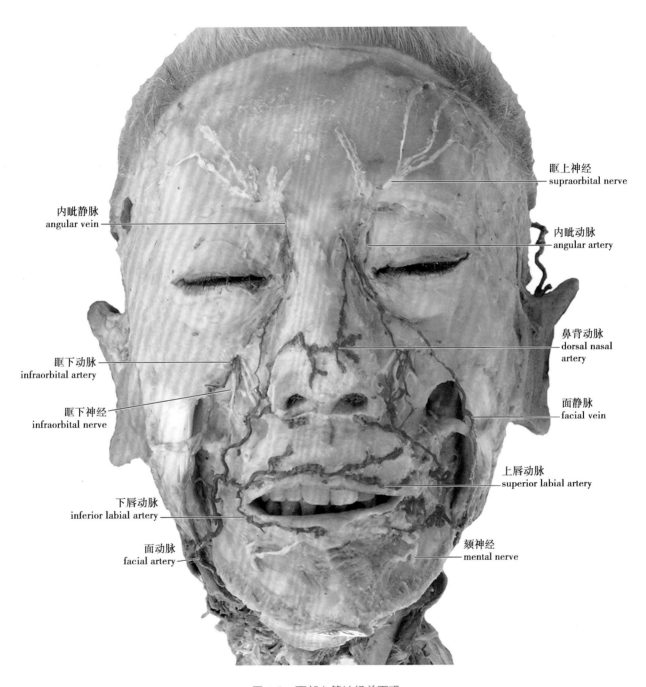

内眦静脉
angular vein

眶上神经
supraorbital nerve

内眦动脉
angular artery

眶下动脉
infraorbital artery

眶下神经
infraorbital nerve

鼻背动脉
dorsal nasal artery

面静脉
facial vein

上唇动脉
superior labial artery

下唇动脉
inferior labial artery

面动脉
facial artery

颏神经
mental nerve

图 4-8　面部血管神经前面观
Fig.4-8　Front view of facial blood vessels and nerves

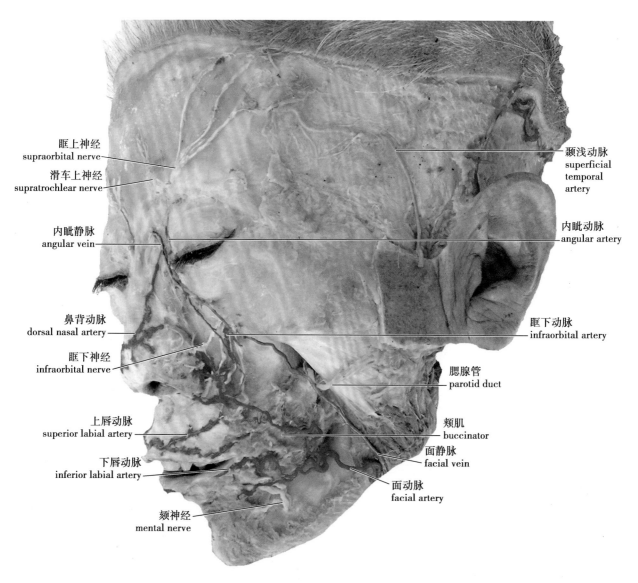

眶上神经
supraorbital nerve

滑车上神经
supratrochlear nerve

内眦静脉
angular vein

鼻背动脉
dorsal nasal artery

眶下神经
infraorbital nerve

上唇动脉
superior labial artery

下唇动脉
inferior labial artery

颏神经
mental nerve

颞浅动脉
superficial temporal artery

内眦动脉
angular artery

眶下动脉
infraorbital artery

腮腺管
parotid duct

颊肌
buccinator

面静脉
facial vein

面动脉
facial artery

图 4-9　面部血管神经左侧面观
Fig.4-9　Left view of facial blood vessels and nerves

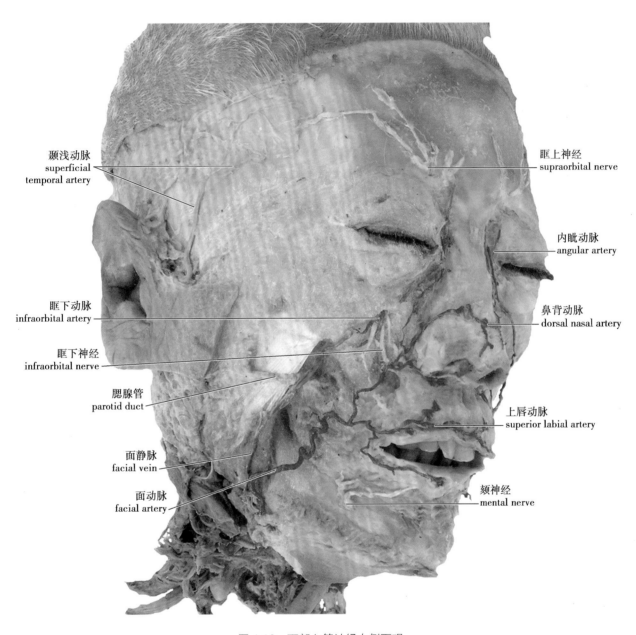

颞浅动脉
superficial
temporal artery

眶上神经
supraorbital nerve

内眦动脉
angular artery

眶下动脉
infraorbital artery

鼻背动脉
dorsal nasal artery

眶下神经
infraorbital nerve

腮腺管
parotid duct

上唇动脉
superior labial artery

面静脉
facial vein

面动脉
facial artery

颏神经
mental nerve

图 4-10　面部血管神经右侧面观
Fig.4-10　Right view of facial blood vessels and nerves

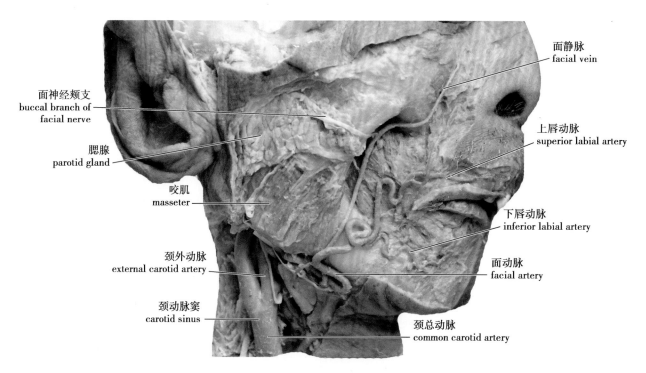

面神经颊支
buccal branch of
facial nerve

腮腺
parotid gland

咬肌
masseter

颈外动脉
external carotid artery

颈动脉窦
carotid sinus

面静脉
facial vein

上唇动脉
superior labial artery

下唇动脉
inferior labial artery

面动脉
facial artery

颈总动脉
common carotid artery

图 4-11　右侧面动脉
Fig.4-11　Right facial artery

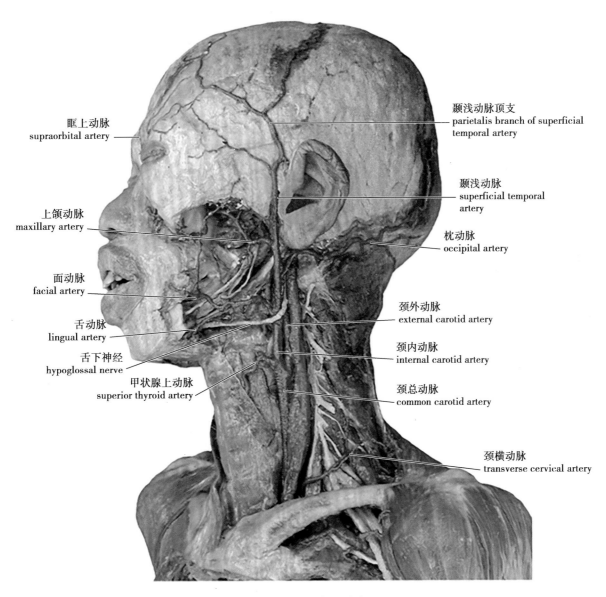

眶上动脉
supraorbital artery

上颌动脉
maxillary artery

面动脉
facial artery

舌动脉
lingual artery

舌下神经
hypoglossal nerve

甲状腺上动脉
superior thyroid artery

颞浅动脉顶支
parietalis branch of superficial temporal artery

颞浅动脉
superficial temporal artery

枕动脉
occipital artery

颈外动脉
external carotid artery

颈内动脉
internal carotid artery

颈总动脉
common carotid artery

颈横动脉
transverse cervical artery

图 4-12　头颈部的动脉
Fig.4-12　Arteries of head and neck

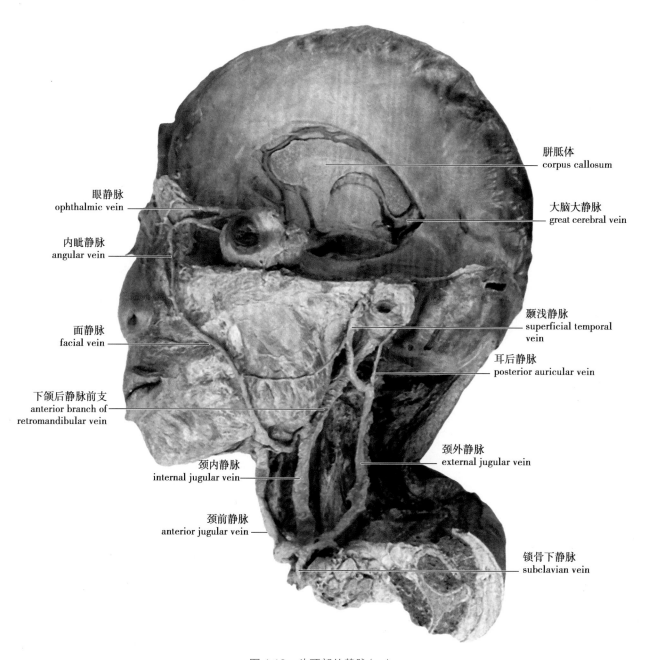

眼静脉
ophthalmic vein

内眦静脉
angular vein

面静脉
facial vein

下颌后静脉前支
anterior branch of
retromandibular vein

颈内静脉
internal jugular vein

颈前静脉
anterior jugular vein

胼胝体
corpus callosum

大脑大静脉
great cerebral vein

颞浅静脉
superficial temporal
vein

耳后静脉
posterior auricular vein

颈外静脉
external jugular vein

锁骨下静脉
subclavian vein

图 4-13 头颈部的静脉（一）
Fig.4-13 Veins of head and neck（1）

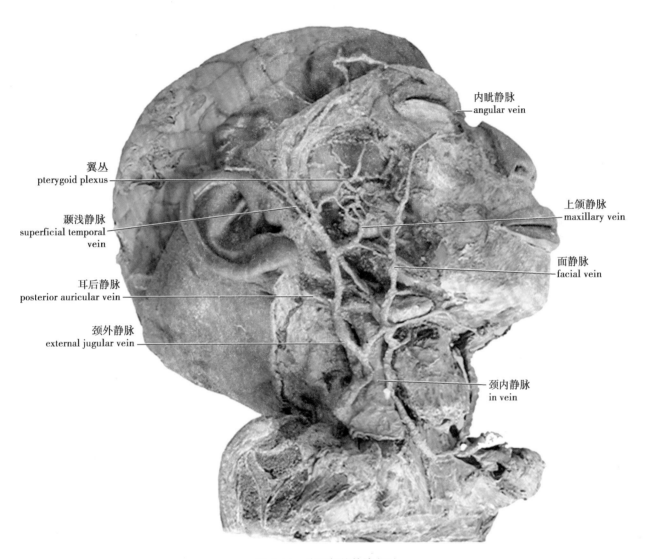

内眦静脉
angular vein

翼丛
pterygoid plexus

颞浅静脉
superficial temporal
vein

耳后静脉
posterior auricular vein

颈外静脉
external jugular vein

上颌静脉
maxillary vein

面静脉
facial vein

颈内静脉
in vein

图 4-14　头颈部的静脉（二）
Fig.4-14　Veins of head and neck（2）

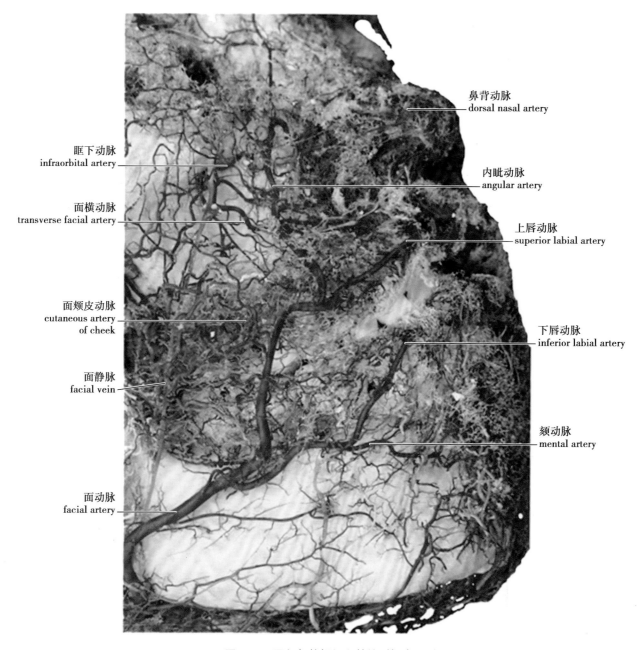

眶下动脉
infraorbital artery

面横动脉
transverse facial artery

面颊皮动脉
cutaneous artery
of cheek

面静脉
facial vein

面动脉
facial artery

鼻背动脉
dorsal nasal artery

内眦动脉
angular artery

上唇动脉
superior labial artery

下唇动脉
inferior labial artery

颏动脉
mental artery

图 4-15　面颊部软组织血管铸型标本
Fig.4-15　Blood vessel casting of facial-buccal soft tissue

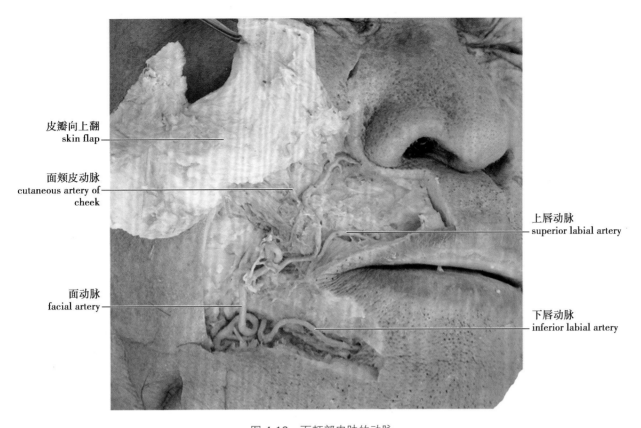

图 4-16　面颊部皮肤的动脉

Fig.4-16　Arteries of facial-buccal skin

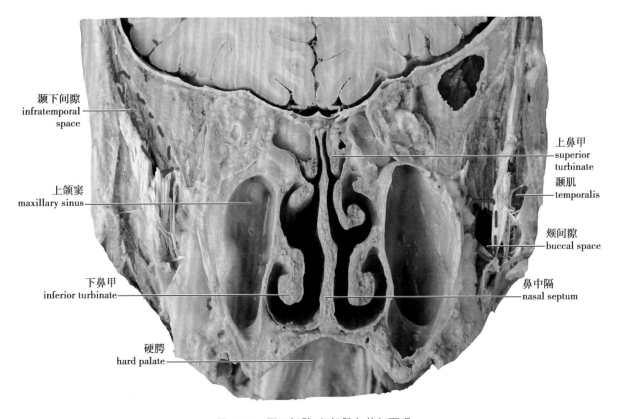

图 4-17　颞下间隙、颊间隙矢状切面观

Fig.4-17　Sagittal view of infratemporal space and buccal space

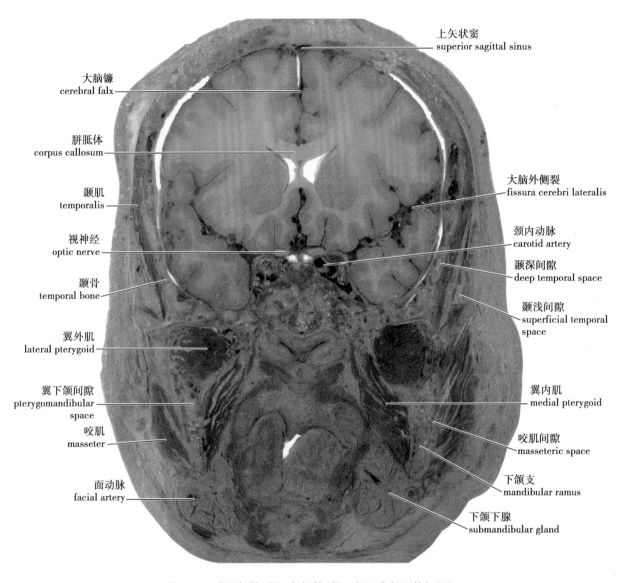

图 4-18　咬肌间隙、翼下颌间隙（经下颌支中部冠状切面）

Fig.4-18　Masseteric space and pterygomandibular space（coronal section through mandibular ramus）

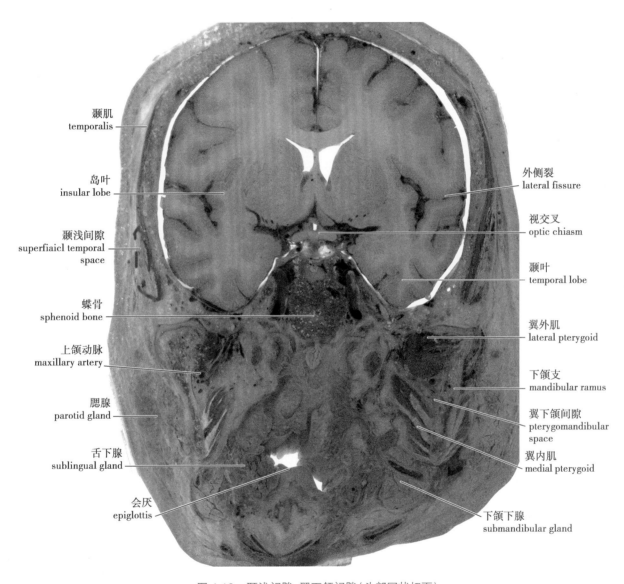

颞肌
temporalis

岛叶
insular lobe

颞浅间隙
superfiaicl temporal
space

蝶骨
sphenoid bone

上颌动脉
maxillary artery

腮腺
parotid gland

舌下腺
sublingual gland

会厌
epiglottis

外侧裂
lateral fissure

视交叉
optic chiasm

颞叶
temporal lobe

翼外肌
lateral pterygoid

下颌支
mandibular ramus

翼下颌间隙
pterygomandibular
space

翼内肌
medial pterygoid

下颌下腺
submandibular gland

图 4-19　颞浅间隙、翼下颌间隙(头部冠状切面)
Fig.4-19　Superficial temporal space and pterygomandibular space(coronal section of head)

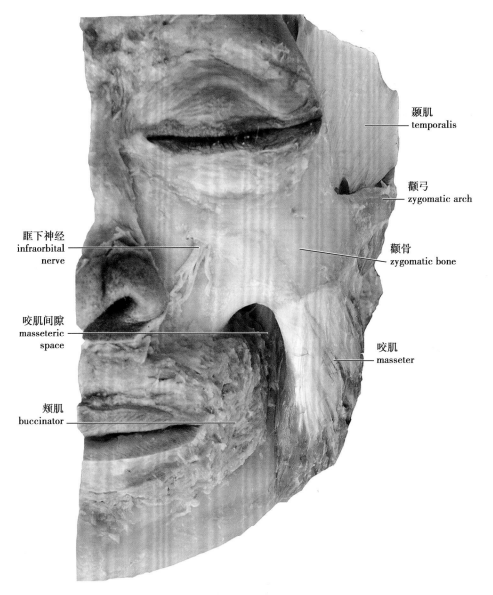

颞肌
temporalis

颧弓
zygomatic arch

颧骨
zygomatic bone

眶下神经
infraorbital
nerve

咬肌间隙
masseteric
space

颊肌
buccinator

咬肌
masseter

图 4-20 左侧咬肌间隙前面观
Fig.4-20 Front view of left masseteric space

1. 面动脉颈部 面动脉颈部指面动脉自颈外动脉前壁发出至咬肌前缘的两段。该段初呈迂曲向上，继而水平向前，并被二腹肌后腹、茎突舌骨肌和舌下神经覆盖，再沿咽中缩肌和茎突舌肌表面前行。在此经过中，面动脉穿过下颌下腺实质或经下颌下腺外侧面的沟内。其分支是：

（1）腭升动脉：起自面动脉根部，向上经过茎突舌肌与茎突咽肌之间，沿咽上缩肌与翼内肌之间达颅底。

（2）扁桃体动脉：常与腭升动脉共干起于面动脉，沿咽侧壁上升，经茎突舌肌和翼内肌之间至该肌上缘，穿过咽上缩肌至腭扁桃体及舌根。

（3）腺支：有 3~4 支发至下颌下腺、附近诸肌及淋巴结等。

（4）颏下动脉：是面动脉颈部最大的分支，由面动脉跨过下颌骨之前分出，位于下颌骨下缘内上 5mm，沿下颌舌骨肌表面前进至颏部，分布于唇及颏部诸肌和皮肤。

2. 面动脉面部 自咬肌前缘越下颌骨底至面部,斜向内经颈阔肌、笑肌和颧肌的深面,颊肌和提上唇肌表面。其终末至上唇方肌内眦头的纤维间,位于面前静脉的前方。其分支是:

(1)下唇动脉:近口角处发出,斜向前上,经降口角肌深面,至口轮匝肌的实质内,至下唇腺、黏膜和下唇诸肌。

(2)上唇动脉:较下唇动脉粗和迂曲明显,位于口唇黏膜和口轮匝肌之间,除营养上唇外,还发出隔支和翼支。

(3)鼻外侧动脉:分布于鼻背和鼻翼。

(4)内眦动脉:是面动脉的终支,与眼动脉和鼻背动脉相吻合。

三、颊脂垫

颊脂垫是覆盖颊肌外面的颊咽筋膜与下颌支和咬肌内侧面之间腔隙(颊脂垫窝)的脂肪团块。其可经颧弓下方,颧骨后内方向上达颞窝(颞肌浅面)。颊脂垫填充于此,可使面颊部外观显得丰满,尤以婴儿时期比较发达。颊脂垫有协助颊肌进行吸吮活动的作用。在颊脂垫的外面还有附着于真皮内的骨骼肌,如颈阔肌、颧肌和笑肌等(图 4-21~ 图 4-25)。

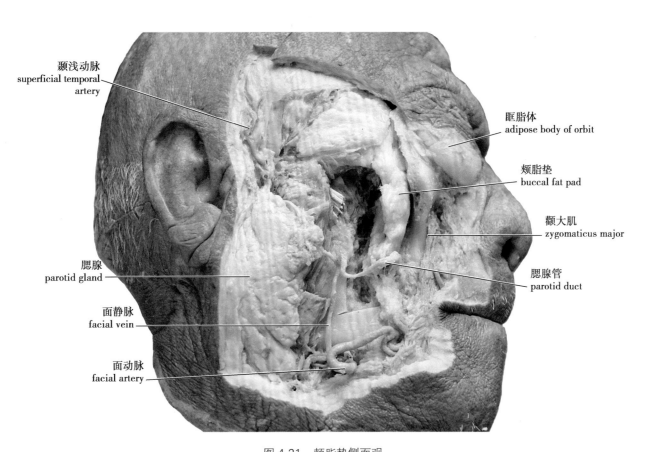

图 4-21 颊脂垫侧面观
Fig.4-21 Lateral view of buccal fat pad

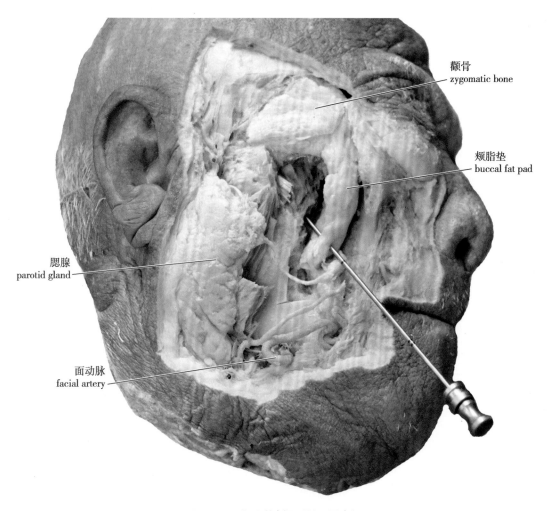

颧骨
zygomatic bone

颊脂垫
buccal fat pad

腮腺
parotid gland

面动脉
facial artery

图 4-22　颊脂垫侧面观（示厚度）

Fig.4-22　Lateral view of buccal fat pad（show the thickness）

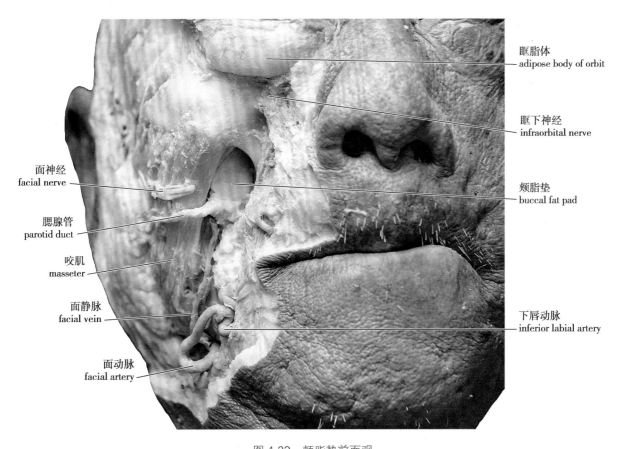

眶脂体
adipose body of orbit

眶下神经
infraorbital nerve

面神经
facial nerve

腮腺管
parotid duct

咬肌
masseter

面静脉
facial vein

面动脉
facial artery

颊脂垫
buccal fat pad

下唇动脉
inferior labial artery

图 4-23　颊脂垫前面观
Fig.4-23　Anterior view of buccal fat pad

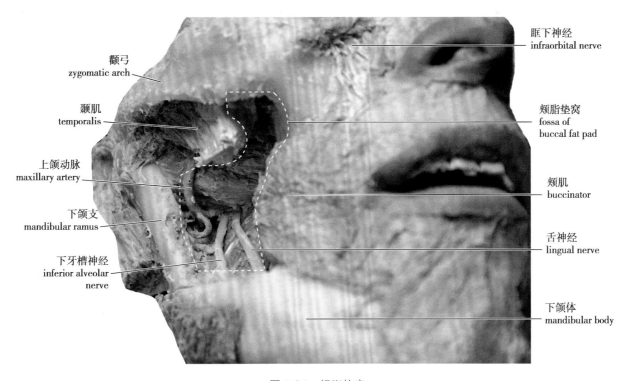

眶下神经
infraorbital nerve

颧弓
zygomatic arch

颞肌
temporalis

上颌动脉
maxillary artery

下颌支
mandibular ramus

下牙槽神经
inferior alveolar nerve

颊脂垫窝
fossa of
buccal fat pad

颊肌
buccinator

舌神经
lingual nerve

下颌体
mandibular body

图 4-24　颊脂垫窝
Fig.4-24　Fossa of buccal fat pad

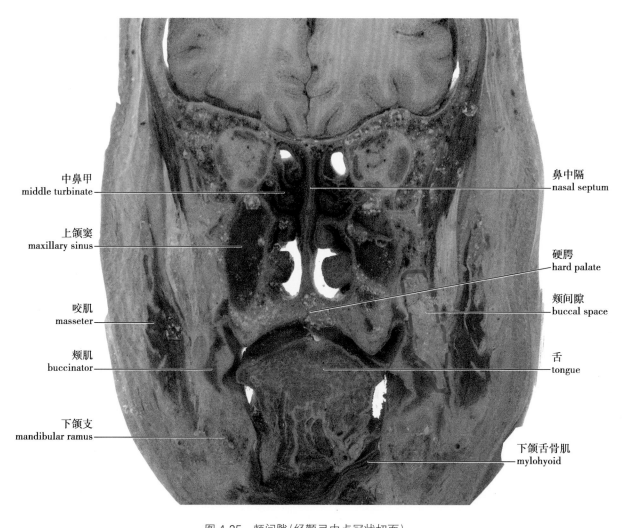

中鼻甲
middle turbinate

鼻中隔
nasal septum

上颌窦
maxillary sinus

硬腭
hard palate

颊间隙
buccal space

咬肌
masseter

颊肌
buccinator

舌
tongue

下颌支
mandibular ramus

下颌舌骨肌
mylohyoid

图 4-25　颊间隙（经颧弓中点冠状切面）

Fig.4-25　Buccal space（coronal section through midpoint of zygomatic arch）

【面静脉、面动脉应用解剖学要点】

面静脉起自内眦静脉，与面动脉伴行，至下颌角下方与面后静脉前支汇合成面总静脉后注入颈内静脉。面静脉收集面前部软组织的静脉血。

面静脉的特点是缺少静脉瓣，其管内只有5.7%出现静脉瓣膜。面静脉通过内眦静脉的眼上静脉、眼下静脉与颅内海绵窦交通，还可以通过面深静脉、翼静脉丛（位于颞下间隙内，翼外肌表面）向上经卵圆孔和破裂孔内的导血管与海绵窦相通。

面动脉经口角外上方发出上唇动脉后，由其后壁向上发出1支至颊部的皮动脉，该皮动脉的出现率为86.7%，皮动脉起始处的外径为0.98mm，可游离的长度达15.0mm。面颊部皮动脉起点处的投影位于横线（两侧口角连线的延长线）上方者为76%，与横线垂直距离为6.5mm，面颊部皮动脉起点处的体表投影点均位于垂线（眶上孔和颏孔间的连线）外侧，与垂线的水平距离为26.4mm。

第二节　颧区种植解剖

颧区位于面部外侧，眶的外下方，以颧骨所在区域为中心。颧骨近似菱形，其解剖结构可分为一个体部、三个突起，其中体部又由三面构成。颊面朝向前外侧，表面隆突，靠近眶缘处有颧面孔（常为1~2个，偶有缺如），有颧神经的颧面支通过，分布于颧面部的皮肤。颞面向后内侧，骨面凹陷，参与构成颞窝的前壁和颞下窝的外侧壁。眶面参与构成眶底的前外侧部及眶外侧壁。三个突起分别为上颌突、额蝶突和颞突。其中，上颌突较为宽大，与上颌骨的颧突相连，形成颧上颌缝，参与构成眶底的一部分。颧种植体通过上颌骨颧突穿入与其相连的颧骨上颌突，最终到达颧骨的体部。颧种植体是利用颧骨作为义齿支持，适用于上颌骨支持力不足或无支持的修复体，为义齿提供咬合力传导。其手术入路较为复杂，因此需要详细而且多角度的标本展示，本节选用实物标本及临床图片展示颧种植体植入通路，为颧种植提供形态学资料（图4-26~图4-32）。

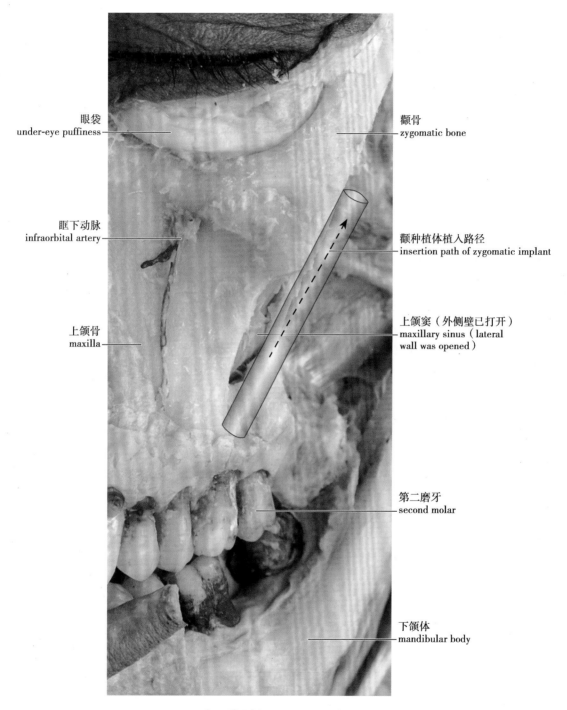

眼袋
under-eye puffiness

颧骨
zygomatic bone

眶下动脉
infraorbital artery

颧种植体植入路径
insertion path of zygomatic implant

上颌窦（外侧壁已打开）
maxillary sinus（lateral wall was opened）

上颌骨
maxilla

第二磨牙
second molar

下颌体
mandibular body

图 4-26　颧区前外侧面观及手术入路，颧弓已去除
Fig.4-26　Anterolateral view of the zygomatic area and surgical access，zygomatic arch was removed

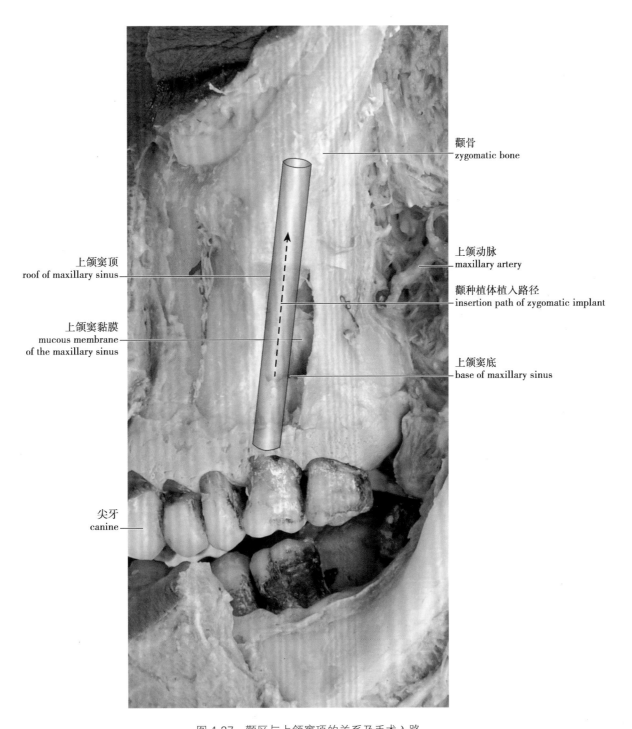

颧骨
zygomatic bone

上颌动脉
maxillary artery

颧种植体植入路径
insertion path of zygomatic implant

上颌窦顶
roof of maxillary sinus

上颌窦黏膜
mucous membrane
of the maxillary sinus

上颌窦底
base of maxillary sinus

尖牙
canine

图 4-27 颧区与上颌窦顶的关系及手术入路

Fig.4-27 Zygomatic area, the roof of the maxillary sinus and surgical access

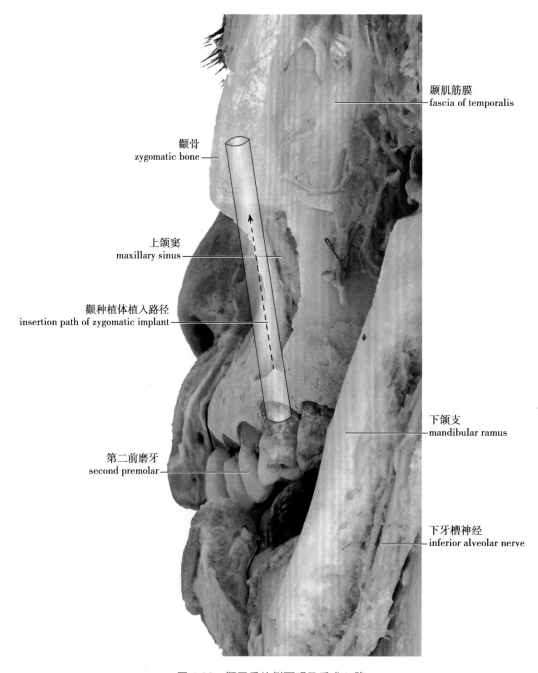

颞肌筋膜
fascia of temporalis

颧骨
zygomatic bone

上颌窦
maxillary sinus

颧种植体植入路径
insertion path of zygomatic implant

第二前磨牙
second premolar

下颌支
mandibular ramus

下牙槽神经
inferior alveolar nerve

图 4-28　颧区后外侧面观及手术入路
Fig.4-28　Posteolateral view of the zygomatic area and surgical access

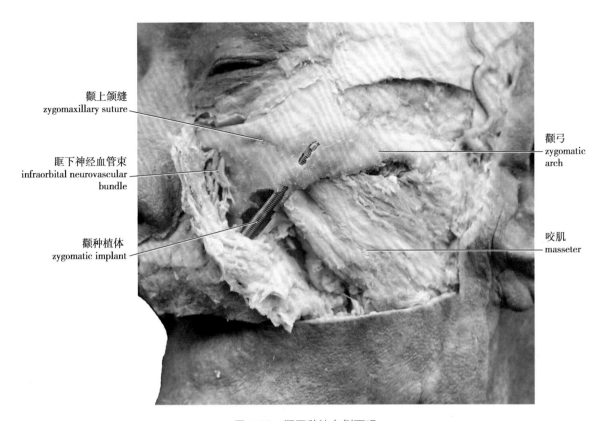

颧上颌缝
zygomaxillary suture

眶下神经血管束
infraorbital neurovascular
bundle

颧种植体
zygomatic implant

颧弓
zygomatic
arch

咬肌
masseter

图 4-29　颧区种植左侧面观
Fig.4-29　Left view of zygomatic implant

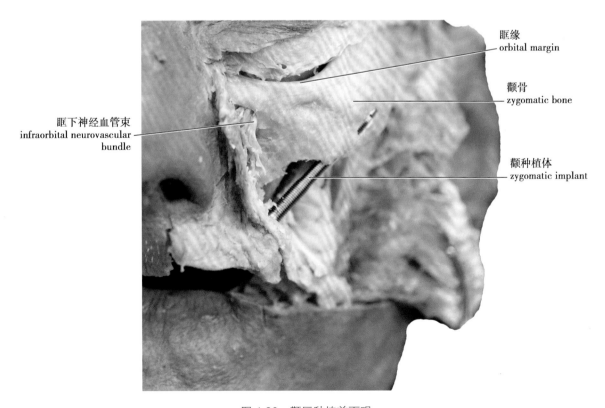

眶下神经血管束
infraorbital neurovascular
bundle

眶缘
orbital margin

颧骨
zygomatic bone

颧种植体
zygomatic implant

图 4-30　颧区种植前面观
Fig.4-30　Anterior view of zygomatic implant

229

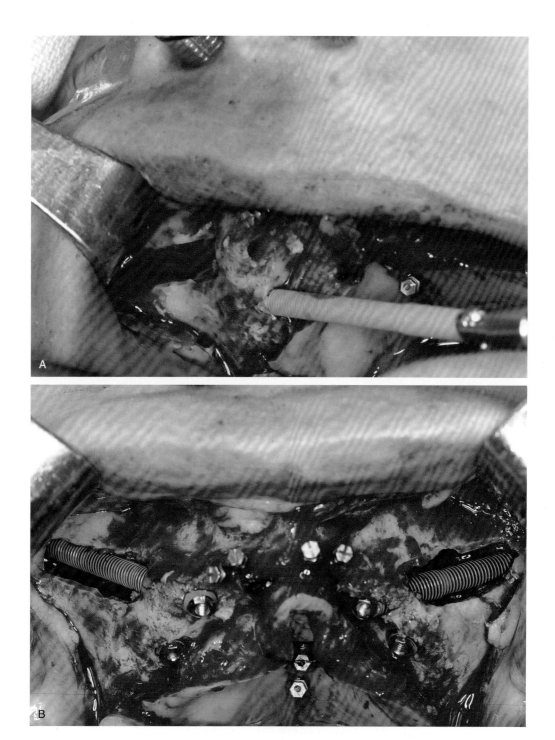

图 4-31 颧区种植术中照

Fig.4-31 Zygomatic implant surgery

A. 颧种植体植入中 B. 颧种植体植入完成

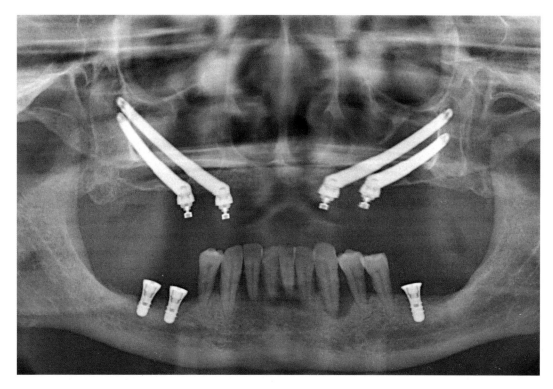

图 4-32 颧区种植全景片（双侧双颧种植）

Fig.4-32 Pantomography of zygomatic implants（quad zygomatic implants）

第三节 翼区种植解剖

翼区种植的主要解剖结构有上颌结节、腭骨锥突、蝶骨翼突。

蝶骨翼突左右各一个，由翼突内侧板和翼突外侧板组成，两板的前上部融合，下部分离形成翼切迹，其内有腭骨锥突。翼突下端与上颌骨后面融合，形成翼突上颌缝；上端与上颌骨分开，形成翼突上颌裂和翼腭窝。翼突外侧板宽而薄，构成颞下窝的内侧壁，为翼外肌下头起始处。翼突内侧板窄而长，其下端较尖并弯向外下方，形成翼钩。翼突内外侧板间的窝称为翼突窝。

腭骨为左右成对的"L"形骨板，分为水平和垂直两部分。腭骨锥突位于腭骨垂直部与水平部交汇处，锥突后面的中部参与构成翼突窝底部。腭骨垂直部与上颌骨后内侧部、蝶骨翼突共同围成翼腭管，管内有腭神经和腭降血管。腭骨水平部外侧缘与上颌骨牙槽突共同构成腭大孔，水平部下表面有腭小孔。

翼腭窝或称翼腭间隙，前为上颌骨的后面上部，后为蝶骨翼突，上为蝶骨大翼，内为腭骨垂直板。翼腭窝内有上颌神经、翼腭神经节、上颌动脉及其分支。上颌动脉在翼腭窝内发出腭降动脉，经翼腭管下行，分支腭大动脉出腭大孔，供应硬腭黏膜及上颌腭侧牙龈，同时腭降动脉在翼腭管内分出腭小动脉，出腭小孔后供应软腭及腭扁桃体。腭神经分为前中后三支，均下行于翼腭管内。腭前神经又名腭大神经，出腭大孔向前，分布于上颌后牙及尖牙的腭侧黏骨膜及牙龈。腭中、后神经下行出腭小孔，分布于软腭及腭扁桃体。

本节选用实物及临床图片分别展示翼区解剖结构及翼区种植的角度和方向（图 4-33～图 4-39）。

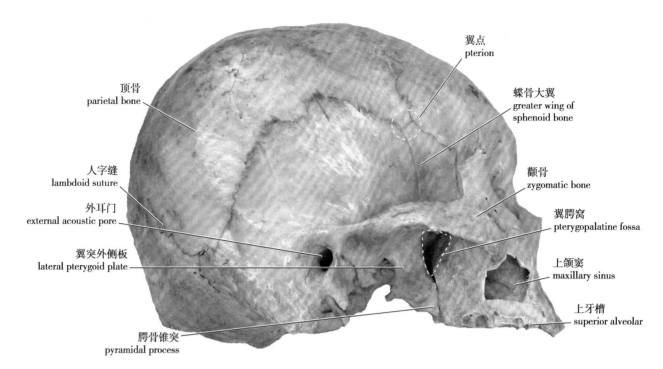

图 4-33 翼区解剖（右侧、骨性）
Fig.4-33 Anatomy of pterygoid area（right，bone）

顶骨
parietal bone

人字缝
lambdoid suture

外耳门
external acoustic pore

翼突外侧板
lateral pterygoid plate

腭骨锥突
pyramidal process

翼点
pterion

蝶骨大翼
greater wing of
sphenoid bone

颧骨
zygomatic bone

翼腭窝
pterygopalatine fossa

上颌窦
maxillary sinus

上牙槽
superior alveolar

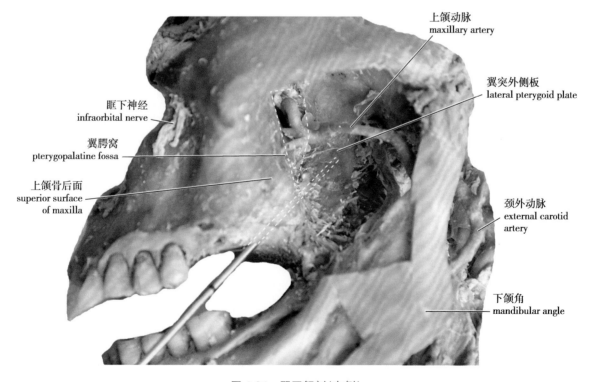

眶下神经
infraorbital nerve

翼腭窝
pterygopalatine fossa

上颌骨后面
superior surface
of maxilla

上颌动脉
maxillary artery

翼突外侧板
lateral pterygoid plate

颈外动脉
external carotid
artery

下颌角
mandibular angle

图 4-34 翼区解剖（左侧）
Fig.4-34 Anatomy of pterygoid area（left）

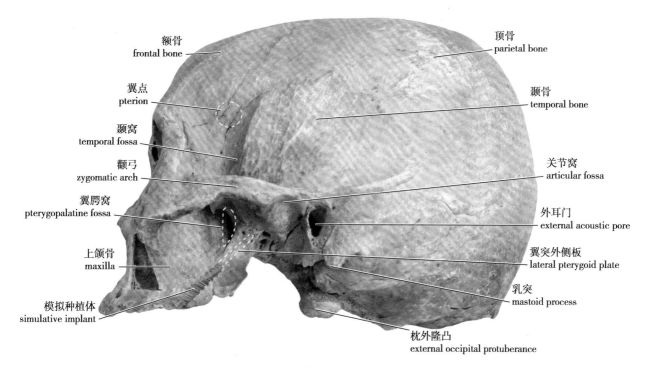

图 4-35　模拟翼区种植（左侧）

Fig.4-35　Simulative pterygoid implant（left）

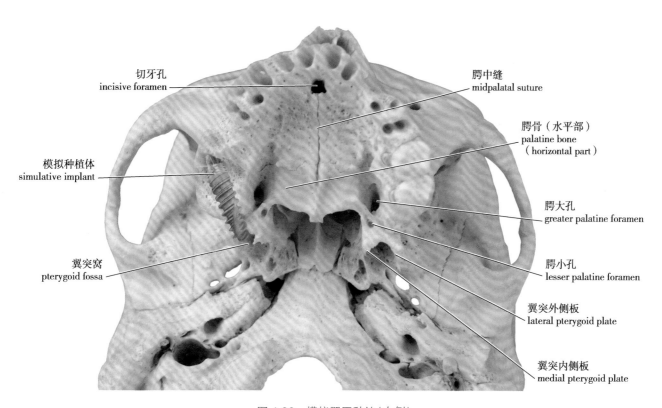

图 4-36　模拟翼区种植（右侧）

Fig.4-36　Simulative pterygoid implant（right）

233

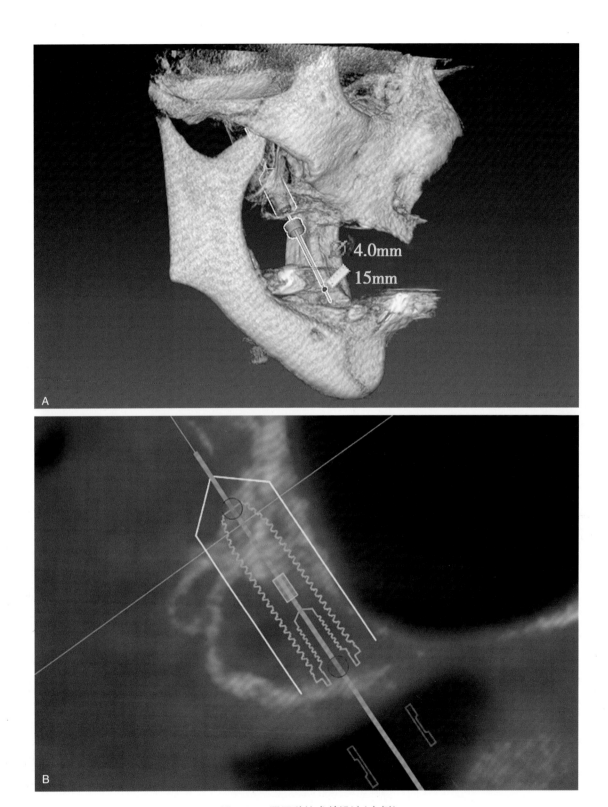

图 4-37　翼区种植术前设计（右侧）

Fig.4-37　Preoperative plan of pterygoid implant（right）

A. 三维重建　B. 种植体纵截面

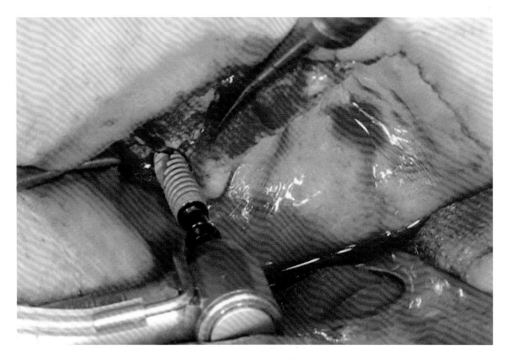

图 4-38　翼区种植术中照

Fig.4-38　Pterygoid implant surgery

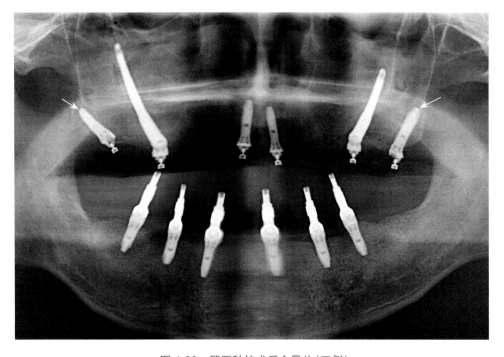

图 4-39　翼区种植术后全景片（双侧）

Fig.4-39　Pantomography of pterygoid implants（bilateral side）

【翼区种植应用解剖学要点】

上颌后牙区种植受到上颌窦气化以及骨质骨量较差等因素的影响,临床上常采用上颌窦底提升术来增加剩余骨高度,为种植体植入创造条件。但该术式愈合时间较长,并可能导致上颌窦黏膜破裂,进而有引发上颌窦感染的风险。翼区种植可以避开上颌窦,利用腭骨锥突及蝶骨翼突的皮质骨缩短愈合时间,还可以联合上颌前牙区种植体实现即刻负载,为上颌后牙区修复提供新方案。

翼区种植需在术前进行设计,可在第二磨牙处进入,与咬合平面的夹角约为45°。翼突最厚处位于其中份,位置在牙槽嵴内侧3~4mm处,因此种植体朝后上内方向植入,注意向内角度不能过大,以免损伤腭降动脉。如果遵循正确的路径,种植钻头将在翼突上颌缝处遇到皮质骨,会明显减速,穿过皮质骨进入翼突窝后再加速。理想情况下,种植体穿过上颌结节、腭骨锥突、蝶骨翼突,可获得最大皮质骨固位。

第四节　眶区种植解剖

眶为容纳眼球及其附属器的锥形空腔,位于额部的下方。底部向前外方,以眶口开口于面部,尖部向后内方。眶口为方形的大孔,其上缘由额骨构成,外侧锐薄,内侧钝圆。下缘由颧骨及上颌骨相接而成。内侧缘由额骨及颌骨额突构成;外侧缘钝圆,由颧骨及额骨构成。

眶周结构及毗邻:上缘内侧部有眶上孔或眶上切迹,为眶上神经和眶上动脉通过,其内侧有滑上动脉,眉弓深面含额窦。上缘外侧部的眶内有泪腺窝。内侧缘前部有泪囊窝,后方毗邻筛窦的外侧壁。外侧缘后方毗邻颞窝。下缘下方有眶下孔,为眶下动脉和眶下神经通过。

眶口为长方形及方形,男性占77.6%,女性占80.2%。眶高:左右平均距离男性为35.60mm,女性为34.62mm。眶宽(额颌点):左右平均距离男性为42.12mm,女性为40.12mm。眶上壁深度:平均距离男性为51.93mm,女性为49.88mm。眶下壁深度:平均距离男性为49.25mm,女性为47.15mm。

眶的周围附眼轮匝肌。眶口为上下眼睑所覆盖。

本章节所展示的实物图片为眶区赝复体的种植提供形态学基础(图4-40~ 图4-51)。

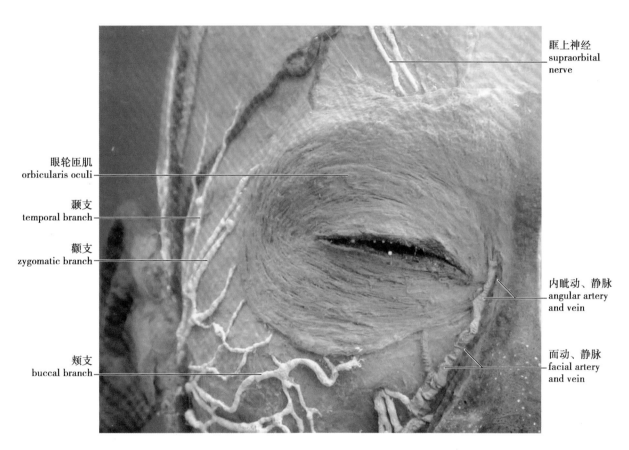

眶上神经
supraorbital
nerve

眼轮匝肌
orbicularis oculi

颞支
temporal branch

颧支
zygomatic branch

颊支
buccal branch

内眦动、静脉
angular artery
and vein

面动、静脉
facial artery
and vein

图 4-40　眶区浅层结构
Fig.4-40　Superficial structure of orbital region

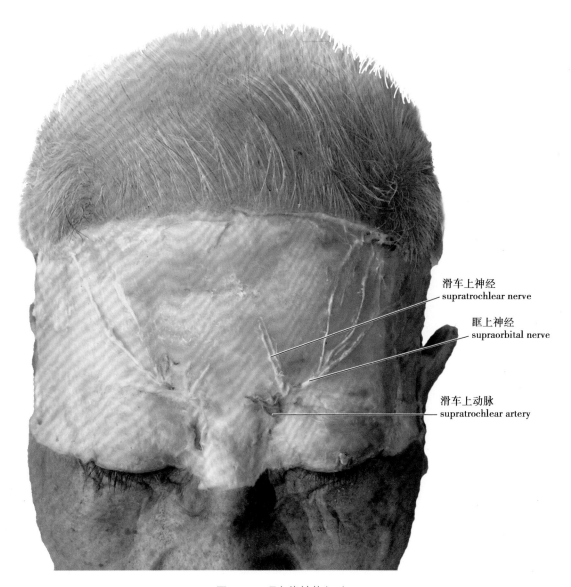

滑车上神经
supratrochlear nerve

眶上神经
supraorbital nerve

滑车上动脉
supratrochlear artery

图 4-41 眶上缘结构(一)

Fig.4-41 Structure of supraorbital margin(1)

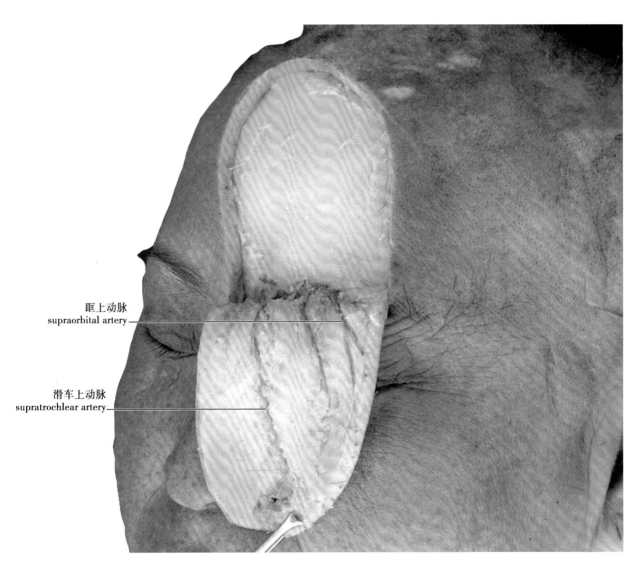

眶上动脉
supraorbital artery

滑车上动脉
supratrochlear artery

图 4-42 眶上缘结构（二）
Fig.4-42 Structure of supraorbital margin（2）

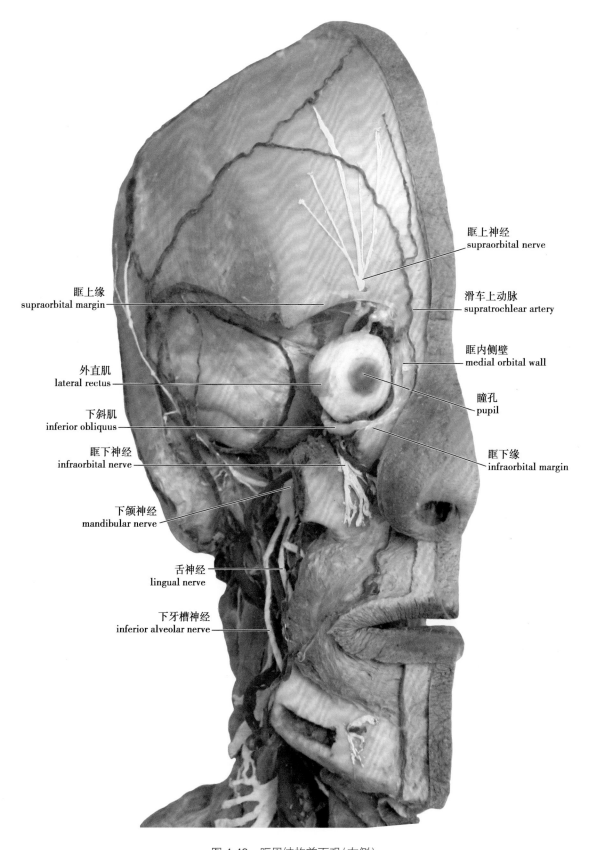

眶上神经
supraorbital nerve

滑车上动脉
supratrochlear artery

眶内侧壁
medial orbital wall

瞳孔
pupil

眶下缘
infraorbital margin

眶上缘
supraorbital margin

外直肌
lateral rectus

下斜肌
inferior obliquus

眶下神经
infraorbital nerve

下颌神经
mandibular nerve

舌神经
lingual nerve

下牙槽神经
inferior alveolar nerve

图 4-43　眶周结构前面观（右侧）

Fig.4-43　Anterior view of the structure surrounding the orbit（right）

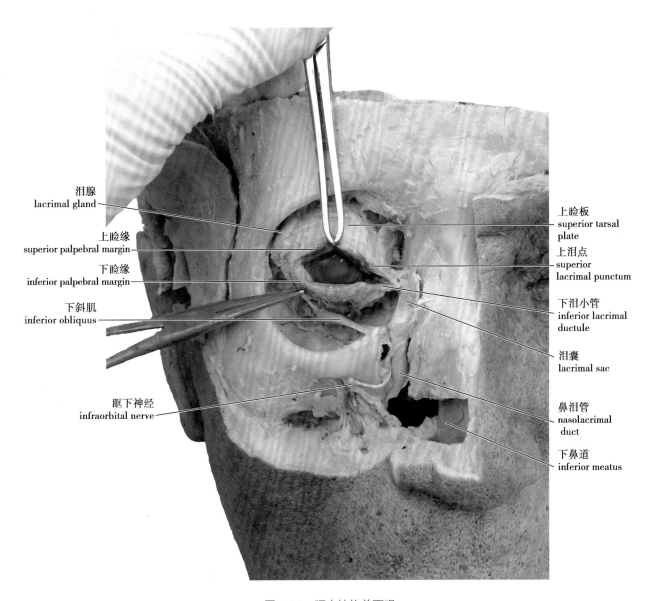

泪腺
lacrimal gland

上睑缘
superior palpebral margin

下睑缘
inferior palpebral margin

下斜肌
inferior obliquus

眶下神经
infraorbital nerve

上睑板
superior tarsal plate

上泪点
superior lacrimal punctum

下泪小管
inferior lacrimal ductule

泪囊
lacrimal sac

鼻泪管
nasolacrimal duct

下鼻道
inferior meatus

图 4-44　眶内结构前面观
Fig.4-44　Anterior view of orbital structure

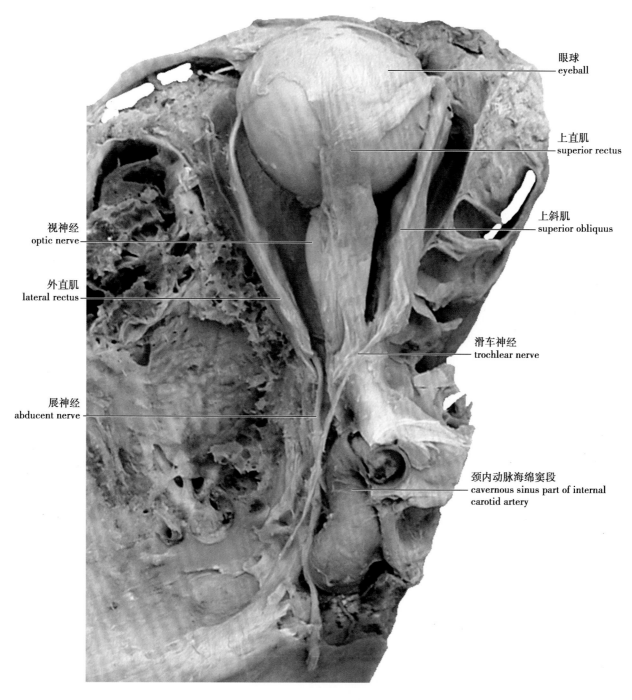

图 4-45　眶内结构上面观

Fig.4-45　Superior view of orbital structure

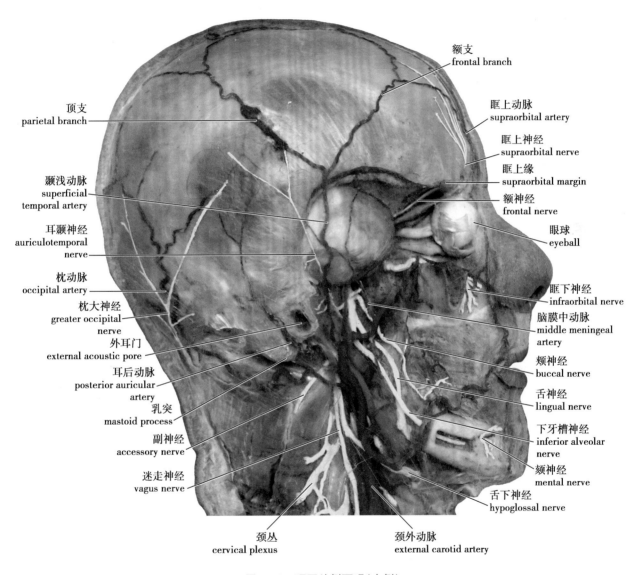

顶支
parietal branch

颞浅动脉
superficial
temporal artery

耳颞神经
auriculotemporal
nerve

枕动脉
occipital artery

枕大神经
greater occipital
nerve

外耳门
external acoustic pore

耳后动脉
posterior auricular
artery

乳突
mastoid process

副神经
accessory nerve

迷走神经
vagus nerve

颈丛
cervical plexus

额支
frontal branch

眶上动脉
supraorbital artery

眶上神经
supraorbital nerve

眶上缘
supraorbital margin

额神经
frontal nerve

眼球
eyeball

眶下神经
infraorbital nerve

脑膜中动脉
middle meningeal
artery

颊神经
buccal nerve

舌神经
lingual nerve

下牙槽神经
inferior alveolar
nerve

颏神经
mental nerve

舌下神经
hypoglossal nerve

颈外动脉
external carotid artery

图 4-46　眶区外侧面观（右侧）
Fig.4-46　Lateral view of the orbital area（right）

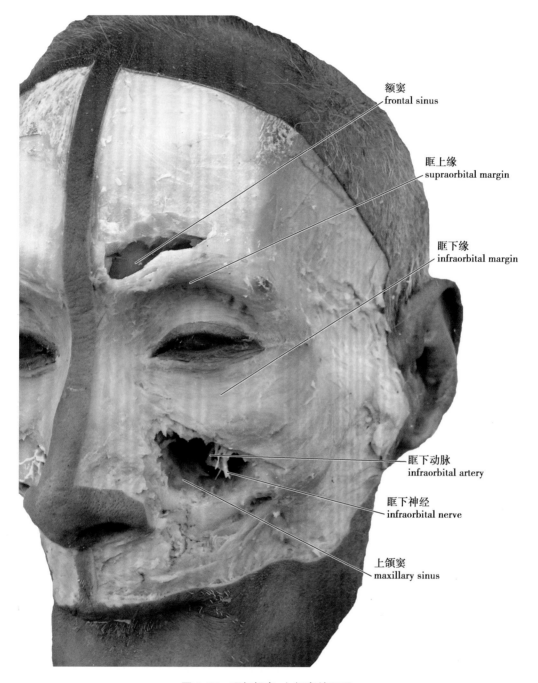

额窦
frontal sinus

眶上缘
supraorbital margin

眶下缘
infraorbital margin

眶下动脉
infraorbital artery

眶下神经
infraorbital nerve

上颌窦
maxillary sinus

图 4-47 眶与额窦、上颌窦前面观
Fig.4-47 Anterior view of orbit，frontal sinus and maxillary sinus

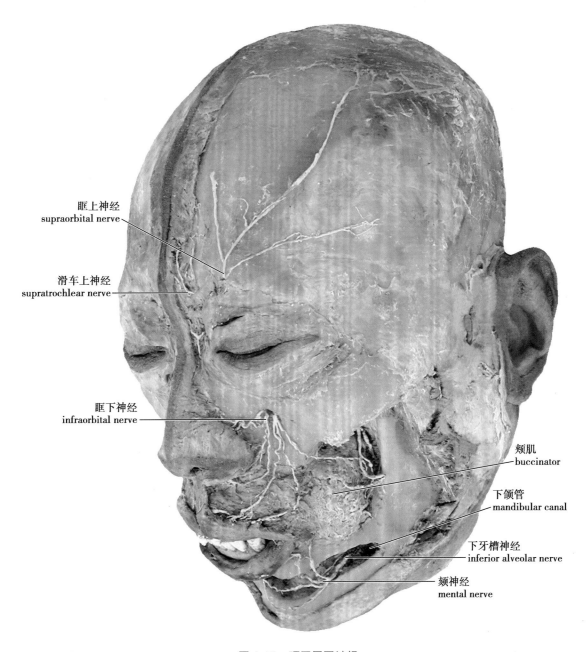

眶上神经
supraorbital nerve

滑车上神经
supratrochlear nerve

眶下神经
infraorbital nerve

颊肌
buccinator

下颌管
mandibular canal

下牙槽神经
inferior alveolar nerve

颏神经
mental nerve

图 4-48 眶区周围神经
Fig.4-48 Nerves in the orbital region

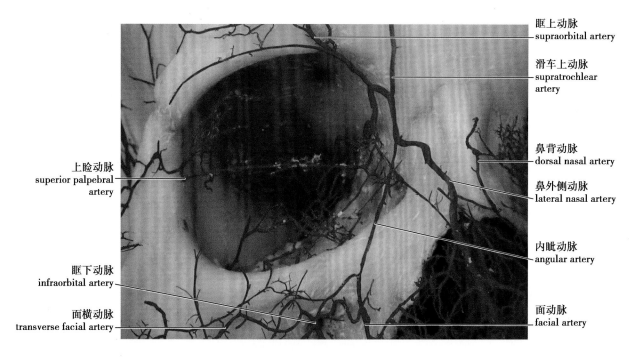

图 4-49 眶部动脉铸型

Fig.4-49 Artery casting of the orbital area

眶上动脉
supraorbital artery

滑车上动脉
supratrochlear artery

鼻背动脉
dorsal nasal artery

鼻外侧动脉
lateral nasal artery

内眦动脉
angular artery

面动脉
facial artery

上睑动脉
superior palpebral artery

眶下动脉
infraorbital artery

面横动脉
transverse facial artery

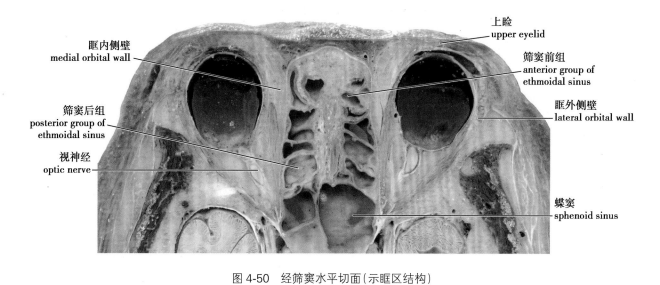

图 4-50 经筛窦水平切面（示眶区结构）

Fig.4-50 Horizontal section through ethmoidal sinus（showing the structure in the orbital area）

眶内侧壁
medial orbital wall

筛窦后组
posterior group of ethmoidal sinus

视神经
optic nerve

上睑
upper eyelid

筛窦前组
anterior group of ethmoidal sinus

眶外侧壁
lateral orbital wall

蝶窦
sphenoid sinus

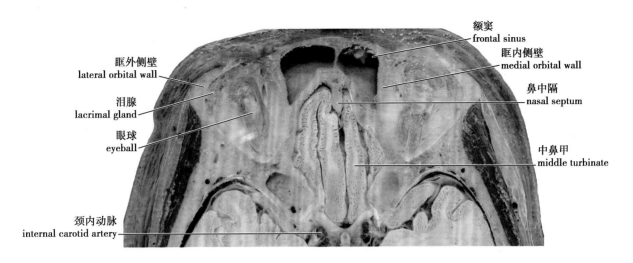

图 4-51　经中鼻甲水平切面（示眶区结构）

Fig.4-51　Horizontal section through middle turbinate（showing the structure in the orbital area）

【眶缺损赝复种植应用解剖学要点】

　　眶赝复体种植修复是将种植体作为固位装置植入患者的眶缘，并在其上连接义眼的一种修复方法，它要求植入区的眶缘骨组织具有一定的深度与厚度。常用的眶部种植体植入部位为眶上缘外侧、眶外侧缘和眶下缘外侧。由于眶内侧缘、眶上下缘内侧有额窦、上颌窦和鼻腔的存在，故不利于种植体的植入（表 4-1）。

表 4-1　眶缘区骨深度、骨厚度及眶面与颊面夹角

位置	骨深度/mm	骨厚度/mm	眶面与颊面夹角/°
6 点	6.01 ± 2.37	6.50 ± 0.96	115.75 ± 2.64
7 点	9.39 ± 1.53	8.64 ± 1.21	100.62 ± 2.73
8 点	9.72 ± 2.16	8.29 ± 1.24	101.32 ± 3.80
9 点	9.12 ± 1.41	8.34 ± 0.65	114.36 ± 3.71
10 点	12.82 ± 1.60	6.44 ± 0.53	75.57 ± 4.11
11 点	17.39 ± 1.61	5.60 ± 0.92	71.05 ± 4.46
12 点	13.45 ± 2.14	6.69 ± 1.26	81.18 ± 8.89

资料来源：《颅颌面赝复种植区域骨量三维测量》，高倩。

第五节 鼻区种植解剖

鼻区位于颜面部中央,鼻根部位于两眶之间,上方和额骨相接,鼻尖部位于上唇上方。鼻的骨性基础为鼻骨,下端附有鼻软骨而围成鼻孔。鼻背部有鼻背动脉,鼻根外侧有内眦动脉、滑车上动脉等。鼻根部稍上方的深面有额窦和筛窦前群。鼻翼两侧下端(即鼻腔底部)在尖牙根部的上方骨质较肥厚。

本章节选用实物图片展示鼻区诸结构的形态位置和毗邻等,为临床行鼻区赝复体种植提供形态依据(图 4-52~ 图 4-54)。

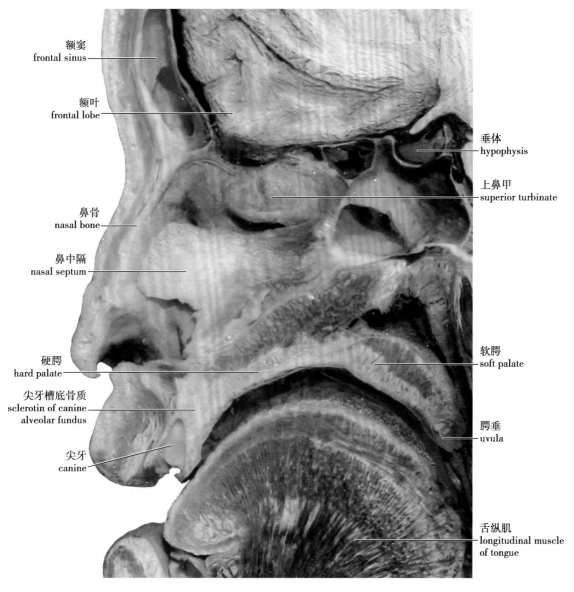

图 4-52 经尖牙矢状切面,示鼻区结构(左侧面观)

Fig.4-52 Sagittal section through canine, the structure of nasal area is indicated(left lateral view)

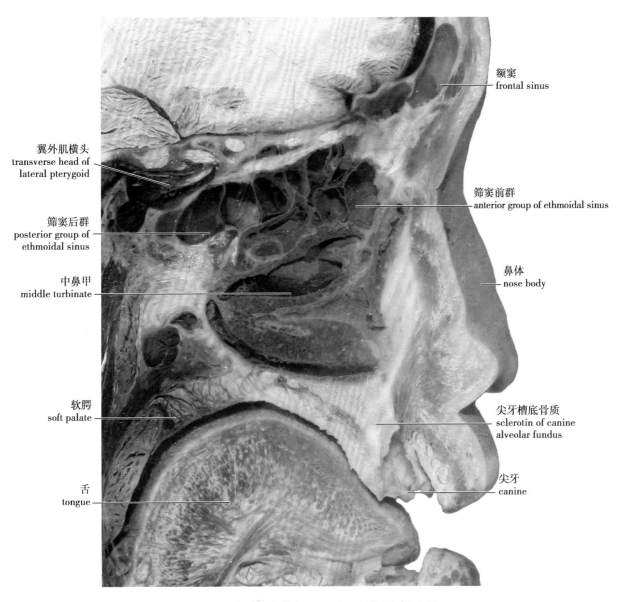

额窦
frontal sinus

翼外肌横头
transverse head of
lateral pterygoid

筛窦前群
anterior group of ethmoidal sinus

筛窦后群
posterior group of
ethmoidal sinus

鼻体
nose body

中鼻甲
middle turbinate

软腭
soft palate

尖牙槽底骨质
sclerotin of canine
alveolar fundus

尖牙
canine

舌
tongue

图 4-53 经尖牙矢状切面,示鼻区结构(右侧面观)

Fig.4-53 Sagittal section through canine, the structure of nasal area is indicated(right lateral view)

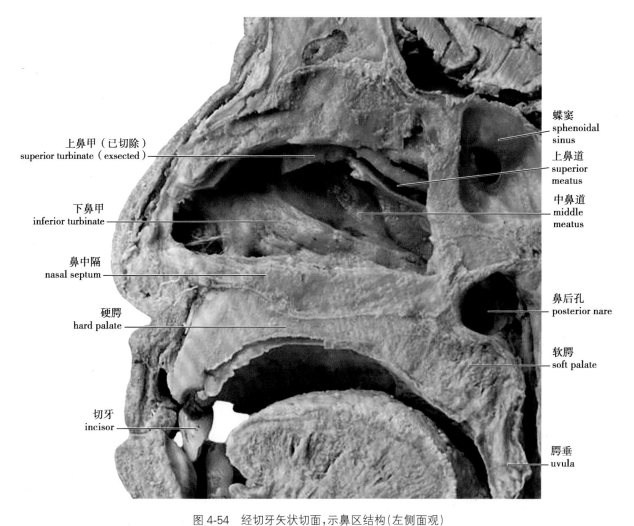

上鼻甲（已切除）
superior turbinate（exsected）

下鼻甲
inferior turbinate

鼻中隔
nasal septum

硬腭
hard palate

切牙
incisor

蝶窦
sphenoidal sinus

上鼻道
superior meatus

中鼻道
middle meatus

鼻后孔
posterior nare

软腭
soft palate

腭垂
uvula

图 4-54　经切牙矢状切面,示鼻区结构（左侧面观）

Fig.4-54　Sagittal section through incisor, the structure of nasal area is indicated（left lateral view）

【鼻缺损赝复种植应用解剖学要点】

前鼻底区是鼻缺损种植赝复体的主要植入区域。前鼻底区骨面相对平坦,且侧切牙区较中切牙区骨量更大。因此,植入时应将种植体由后上向前下方向植入,尽量与切牙管长轴平行,避开切牙管,以防损伤,从而减小手术风险。

第六节　耳区种植解剖

耳区以颞骨所在区域为主。颞骨介于蝶骨、顶骨和枕骨之间。颧弓的后方为外耳门,根部下方为颞下颌窝。外耳道的下壁为颞骨的鼓部,鼓部后下侧的前下方有一细长的锥状突起称为茎突。外耳门的后下方,向下突起的部位称为乳突。乳突尖深层11mm处茎乳孔为面神经的出口。

耳后动脉沿外耳道口之后,耳郭后方向上行,在乳突尖的后方。枕动脉自下向后上方走行。枕外隆突外15mm处,有枕大神经伴枕动脉的分支由下向后上方走行。乳突的前方,耳郭前下方的深面有腮腺组织。

乳突及外耳门上方颞骨外板深面为乳突小房和乳突窦。内板内的凹陷为横沟和乙状沟的交汇处,容纳乙状窦和横窦。

本节选用实物图片(耳区的外侧面、矢状切面、冠状切面和水平切面)多方位展示耳区诸结构的正常解剖位置,为耳区赝复体的种植提供应用解剖资料(图4-55~图4-74)。

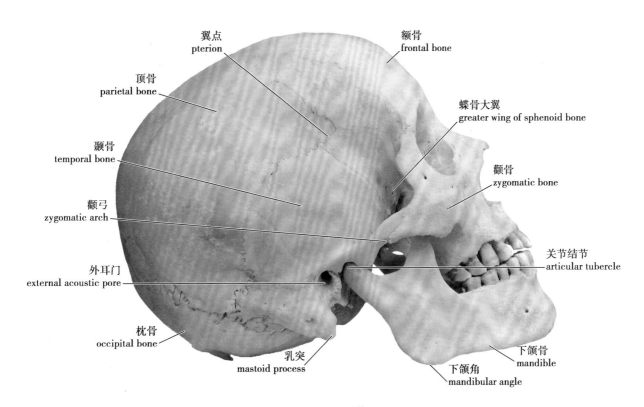

图4-55　颞骨的位置

Fig.4-55　Position of the temporal bone

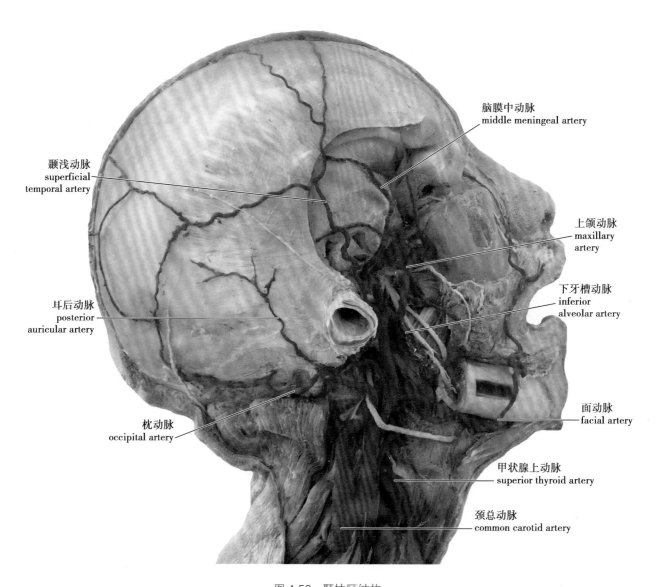

颞浅动脉
superficial
temporal artery

脑膜中动脉
middle meningeal artery

上颌动脉
maxillary
artery

下牙槽动脉
inferior
alveolar artery

耳后动脉
posterior
auricular artery

面动脉
facial artery

枕动脉
occipital artery

甲状腺上动脉
superior thyroid artery

颈总动脉
common carotid artery

图 4-56 颞枕区结构
Fig.4-56 Structure of the temporo-occipital region

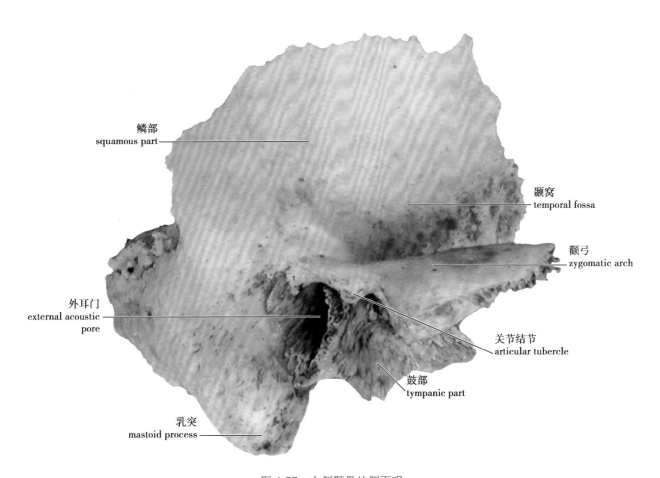

鳞部
squamous part

颞窝
temporal fossa

颧弓
zygomatic arch

外耳门
external acoustic
pore

关节结节
articular tubercle

鼓部
tympanic part

乳突
mastoid process

图 4-57 右侧颞骨外侧面观
Fig.4-57 Lateral view of the right temporal bone

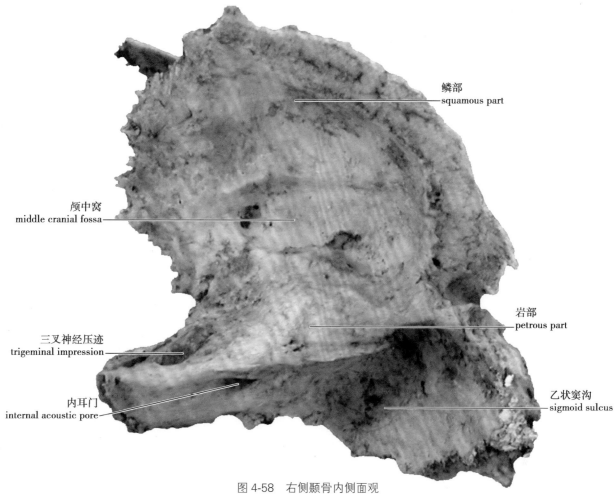

鳞部
squamous part

颅中窝
middle cranial fossa

三叉神经压迹
trigeminal impression

内耳门
internal acoustic pore

岩部
petrous part

乙状窦沟
sigmoid sulcus

图 4-58 右侧颞骨内侧面观

Fig.4-58 Medial view of the right temporal bone

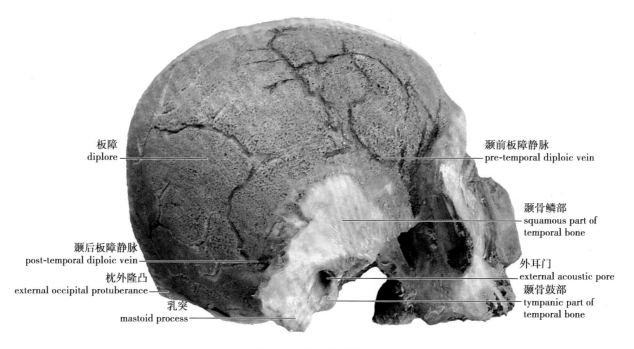

板障
diplore

颞后板障静脉
post-temporal diploic vein

枕外隆凸
external occipital protuberance

乳突
mastoid process

颞前板障静脉
pre-temporal diploic vein

颞骨鳞部
squamous part of temporal bone

外耳门
external acoustic pore

颞骨鼓部
tympanic part of temporal bone

图 4-59 颞区板障静脉

Fig.4-59 Temporal diploic vein

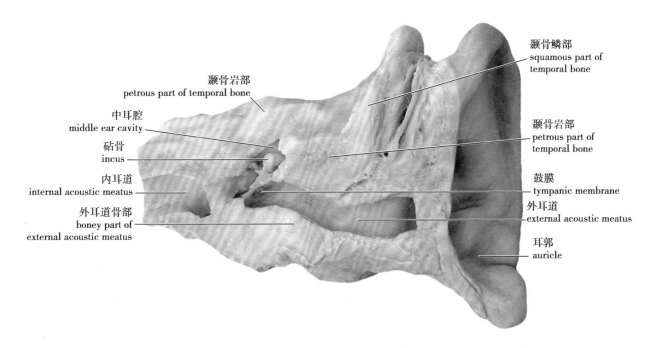

图 4-60 外耳、外耳道、鼓室（左侧）

Fig.4-60 External ear, external acoustic meatus and tympanic cavity（left）

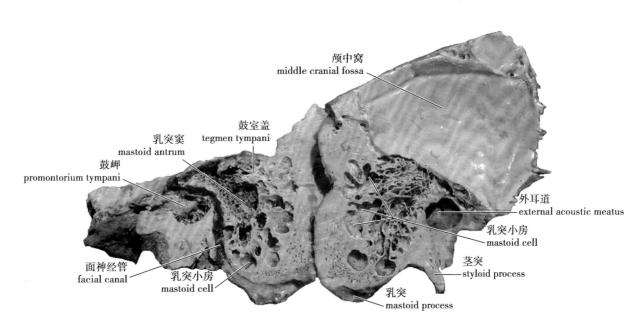

图 4-61 经颞骨岩部冠状切面（示乳突窦）

Fig.4-61 Coronary section through petrous part of temporal bone（mastoid antrum is indicated）

255

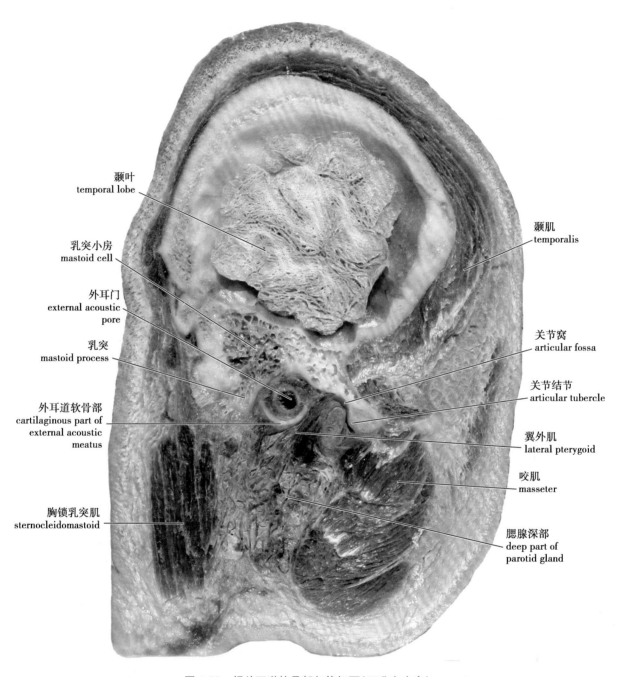

颞叶
temporal lobe

乳突小房
mastoid cell

外耳门
external acoustic
pore

乳突
mastoid process

外耳道软骨部
cartilaginous part of
external acoustic
meatus

胸锁乳突肌
sternocleidomastoid

颞肌
temporalis

关节窝
articular fossa

关节结节
articular tubercle

翼外肌
lateral pterygoid

咬肌
masseter

腮腺深部
deep part of
parotid gland

图 4-62　经外耳道软骨部矢状切面（示乳突小房）
Fig.4-62　Sagittal section through the cartilaginous part of external acoustic meatus（mastoid cell are indicated）

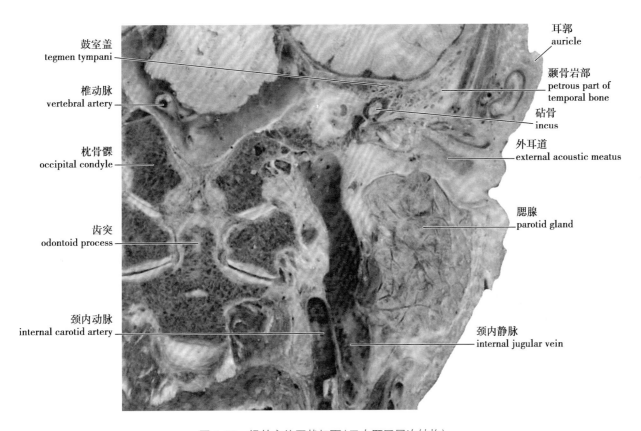

鼓室盖
tegmen tympani

椎动脉
vertebral artery

枕骨髁
occipital condyle

齿突
odontoid process

颈内动脉
internal carotid artery

耳郭
auricle

颞骨岩部
petrous part of
temporal bone

砧骨
incus

外耳道
external acoustic meatus

腮腺
parotid gland

颈内静脉
internal jugular vein

图 4-63 经鼓室的冠状切面（示右颞区层次结构）

Fig.4-63 Coronary section through the tympanic cavity（right temporal hierarchical structure is indicated）

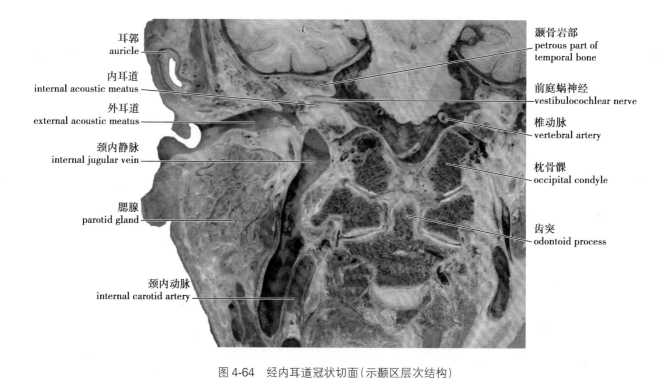

耳郭
auricle

内耳道
internal acoustic meatus

外耳道
external acoustic meatus

颈内静脉
internal jugular vein

腮腺
parotid gland

颈内动脉
internal carotid artery

颞骨岩部
petrous part of temporal bone

前庭蜗神经
vestibulocochlear nerve

椎动脉
vertebral artery

枕骨髁
occipital condyle

齿突
odontoid process

图 4-64　经内耳道冠状切面（示颞区层次结构）
Fig.4-64　Coronary section through the internal acoustic meatus（temporal hierarchical structure is indicated）

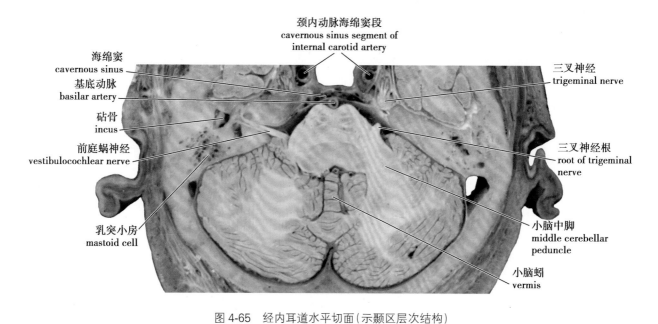

颈内动脉海绵窦段
cavernous sinus segment of internal carotid artery

海绵窦
cavernous sinus

基底动脉
basilar artery

砧骨
incus

前庭蜗神经
vestibulocochlear nerve

乳突小房
mastoid cell

三叉神经
trigeminal nerve

三叉神经根
root of trigeminal nerve

小脑中脚
middle cerebellar peduncle

小脑蚓
vermis

图 4-65　经内耳道水平切面（示颞区层次结构）
Fig.4-65　Horizontal section through the internal acoustic meatus（temporal hierarchical structure is indicated）

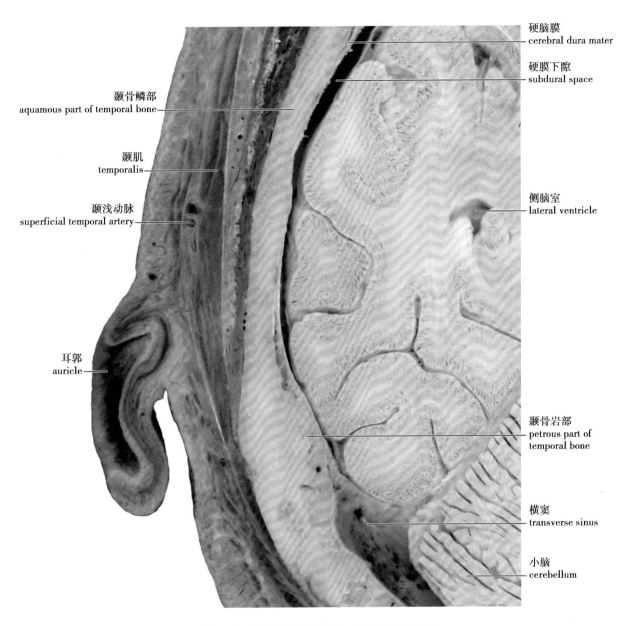

硬脑膜
cerebral dura mater

硬膜下隙
subdural space

颞骨鳞部
aquamous part of temporal bone

颞肌
temporalis

颞浅动脉
superficial temporal artery

耳郭
auricle

侧脑室
lateral ventricle

颞骨岩部
petrous part of temporal bone

横窦
transverse sinus

小脑
cerebellum

图 4-66 经横窦的水平切面(示颞区层次结构)

Fig.4-66 Horizontal section through the transverse sinus(temporal hierarchical structure is indicated)

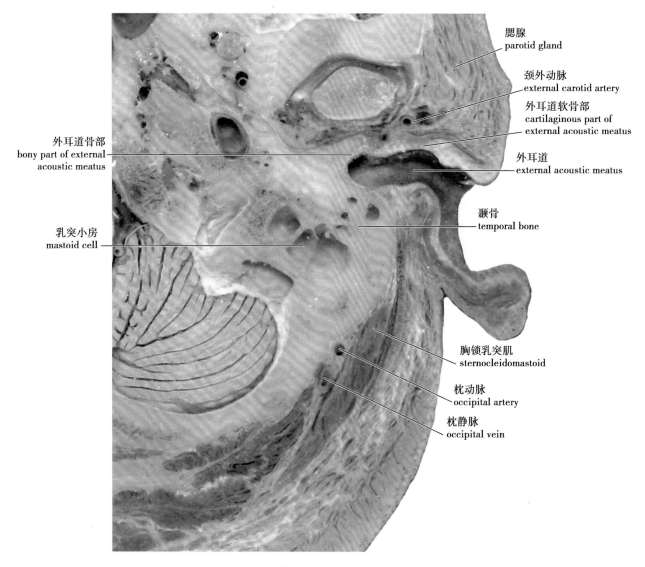

腮腺
parotid gland

颈外动脉
external carotid artery

外耳道软骨部
cartilaginous part of
external acoustic meatus

外耳道
external acoustic meatus

颞骨
temporal bone

外耳道骨部
bony part of external
acoustic meatus

乳突小房
mastoid cell

胸锁乳突肌
sternocleidomastoid

枕动脉
occipital artery

枕静脉
occipital vein

图 4-67　经外耳道水平切面（示颞区层次结构）

Fig.4-67　Horizontal section through the external acoustic meatus（temporal hierarchical structure is indicated）

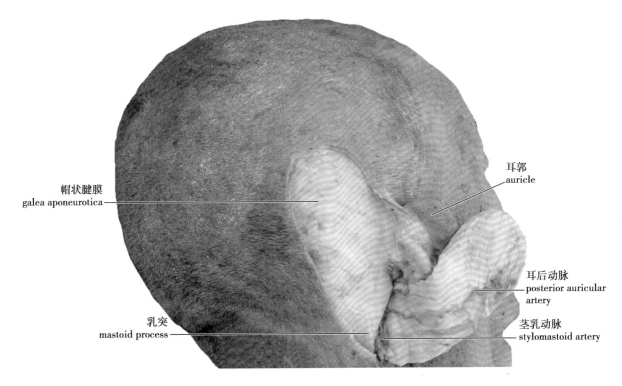

帽状腱膜
galea aponeurotica

耳郭
auricle

耳后动脉
posterior auricular artery

乳突
mastoid process

茎乳动脉
stylomastoid artery

图 4-68　耳后动脉
Fig.4-68　Posterior auricular artery

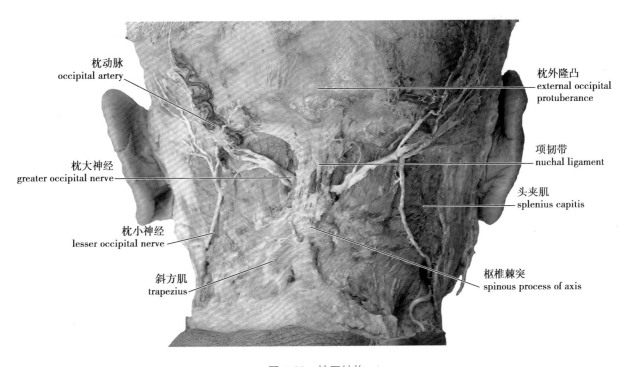

枕动脉
occipital artery

枕外隆凸
external occipital protuberance

枕大神经
greater occipital nerve

项韧带
nuchal ligament

头夹肌
splenius capitis

枕小神经
lesser occipital nerve

斜方肌
trapezius

枢椎棘突
spinous process of axis

图 4-69　枕区结构
Fig.4-69　Structure of the occipital area

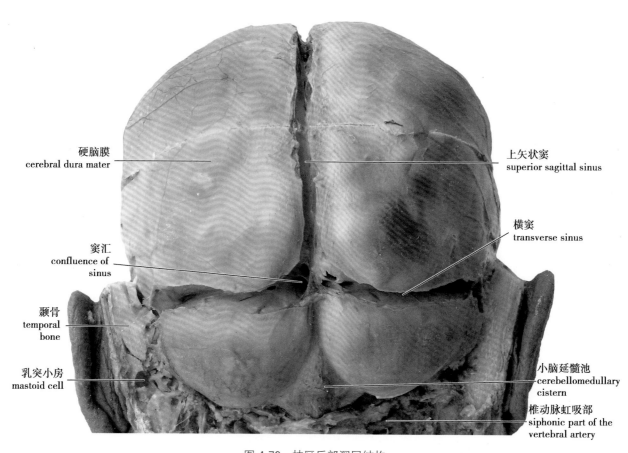

硬脑膜
cerebral dura mater

上矢状窦
superior sagittal sinus

横窦
transverse sinus

窦汇
confluence of sinus

颞骨
temporal bone

乳突小房
mastoid cell

小脑延髓池
cerebellomedullary cistern

椎动脉虹吸部
siphonic part of the vertebral artery

图 4-70　枕区后部深层结构
Fig.4-70　Deep structure of the posterior part of the occipital region

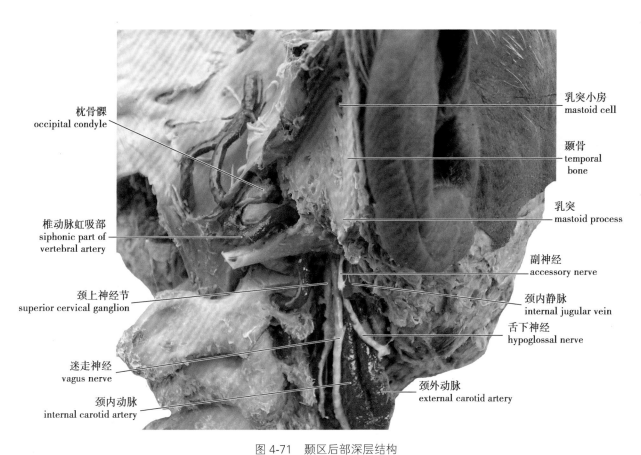

枕骨髁
occipital condyle

乳突小房
mastoid cell

颞骨
temporal
bone

乳突
mastoid process

椎动脉虹吸部
siphonic part of
vertebral artery

颈上神经节
superior cervical ganglion

副神经
accessory nerve

颈内静脉
internal jugular vein

舌下神经
hypoglossal nerve

迷走神经
vagus nerve

颈外动脉
external carotid artery

颈内动脉
internal carotid artery

图 4-71　颞区后部深层结构
Fig.4-71　Deep structure of the posterior part of the temporal region

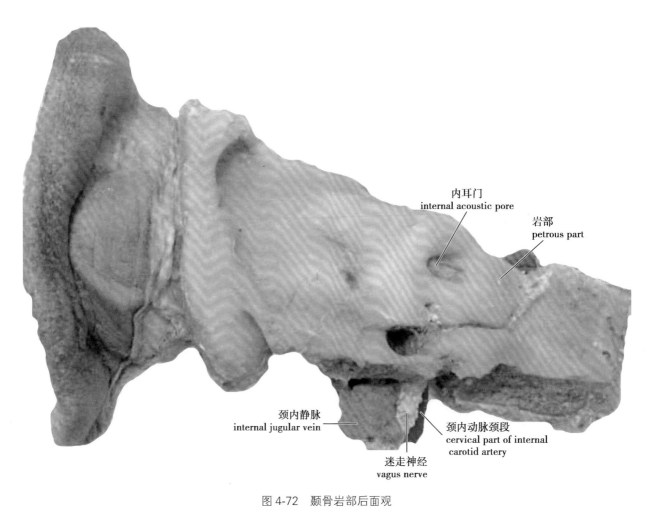

图 4-72　颞骨岩部后面观

Fig.4-72　Posterior view of the petrous part of temporal bone

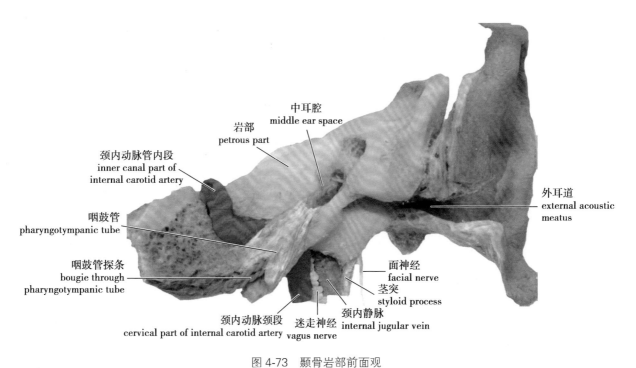

图 4-73　颞骨岩部前面观

Fig.4-73　Anterior view of the petrous part of temporal bone

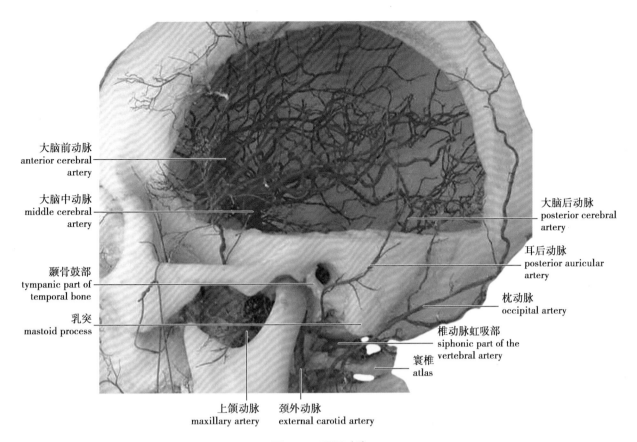

大脑前动脉
anterior cerebral
artery

大脑中动脉
middle cerebral
artery

颞骨鼓部
tympanic part of
temporal bone

乳突
mastoid process

大脑后动脉
posterior cerebral
artery

耳后动脉
posterior auricular
artery

枕动脉
occipital artery

椎动脉虹吸部
siphonic part of the
vertebral artery

寰椎
atlas

上颌动脉
maxillary artery

颈外动脉
external carotid artery

图 4-74　颞区动脉

Fig.4-74　Arteries of the temporal region

【外耳缺损赝复种植应用解剖学要点】

　　外耳缺损赝复种植是为了给义耳固位提供基础,临床上常在颞骨区植入 2~3 枚种植体,以解决义耳赝复体固位问题。在确定颞骨区植入点时,除应注意防止穿通硬脑膜、乙状窦、气房所造成的颅内血肿、积液等严重后果外,还应使植入点与发际保持一定距离,以避免术后感染。基于以上原因,以外耳道中心为圆心,8~12 点之间、距离圆心 16~25mm 区域可基本满足需要,因此建议将此区域作为颞骨种植的备选区域(表 4-2)。

表 4-2　颞骨各种植区域骨厚度 /mm

位置	距外耳道中心不同区域骨厚度			
	16mm	19mm	22mm	25mm
12 点	5.49 ± 2.17	4.56 ± 1.67	4.01 ± 1.08	3.79 ± 1.06
11 点	6.63 ± 3.01	6.65 ± 2.24	7.52 ± 2.43	6.12 ± 1.66
10 点	4.36 ± 2.32	6.13 ± 3.06	7.39 ± 2.37	8.72 ± 3.19
9 点	5.24 ± 3.09	5.54 ± 3.50	6.26 ± 3.27	5.54 ± 2.39
8 点	3.81 ± 0.87	3.85 ± 1.56	4.41 ± 2.73	11.06 ± 2.09
7 点	9.40 ± 3.32	5.81 ± 3.61	6.40 ± 2.64	7.47 ± 3.63

资料来源:《颅颌面赝复种植区域骨量三维测量》,高倩。

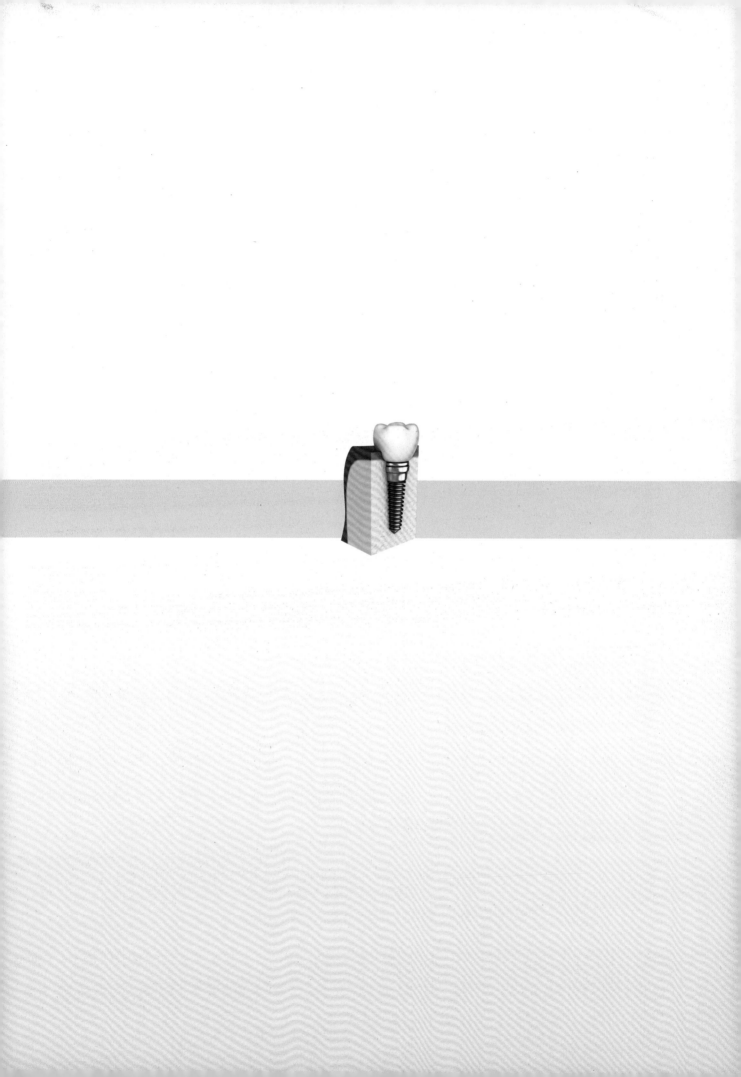

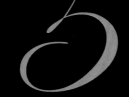

第五章

颞下颌关节、咀嚼肌

颞下颌关节的主要功能是参与咀嚼、语音、吞咽和表情等活动。由于功能上的特殊,颞下颌关节的构造既要稳固又要灵活,是面部具有旋转运动和滑动运动的左右联合关节。咀嚼肌共有四对,即咬肌、颞肌、翼内肌和翼外肌,它们均与下颌骨相连,使下颌骨运动。本章节选用实物图片展示颞下颌关节(骨性)、颞下颌关节外侧面观、关节囊剖开示关节腔及关节盘。多方位展示颞肌、咬肌、翼内肌和翼外肌。

第一节　颞下颌关节

颞下颌关节由颞骨的下颌窝和关节结节与下颌骨的髁突组成。在关节面上覆盖着纤维软骨,关节外周包绕着关节囊和韧带,两骨关节面之间有纤维软骨盘,将关节分隔成上、下两部分,上腔称为盘-颞关节,下腔称为盘-髁关节。关节盘呈卵圆形,内外径大于前后径。为适应髁突与颞骨关节面的形态,关节盘上下两面的形态是不同的。上面与关节窝接触,从前向后分三段:后段凸形、中段凹形、前段较平。下面分两段:后段与髁的关节面接触,呈凹形;前段向下凸,不与髁相接。关节盘的前缘有翼外肌附着。下颌骨的上提和下降运动发生在下关节腔,是下颌头对关节盘的运动。前进和后退运动发生在上关节腔,是下颌头连同关节盘一起对下颌窝的运动。张口是下颌骨下降并伴以下颌头前移的运动,大张口时,下颌头和关节盘一起移至关节结节的下方。关节囊过分松弛者,若张口过大,下颌头可能滑至关节结节的前方,不能退回关节窝,造成颞下颌关节脱位。闭口则是下颌骨上提并伴以下颌头和关节盘一起退回关节窝的运动。下颌骨的侧方运动是一侧下颌头对关节盘做旋转运动,而对侧的下颌头和关节盘一起对关节窝进行前进或后退的运动(图 5-1~ 图 5-5)。

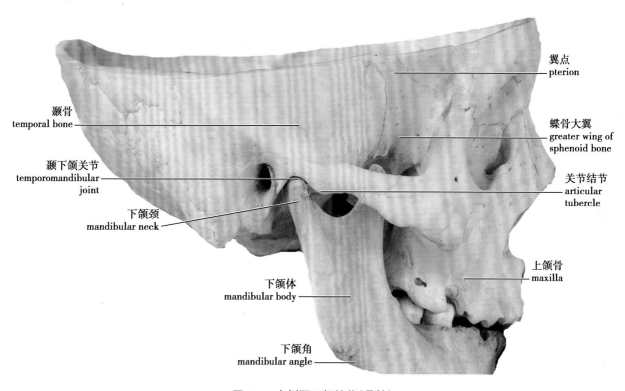

翼点
pterion

颞骨
temporal bone

蝶骨大翼
greater wing of
sphenoid bone

颞下颌关节
temporomandibular
joint

关节结节
articular
tubercle

下颌颈
mandibular neck

上颌骨
maxilla

下颌体
mandibular body

下颌角
mandibular angle

图 5-1　右侧颞下颌关节（骨性）

Fig.5-1　Right temporomandibular joint（bone）

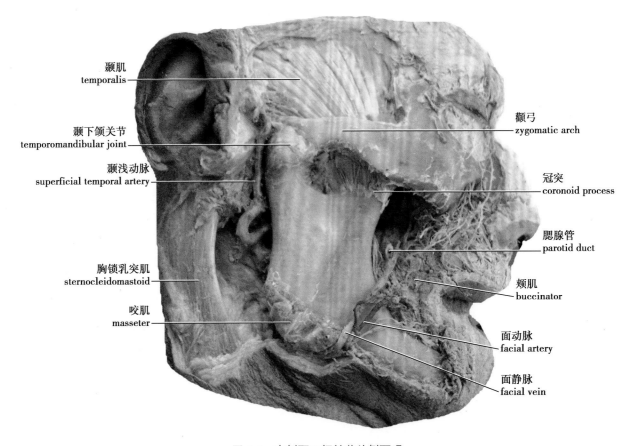

颞肌
temporalis

颞下颌关节
temporomandibular joint

颞浅动脉
superficial temporal artery

胸锁乳突肌
sternocleidomastoid

咬肌
masseter

颧弓
zygomatic arch

冠突
coronoid process

腮腺管
parotid duct

颊肌
buccinator

面动脉
facial artery

面静脉
facial vein

图 5-2　右侧颞下颌关节外侧面观

Fig.5-2　Lateral view of the right temporomandibular joint

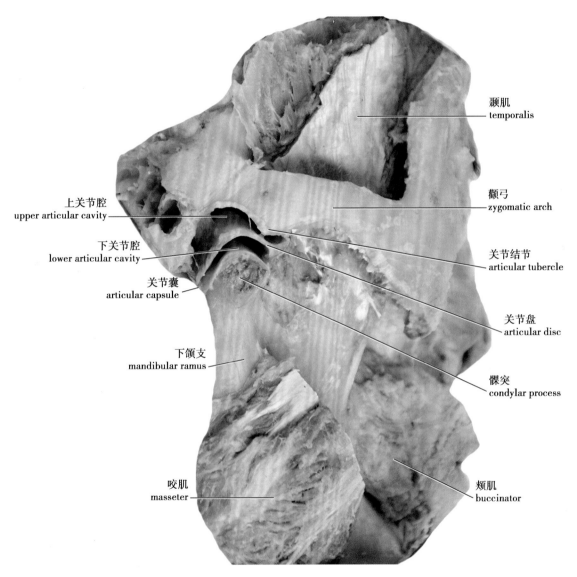

颞肌
temporalis

颧弓
zygomatic arch

上关节腔
upper articular cavity

关节结节
articular tubercle

下关节腔
lower articular cavity

关节囊
articular capsule

关节盘
articular disc

下颌支
mandibular ramus

髁突
condylar process

咬肌
masseter

颊肌
buccinator

图 5-3　右侧颞下颌关节外侧面观（关节囊外侧剖开）

Fig.5-3　Lateral view of the right temporomandibular joint
（the articular capsule was dissected）

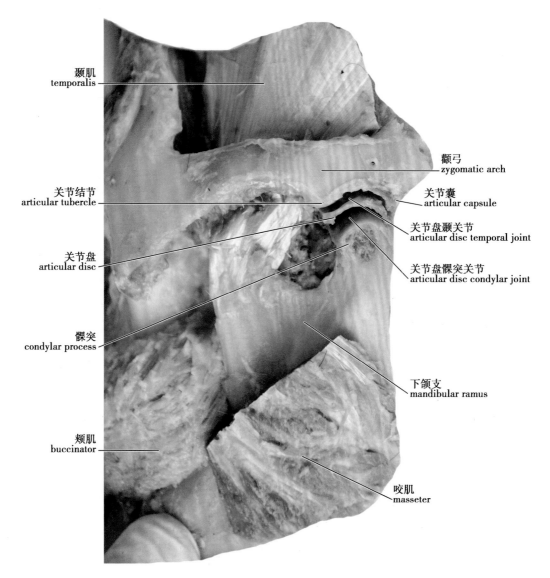

颞肌
temporalis

颧弓
zygomatic arch

关节结节
articular tubercle

关节囊
articular capsule

关节盘颞关节
articular disc temporal joint

关节盘
articular disc

关节盘髁突关节
articular disc condylar joint

髁突
condylar process

下颌支
mandibular ramus

颊肌
buccinator

咬肌
masseter

图 5-4　左侧颞下颌关节外侧面观（关节囊外侧剖开）
Fig.5-4　Lateral view of the left temporomandibular joint
（the articular capsule was dissected）

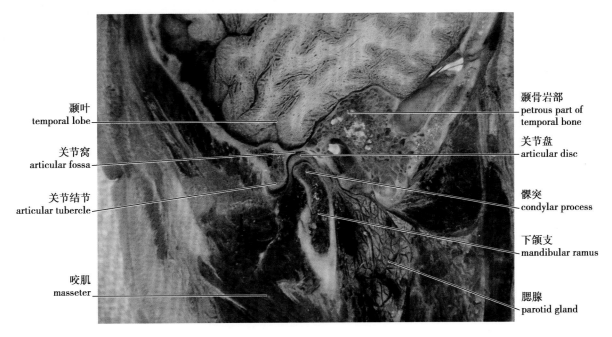

颞叶
temporal lobe

关节窝
articular fossa

关节结节
articular tubercle

咬肌
masseter

颞骨岩部
petrous part of temporal bone

关节盘
articular disc

髁突
condylar process

下颌支
mandibular ramus

腮腺
parotid gland

图 5-5　左侧颞下颌关节（矢状切面）
Fig.5-5　Left temporomandibular joint
（segittal section）

第二节　咀　嚼　肌

1. 咬肌　自颧弓至下颌支的外面,可分浅（大部）深（小部）两部。浅部肌纤维起自颧弓下缘的前 2/3,斜向下后并覆盖深部,附着于除髁突以外的下颌支外面,自冠突下部至下颌角底。深部肌纤维起自颧弓的内侧面及后 1/3 的下面,附着于浅部肌纤维附着处的上方。

咬肌前面为皮肤、颈阔肌、笑肌、颧大肌和腮腺,横过咬肌表面的有腮腺导管、面神经的分支和面横动脉,深面有颞肌附着部及下颌支。在咬肌、颊肌及颊神经之间有脂肪块分隔,后缘被腮腺覆盖,前缘遮盖颊肌。

2. 颞肌　位于颞窝,呈扇形,起自颞下线所围绕的颞窝内骨面及颞筋膜,肌纤维束经颧弓内面,向下至下颌骨的冠突。

颞肌的浅面为皮肤、耳前肌及耳上肌、颞筋膜、颞浅血管、耳颞神经、面神经的颞支、颧颞神经、帽状腱膜、颧弓和咬肌等,深面是颞窝,有翼外肌、翼内肌浅头、少部分颊肌、上颌动脉及其颞深支、颊神经及血管等。

3. 翼内肌　位于下颌支内侧,在形态与功能上同咬肌。最内侧的肌纤维起于蝶骨翼突外侧板的内侧,下部肌纤维起自腭骨锥突的外下面及上颌结节。肌纤维行向下外,止于下颌角的内侧。

翼内肌的外侧面是下颌支的内侧面,两者之间的上部有翼外肌、蝶下颌韧带、上颌动脉、下牙槽神经血管、舌神经及腮腺的一个突起。翼内肌的内侧面是腭帆张肌及分隔咽上缩肌与翼内肌的茎突咽肌与茎突舌肌。

4. 翼外肌　水平位于翼内肌的上方,起点有两个头,较大的下头起自蝶骨翼突外侧板的外面,较小头起自蝶骨大翼的颞下面。上头水平行向后外。下头肌纤维斜向上,止于颞下颌关节囊及关节盘的前缘,下颌颈前面的翼突凹。

翼外肌上缘穿出的有颞深前、后血管和神经,翼外肌的下缘是翼内肌,从两肌之间穿出走行于翼内肌浅面的结构从前向后有舌神经、下牙槽神经和血管。上颌动脉及发出的脑膜中动脉,下颌神经干及其发出的耳颞神经和面神经的鼓索均在翼外肌的深面。翼外肌两头之间穿出的有颊神经和血管,在肌肉内及其周围有翼丛(图 5-6~ 图 5-16)。

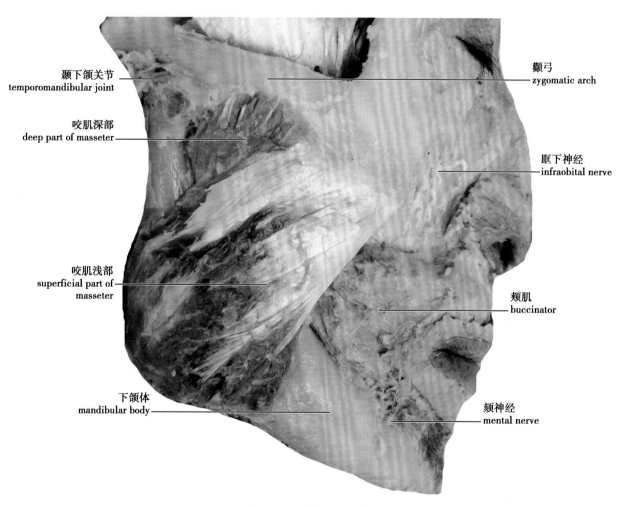

图 5-6　右侧咬肌和颊肌

Fig.5-6　Right masseter and buccinator

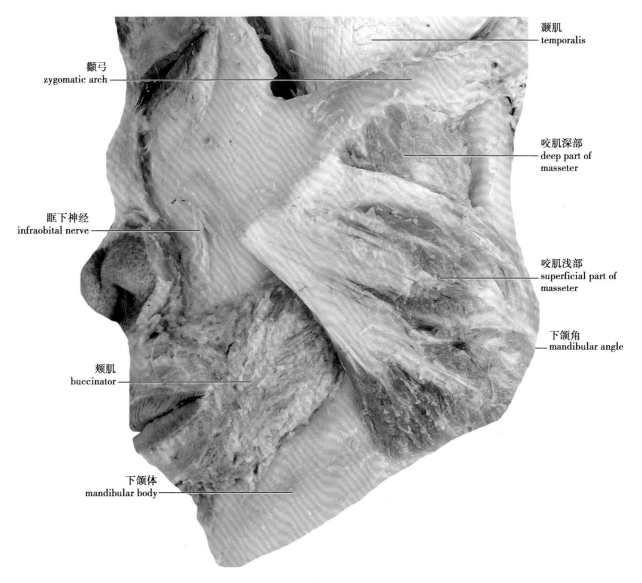

颞肌
temporalis

颧弓
zygomatic arch

咬肌深部
deep part of masseter

眶下神经
infraobital nerve

咬肌浅部
superficial part of masseter

下颌角
mandibular angle

颊肌
buccinator

下颌体
mandibular body

图 5-7　左侧咬肌和颊肌
Fig.5-7　Left masseter and buccinator

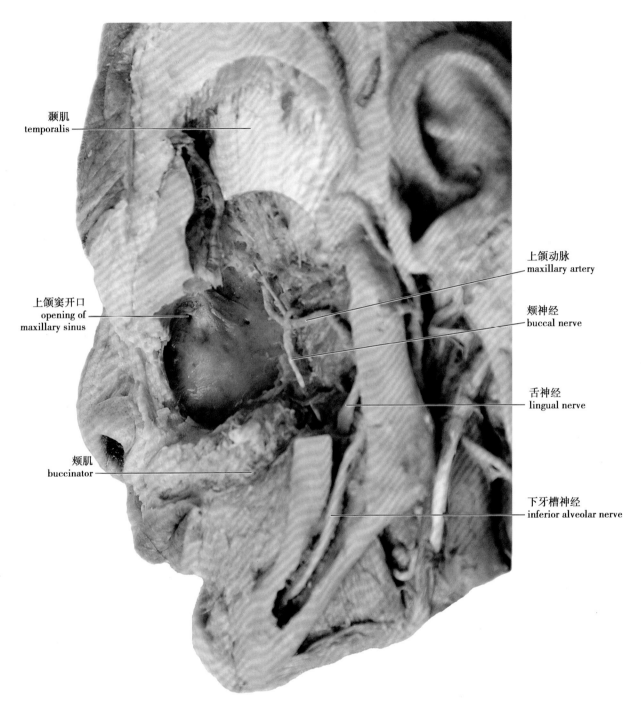

颞肌
temporalis

上颌窦开口
opening of
maxillary sinus

颊肌
buccinator

上颌动脉
maxillary artery

颊神经
buccal nerve

舌神经
lingual nerve

下牙槽神经
inferior alveolar nerve

图 5-8　左侧颊肌外侧面观、上颌窦开口
Fig.5-8　Lateral view of the left buccinator, opening of maxillary sinus

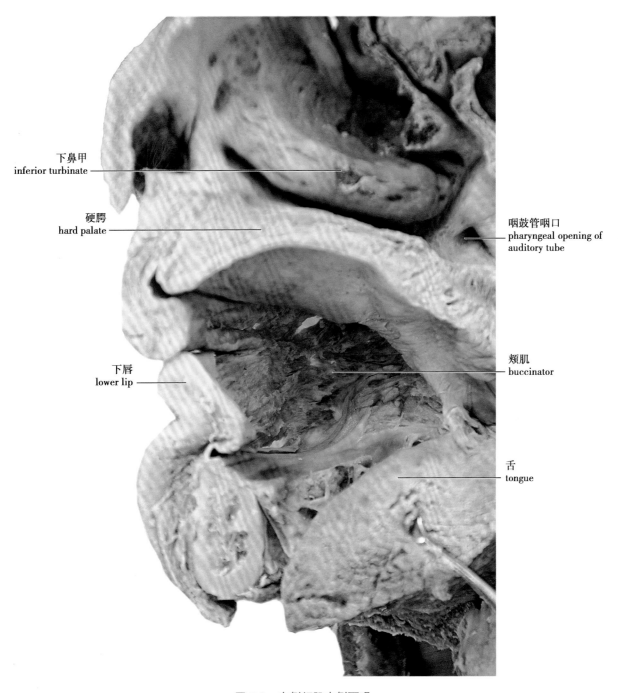

下鼻甲
inferior turbinate

硬腭
hard palate

下唇
lower lip

咽鼓管咽口
pharyngeal opening of
auditory tube

颊肌
buccinator

舌
tongue

图 5-9　右侧颊肌内侧面观
Fig.5-9　Medial view of the right buccinator

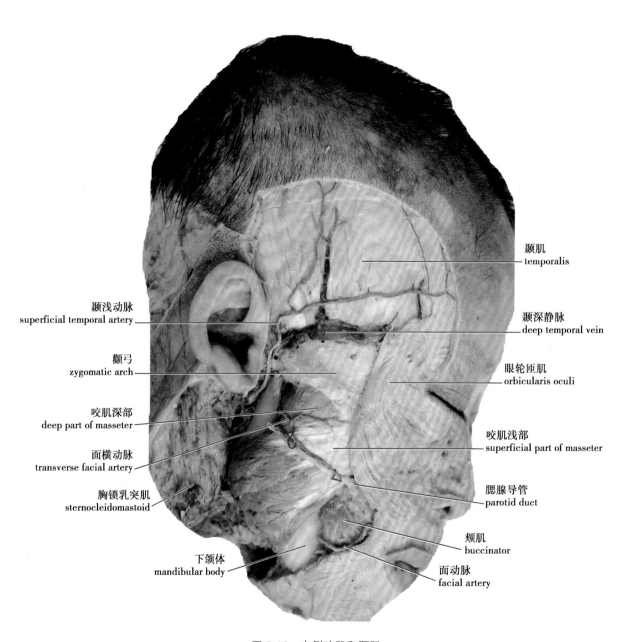

颞肌
temporalis

颞浅动脉
superficial temporal artery

颞深静脉
deep temporal vein

颞弓
zygomatic arch

眼轮匝肌
orbicularis oculi

咬肌深部
deep part of masseter

咬肌浅部
superficial part of masseter

面横动脉
transverse facial artery

腮腺导管
parotid duct

胸锁乳突肌
sternocleidomastoid

颊肌
buccinator

下颌体
mandibular body

面动脉
facial artery

图 5-10　右侧咬肌和颞肌
Fig.5-10　Right masseter and temporalis

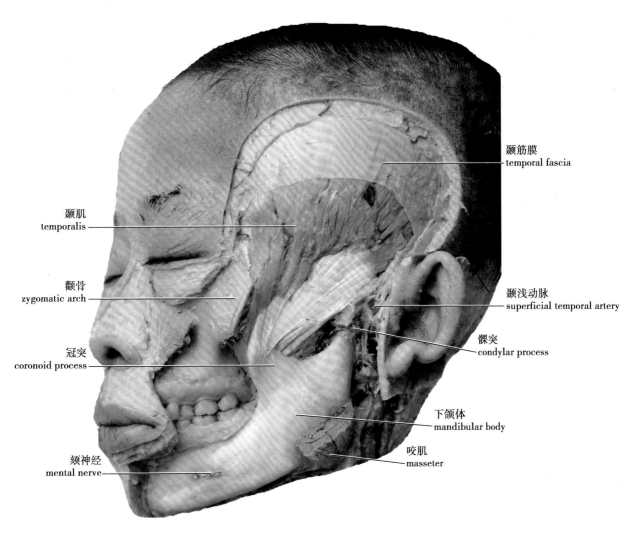

颞筋膜
temporal fascia

颞肌
temporalis

颧骨
zygomatic arch

冠突
coronoid process

颏神经
mental nerve

颞浅动脉
superficial temporal artery

髁突
condylar process

下颌体
mandibular body

咬肌
masseter

图 5-11　左侧颞肌（颧弓已切除）
Fig.5-11　Left temporalis（zygomatic arch was removed）

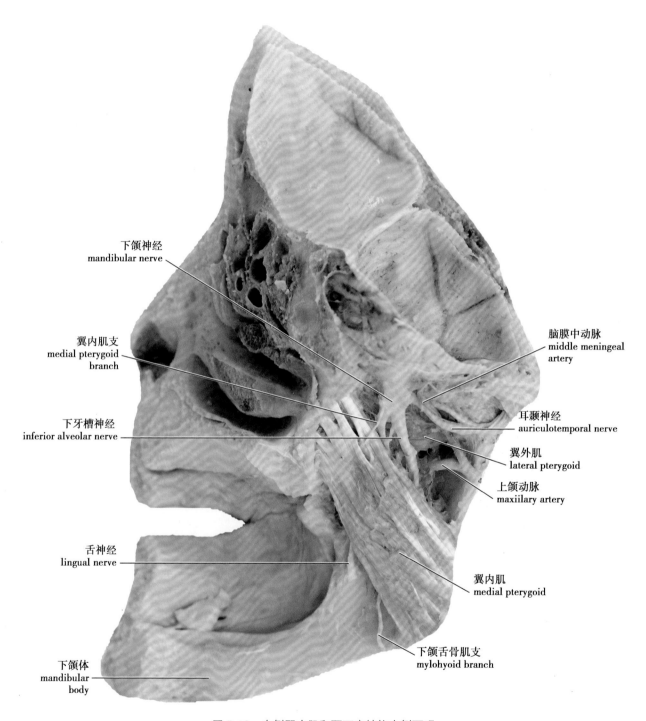

下颌神经
mandibular nerve

翼内肌支
medial pterygoid
branch

下牙槽神经
inferior alveolar nerve

舌神经
lingual nerve

下颌体
mandibular
body

脑膜中动脉
middle meningeal
artery

耳颞神经
auriculotemporal nerve

翼外肌
lateral pterygoid

上颌动脉
maxiilary artery

翼内肌
medial pterygoid

下颌舌骨肌支
mylohyoid branch

图 5-12 右侧翼内肌和颞下窝结构内侧面观
Fig.5-12 Inner view of right medial pterygoid and infratemporal fossa

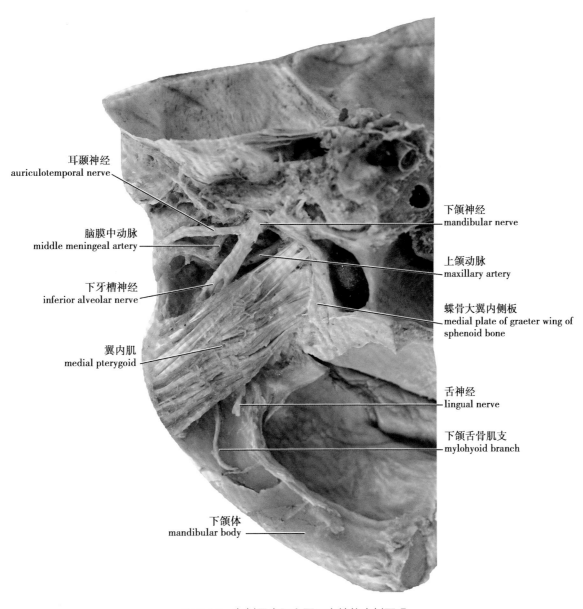

耳颞神经
auriculotemporal nerve

脑膜中动脉
middle meningeal artery

下牙槽神经
inferior alveolar nerve

翼内肌
medial pterygoid

下颌神经
mandibular nerve

上颌动脉
maxillary artery

蝶骨大翼内侧板
medial plate of graeter wing of
sphenoid bone

舌神经
lingual nerve

下颌舌骨肌支
mylohyoid branch

下颌体
mandibular body

图 5-13 左侧翼内肌和颞下窝结构内侧面观
Fig.5-13 Inner view of left medial pterygoid and infratemporal fossa

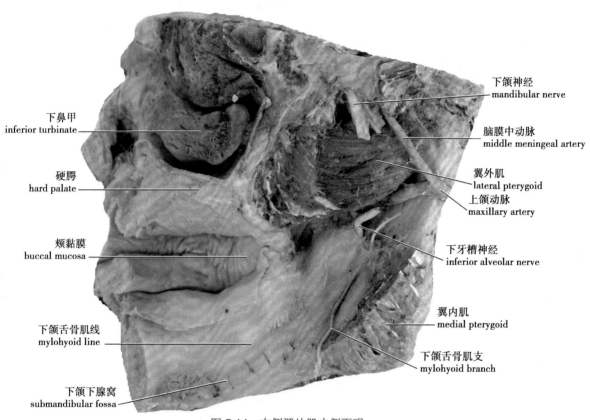

下颌神经
mandibular nerve

脑膜中动脉
middle meningeal artery

翼外肌
lateral pterygoid

上颌动脉
maxillary artery

下牙槽神经
inferior alveolar nerve

翼内肌
medial pterygoid

下颌舌骨肌支
mylohyoid branch

下鼻甲
inferior turbinate

硬腭
hard palate

颊黏膜
buccal mucosa

下颌舌骨肌线
mylohyoid line

下颌下腺窝
submandibular fossa

图 5-14　右侧翼外肌内侧面观

Fig.5-14　Inner view of right lateral pterygoid

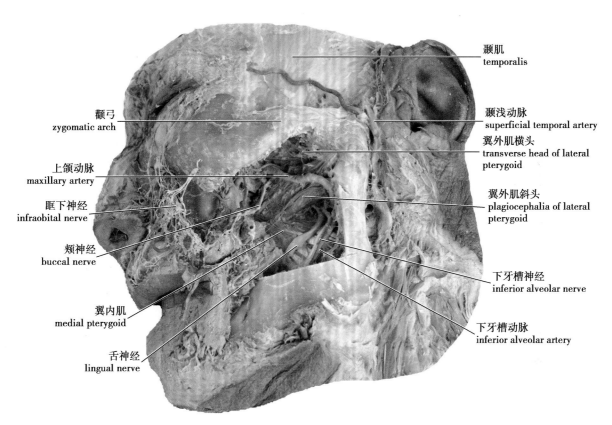

颞肌
temporalis

颧弓
zygomatic arch

颞浅动脉
superficial temporal artery

翼外肌横头
transverse head of lateral pterygoid

上颌动脉
maxillary artery

翼外肌斜头
plagiocephalia of lateral pterygoid

眶下神经
infraobital nerve

颊神经
buccal nerve

下牙槽神经
inferior alveolar nerve

翼内肌
medial pterygoid

下牙槽动脉
inferior alveolar artery

舌神经
lingual nerve

图 5-15　左侧翼内肌和翼外肌外侧面观（下颌支前部已切除）
Fig.5-15　Lateral view of left medial pterygoid and lateral pterygoid
（anterior part of mandibular ramus was removed）

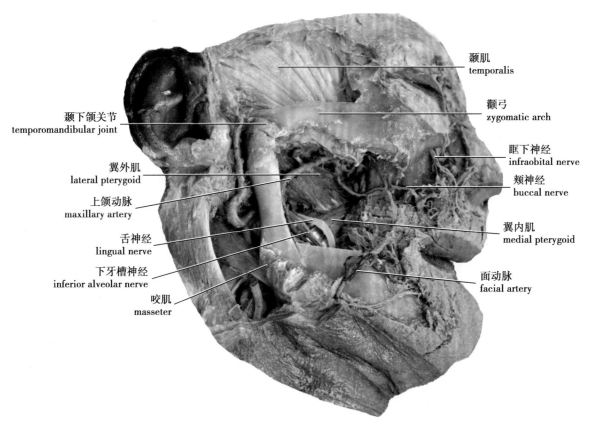

颞肌
temporalis

颧弓
zygomatic arch

眶下神经
infraobital nerve

颊神经
buccal nerve

翼内肌
medial pterygoid

面动脉
facial artery

颞下颌关节
temporomandibular joint

翼外肌
lateral pterygoid

上颌动脉
maxillary artery

舌神经
lingual nerve

下牙槽神经
inferior alveolar nerve

咬肌
masseter

图 5-16　右侧翼内肌和翼外肌外侧面观（下颌支前部已切除）

Fig.5-16　Lateral view of right medial pterygoid and lateral pterygoid
（anterior part of mandibular ramus was removed）

6

第六章

颞窝、颞下窝、翼腭窝

一、颞窝

颞窝呈半圆形,为颞肌的附着部。前界为颧骨、额骨及额骨颧突,上方及后方以颞线与颅盖为界,下方以颞下嵴与颞下窝相邻,外侧界为颧弓。颞窝由颧骨、额骨、蝶骨大翼、顶骨和颞骨构成,此窝下通颞下窝,向前经颧颞孔达眶。此区由浅至深为皮肤、浅筋膜、颞筋膜、颞肌和颅骨外膜等。区域内有颞浅动脉、颞浅静脉、耳颞神经、颞深血管和神经等。

二、颞下窝

颞下窝形状不规则,位于上颌骨的后方及颞窝的下方。上壁为蝶骨大翼的颞下面及颞骨鳞部,前壁为颧骨的下部及上颌骨的颞下面;内侧壁为蝶骨翼突外侧板,外侧壁为颧骨及颧弓和下颌支的内侧面。此窝向前经眶下裂通眶,向内经翼上颌裂至翼腭窝;向后经棘孔和卵圆孔达颅中窝,向上通颞窝。窝内容纳颞肌下部、翼内肌、翼外肌、上颌动脉、翼丛和下颌神经等。

三、翼腭窝

翼腭窝呈锥形小窝,位于眶的后下方与上颌骨、蝶骨翼突及腭骨之间,翼腭窝的上部较宽广,下部则逐渐变狭窄,并移行于翼腭管。翼腭窝的前壁为上颌骨的颞下面,后壁为蝶骨翼突根部及大翼的前下部,内侧壁为腭骨的垂直板、眶突及蝶突,上壁为蝶骨体的下面。翼腭窝向前经眶下裂与眶相通,向后内侧经翼管达破裂孔,向后外侧由圆孔至颅中窝,向内侧通过蝶腭孔达鼻腔,向外侧经翼突上颌裂与颞下窝相通,向下自翼腭管经腭大孔、腭小孔至口腔。翼腭窝内有上颌神经、蝶腭神经节、上颌动脉及其分支等。

本章选用骨性颅骨展示颞窝、颞下窝和翼腭窝的位置,选用实物标本展示颞窝、颞下窝和翼腭窝内诸结构的形态、位置和毗邻等(图6-1~图6-27)。

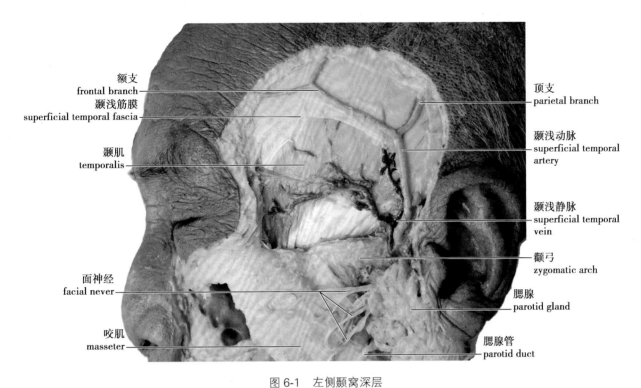

图 6-1　左侧颞窝深层

Fig.6-1　Left side of deep structure of temporal fossa

额支
frontal branch

颞浅筋膜
superficial temporal fascia

颞肌
temporalis

面神经
facial never

咬肌
masseter

顶支
parietal branch

颞浅动脉
superficial temporal artery

颞浅静脉
superficial temporal vein

颧弓
zygomatic arch

腮腺
parotid gland

腮腺管
parotid duct

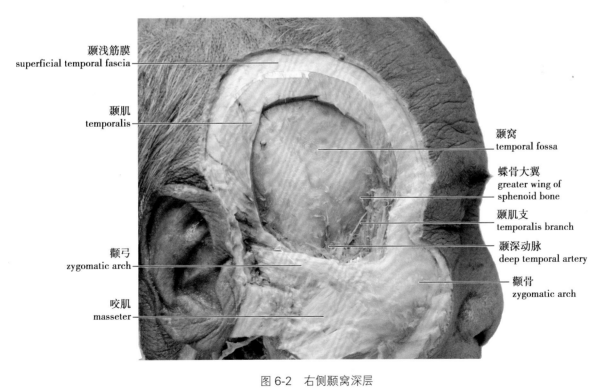

图 6-2　右侧颞窝深层

Fig.6-2　Right side of deep structure of temporal fossa

颞浅筋膜
superficial temporal fascia

颞肌
temporalis

颧弓
zygomatic arch

咬肌
masseter

颞窝
temporal fossa

蝶骨大翼
greater wing of sphenoid bone

颞肌支
temporalis branch

颞深动脉
deep temporal artery

颧骨
zygomatic arch

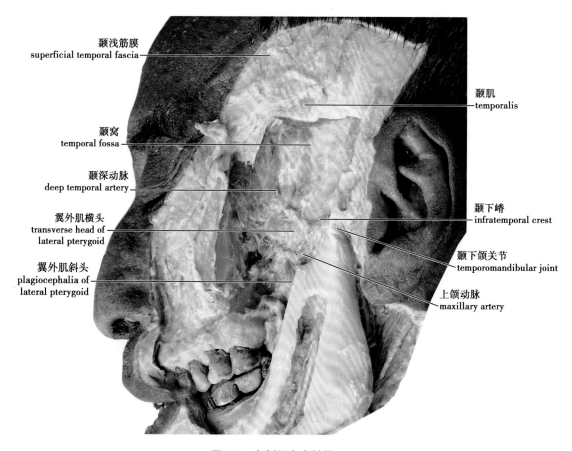

颞浅筋膜
superficial temporal fascia

颞窝
temporal fossa

颞深动脉
deep temporal artery

翼外肌横头
transverse head of
lateral pterygoid

翼外肌斜头
plagiocephalia of
lateral pterygoid

颞肌
temporalis

颞下嵴
infratemporal crest

颞下颌关节
temporomandibular joint

上颌动脉
maxillary artery

图 6-3　左侧颞窝内结构

Fig.6-3　Left side of inner structure of temporal fossa

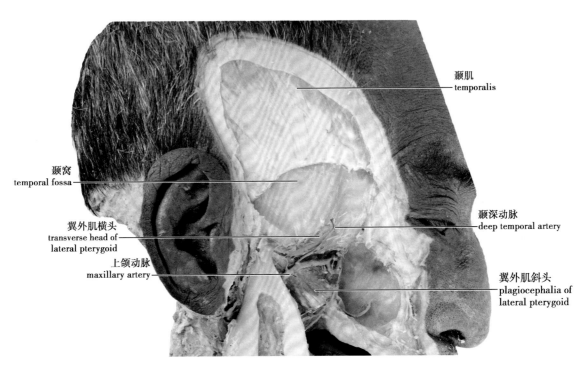

颞肌
temporalis

颞窝
temporal fossa

颞深动脉
deep temporal artery

翼外肌横头
transverse head of
lateral pterygoid

上颌动脉
maxillary artery

翼外肌斜头
plagiocephalia of
lateral pterygoid

图 6-4　右侧翼窝外侧面观（颧弓、下颌支前部已切除）
Fig.6-4　Lateral view of right side of pterygoid fossa
（zygomatic arch and anterior part of mandibular ramus were removed）

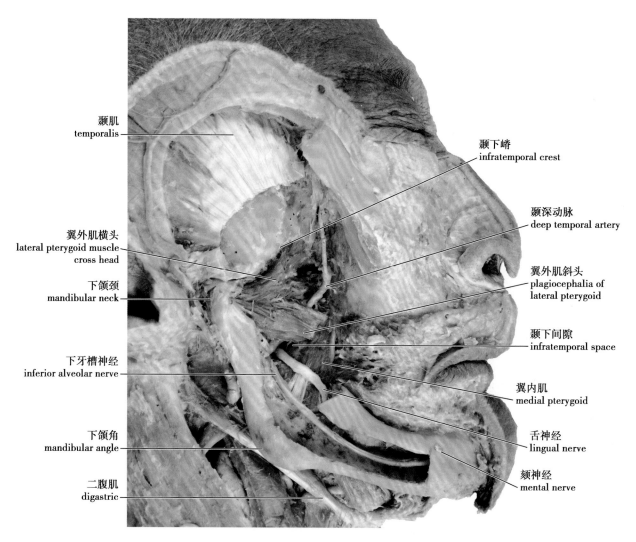

颞肌
temporalis

颞下嵴
infratemporal crest

颞深动脉
deep temporal artery

翼外肌横头
lateral pterygoid muscle
cross head

翼外肌斜头
plagiocephalia of
lateral pterygoid

下颌颈
mandibular neck

颞下间隙
infratemporal space

下牙槽神经
inferior alveolar nerve

翼内肌
medial pterygoid

下颌角
mandibular angle

舌神经
lingual nerve

二腹肌
digastric

颏神经
mental nerve

图 6-5　右侧颞下间隙外侧面观（下颌支前部已切除）
Fig.6-5　Lateral view of right side of infratemporal space
（anterior part of mandibular ramus was removed）

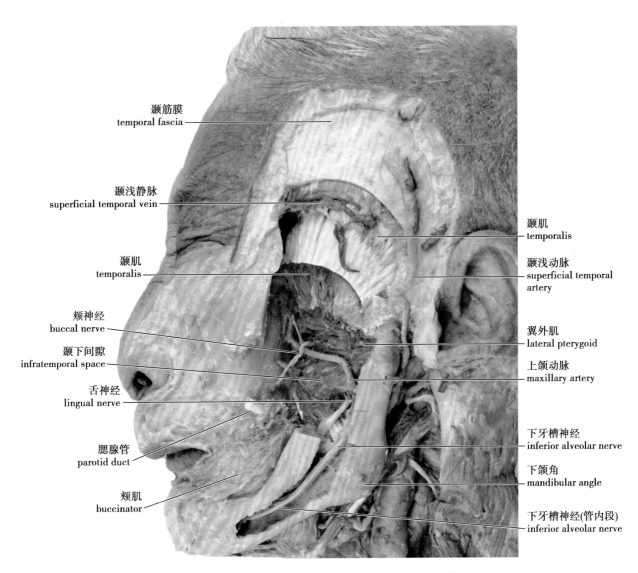

颞筋膜
temporal fascia

颞浅静脉
superficial temporal vein

颞肌
temporalis

颊神经
buccal nerve

颞下间隙
infratemporal space

舌神经
lingual nerve

腮腺管
parotid duct

颊肌
buccinator

颞肌
temporalis

颞浅动脉
superficial temporal
artery

翼外肌
lateral pterygoid

上颌动脉
maxillary artery

下牙槽神经
inferior alveolar nerve

下颌角
mandibular angle

下牙槽神经(管内段)
inferior alveolar nerve

图 6-6　左侧颞下间隙外侧面（下颌支前部、颧弓已切除）

Fig.6-6　Lateral view of left infratemporal space

（anterior part of mandibular ramus and zygomatic arch were removed）

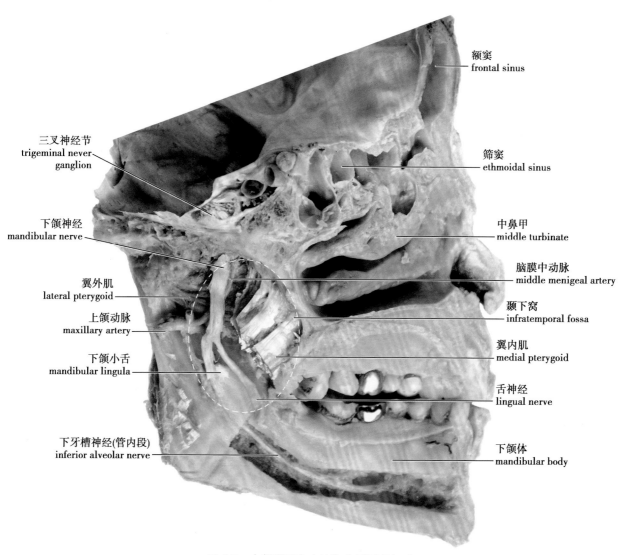

三叉神经节
trigeminal never ganglion

下颌神经
mandibular nerve

翼外肌
lateral pterygoid

上颌动脉
maxillary artery

下颌小舌
mandibular lingula

下牙槽神经(管内段)
inferior alveolar nerve

额窦
frontal sinus

筛窦
ethmoidal sinus

中鼻甲
middle turbinate

脑膜中动脉
middle menigeal artery

颞下窝
infratemporal fossa

翼内肌
medial pterygoid

舌神经
lingual nerve

下颌体
mandibular body

图 6-7　左侧颞下窝内结构内侧面观(一)
Fig.6-7　Inner view of left infratemporal fossa(1)

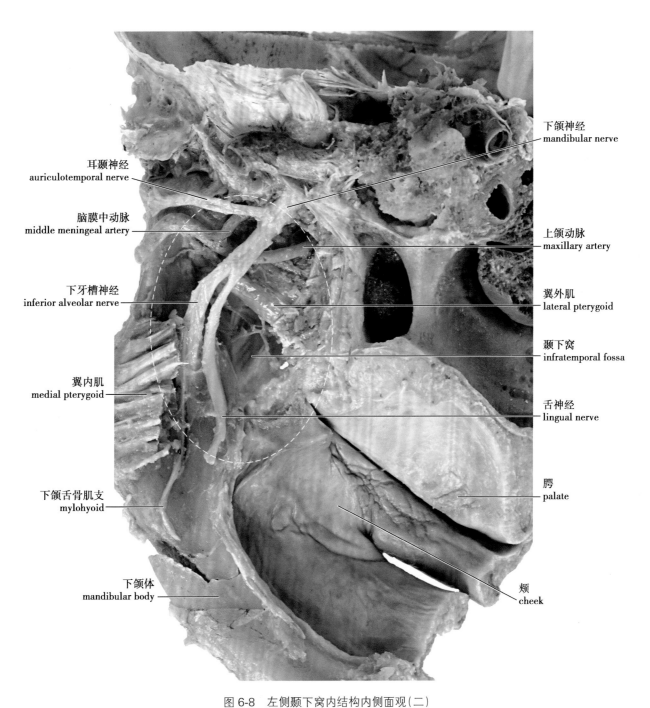

耳颞神经
auriculotemporal nerve

脑膜中动脉
middle meningeal artery

下牙槽神经
inferior alveolar nerve

翼内肌
medial pterygoid

下颌舌骨肌支
mylohyoid

下颌体
mandibular body

下颌神经
mandibular nerve

上颌动脉
maxillary artery

翼外肌
lateral pterygoid

颞下窝
infratemporal fossa

舌神经
lingual nerve

腭
palate

颊
cheek

图 6-8 左侧颞下窝内结构内侧面观（二）
Fig.6-8 Inner view of left infratemporal fossa（2）

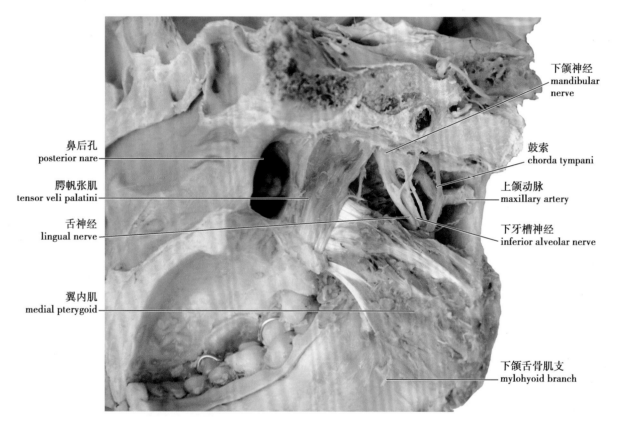

鼻后孔
posterior nare

腭帆张肌
tensor veli palatini

舌神经
lingual nerve

翼内肌
medial pterygoid

下颌神经
mandibular nerve

鼓索
chorda tympani

上颌动脉
maxillary artery

下牙槽神经
inferior alveolar nerve

下颌舌骨肌支
mylohyoid branch

图 6-9　右侧翼内肌、颞下窝结构内侧面观

Fig.6-9　Inner view of right medial pterygoid and infratemporal fossa

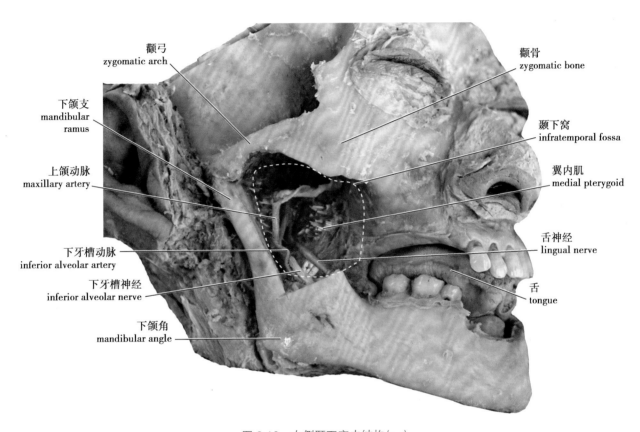

颧弓
zygomatic arch

下颌支
mandibular
ramus

上颌动脉
maxillary artery

下牙槽动脉
inferior alveolar artery

下牙槽神经
inferior alveolar nerve

下颌角
mandibular angle

颧骨
zygomatic bone

颞下窝
infratemporal fossa

翼内肌
medial pterygoid

舌神经
lingual nerve

舌
tongue

图 6-10　右侧颞下窝内结构（一）
Fig.6-10　structure of right infratemporal fossa（1）

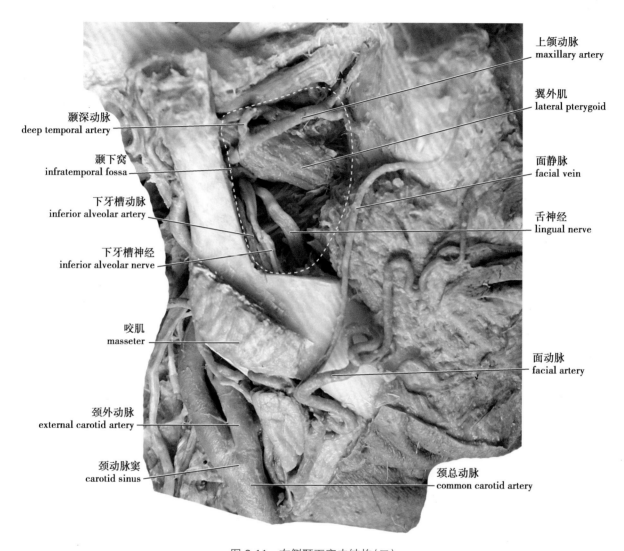

上颌动脉
maxillary artery

翼外肌
lateral pterygoid

颞深动脉
deep temporal artery

颞下窝
infratemporal fossa

面静脉
facial vein

下牙槽动脉
inferior alveolar artery

舌神经
lingual nerve

下牙槽神经
inferior alveolar nerve

咬肌
masseter

面动脉
facial artery

颈外动脉
external carotid artery

颈动脉窦
carotid sinus

颈总动脉
common carotid artery

图 6-11　右侧颞下窝内结构（二）
Fig.6-11　structure of right infratemporal fossa（2）

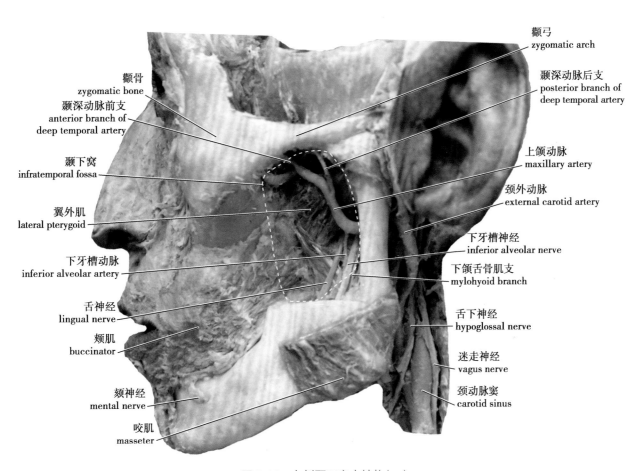

颧弓
zygomatic arch

颞深动脉后支
posterior branch of
deep temporal artery

上颌动脉
maxillary artery

颈外动脉
external carotid artery

下牙槽神经
inferior alveolar nerve

下颌舌骨肌支
mylohyoid branch

舌下神经
hypoglossal nerve

迷走神经
vagus nerve

颈动脉窦
carotid sinus

颧骨
zygomatic bone

颞深动脉前支
anterior branch of
deep temporal artery

颞下窝
infratemporal fossa

翼外肌
lateral pterygoid

下牙槽动脉
inferior alveolar artery

舌神经
lingual nerve

颊肌
buccinator

颏神经
mental nerve

咬肌
masseter

图 6-12 左侧颞下窝内结构（一）
Fig.6-12 structure of left infratemporal fossa（1）

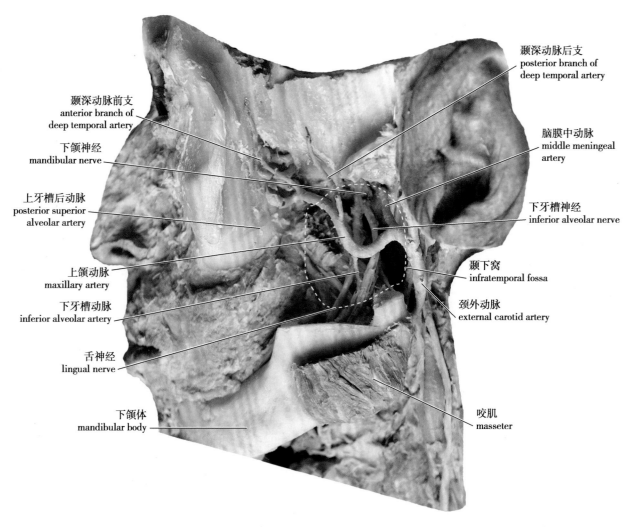

颞深动脉前支
anterior branch of
deep temporal artery

下颌神经
mandibular nerve

上牙槽后动脉
posterior superior
alveolar artery

上颌动脉
maxillary artery

下牙槽动脉
inferior alveolar artery

舌神经
lingual nerve

下颌体
mandibular body

颞深动脉后支
posterior branch of
deep temporal artery

脑膜中动脉
middle meningeal
artery

下牙槽神经
inferior alveolar nerve

颞下窝
infratemporal fossa

颈外动脉
external carotid artery

咬肌
masseter

图 6-13 左侧颞下窝内结构（二）

Fig.6-13 structure of the left infratemporal fossa（2）

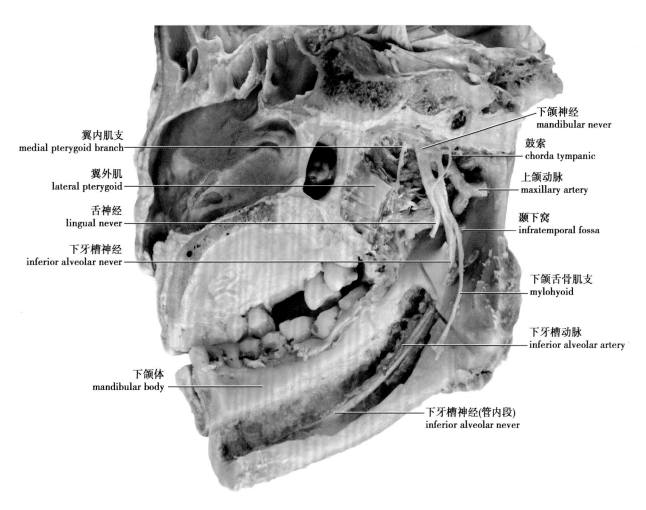

翼内肌支
medial pterygoid branch

翼外肌
lateral pterygoid

舌神经
lingual never

下牙槽神经
inferior alveolar never

下颌体
mandibular body

下颌神经
mandibular never

鼓索
chorda tympanic

上颌动脉
maxillary artery

颞下窝
infratemporal fossa

下颌舌骨肌支
mylohyoid

下牙槽动脉
inferior alveolar artery

下牙槽神经(管内段)
inferior alveolar never

图 6-14　右侧颞下窝内结构内侧面观
Fig.6-14　Inner view of the right infratemporal fossa

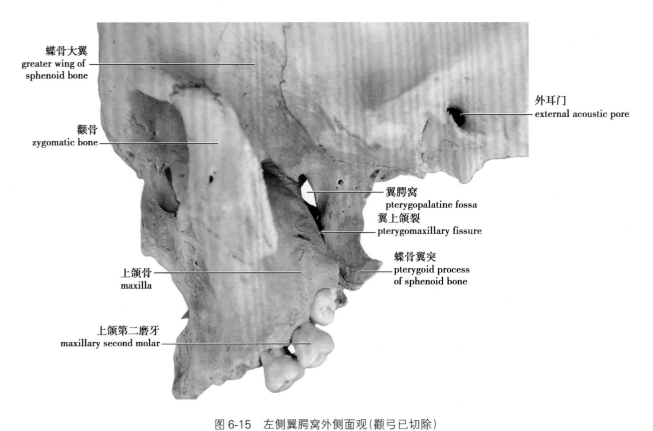

蝶骨大翼
greater wing of
sphenoid bone

颧骨
zygomatic bone

上颌骨
maxilla

上颌第二磨牙
maxillary second molar

外耳门
external acoustic pore

翼腭窝
pterygopalatine fossa
翼上颌裂
pterygomaxillary fissure

蝶骨翼突
pterygoid process
of sphenoid bone

图 6-15　左侧翼腭窝外侧面观（颧弓已切除）
Fig.6-15　Lateral view of the left pterygopalatine fossa（zygomatic arch was removed）

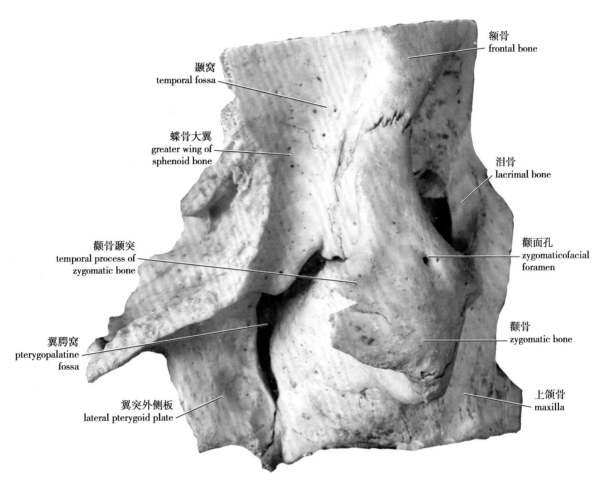

颞窝
temporal fossa

蝶骨大翼
greater wing of
sphenoid bone

颧骨颞突
temporal process of
zygomatic bone

翼腭窝
pterygopalatine
fossa

翼突外侧板
lateral pterygoid plate

额骨
frontal bone

泪骨
lacrimal bone

颧面孔
zygomaticofacial
foramen

颧骨
zygomatic bone

上颌骨
maxilla

图 6-16　右侧翼腭窝（骨性）

Fig.6-16　Pterygopalatine fossa（bone）

四、上颌动脉

上颌动脉是颈外动脉的终支之一。在下颌颈外与颞浅动脉呈直角发出,经下颌颈与蝶下颌韧带之间进入颞下窝,继续向内,经翼外肌斜头的表面或其深侧,在翼外肌两头之间进入翼腭窝。上颌动脉全程可分为三部分(图6-17~图6-27)。

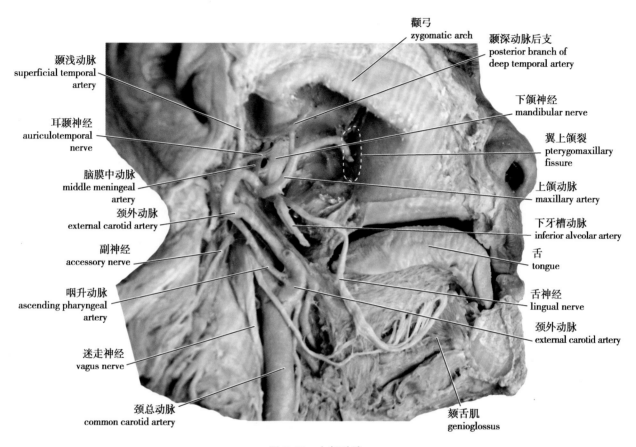

图 6-17 上颌动脉

Fig.6-17 Maxillary artery

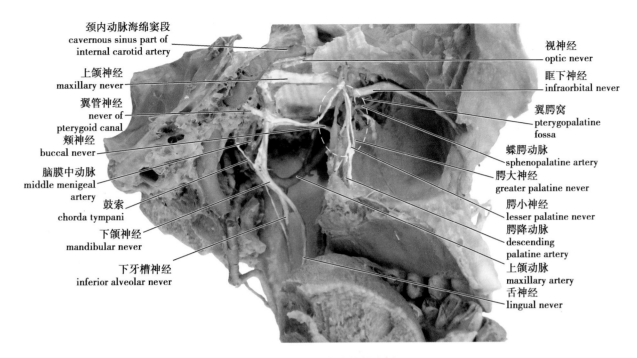

颈内动脉海绵窦段
cavernous sinus part of
internal carotid artery

上颌神经
maxillary never

翼管神经
never of
pterygoid canal

颊神经
buccal never

脑膜中动脉
middle menigeal
artery

鼓索
chorda tympani

下颌神经
mandibular never

下牙槽神经
inferior alveolar never

视神经
optic never

眶下神经
infraorbital never

翼腭窝
pterygopalatine
fossa

蝶腭动脉
sphenopalatine artery

腭大神经
greater palatine never

腭小神经
lesser palatine never

腭降动脉
descending
palatine artery

上颌动脉
maxillary artery

舌神经
lingual never

图 6-18 左侧翼腭窝内结构内侧面观
Fig.6-18 Inner view of the left pterygopalatine fossa

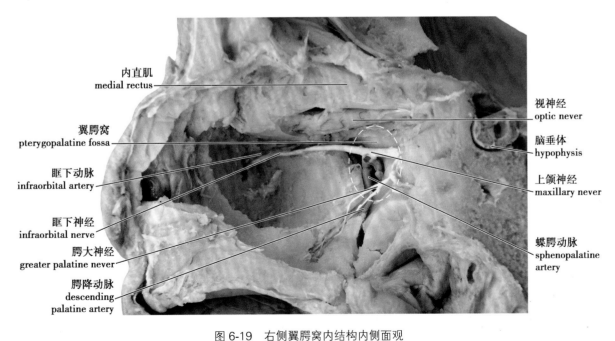

内直肌
medial rectus

翼腭窝
pterygopalatine fossa

眶下动脉
infraorbital artery

眶下神经
infraorbital nerve

腭大神经
greater palatine never

腭降动脉
descending
palatine artery

视神经
optic never

脑垂体
hypophysis

上颌神经
maxillary never

蝶腭动脉
sphenopalatine
artery

图 6-19 右侧翼腭窝内结构内侧面观
Fig.6-19 Inner view of the right pterygopalatine fossa

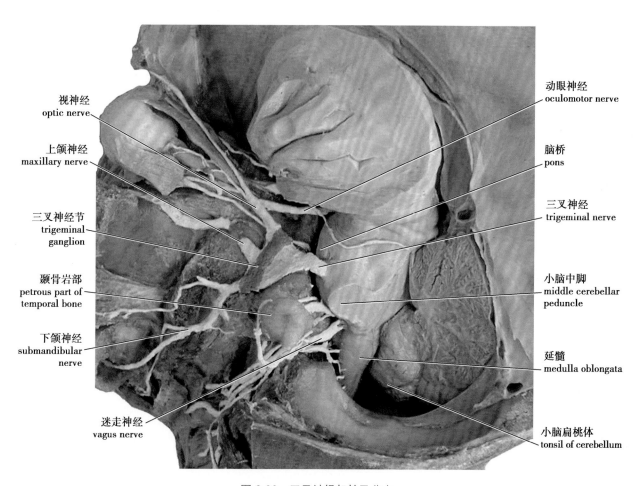

视神经
optic nerve

上颌神经
maxillary nerve

三叉神经节
trigeminal
ganglion

颞骨岩部
petrous part of
temporal bone

下颌神经
submandibular
nerve

迷走神经
vagus nerve

动眼神经
oculomotor nerve

脑桥
pons

三叉神经
trigeminal nerve

小脑中脚
middle cerebellar
peduncle

延髓
medulla oblongata

小脑扁桃体
tonsil of cerebellum

图 6-20　三叉神经起始及分支

Fig.6-20　Onset and branches of trigeminal nerve

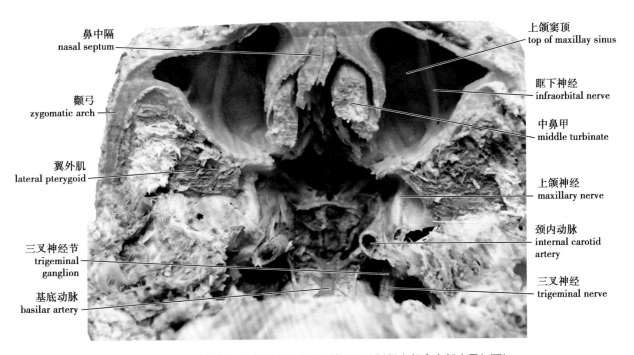

图 6-21　三叉神经、上颌神经及眶下神经下面观（经上颌窦中部水平切面）

Fig.6-21　Inferior view of trigeminal nerve，maxillary nerve and infraorbital nerve
（horizontal section through middle of maxillay sinus）

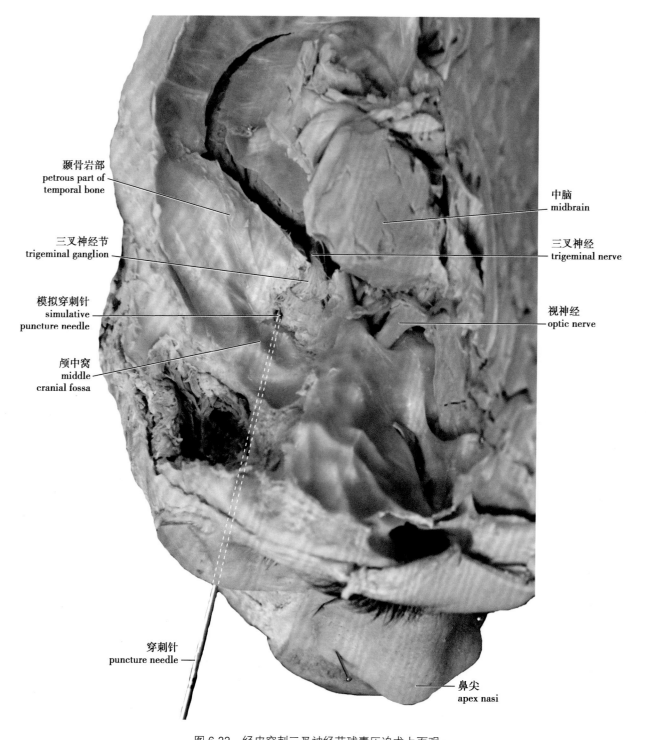

颞骨岩部
petrous part of
temporal bone

中脑
midbrain

三叉神经节
trigeminal ganglion

三叉神经
trigeminal nerve

模拟穿刺针
simulative
puncture needle

视神经
optic nerve

颅中窝
middle
cranial fossa

穿刺针
puncture needle

鼻尖
apex nasi

图 6-22 经皮穿刺三叉神经节球囊压迫术上面观

Fig.6-22 Superior view of percutaneous microballoon compression of trigeminal ganglion

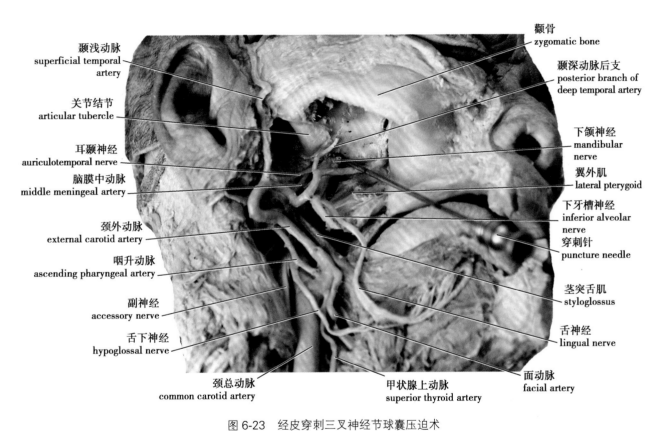

颞浅动脉
superficial temporal artery

关节结节
articular tubercle

耳颞神经
auriculotemporal nerve

脑膜中动脉
middle meningeal artery

颈外动脉
external carotid artery

咽升动脉
ascending pharyngeal artery

副神经
accessory nerve

舌下神经
hypoglossal nerve

颧骨
zygomatic bone

颞深动脉后支
posterior branch of deep temporal artery

下颌神经
mandibular nerve

翼外肌
lateral pterygoid

下牙槽神经
inferior alveolar nerve

穿刺针
puncture needle

茎突舌肌
styloglossus

舌神经
lingual nerve

颈总动脉
common carotid artery

甲状腺上动脉
superior thyroid artery

面动脉
facial artery

图 6-23　经皮穿刺三叉神经节球囊压迫术
Fig.6-23　percutaneous microballoon compression of trigeminal ganglion

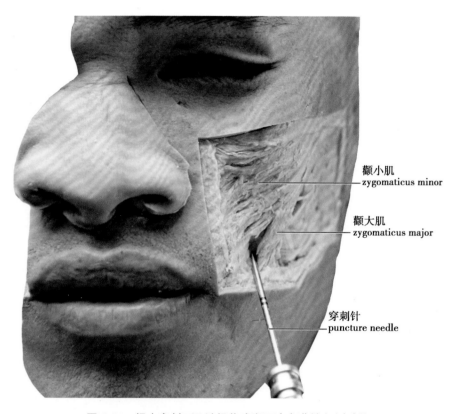

图 6-24　经皮穿刺三叉神经节球囊压迫术进针点（左侧）

Fig.6-24　Entry point of percutaneous microballoon compression of trigeminal ganglion（left）

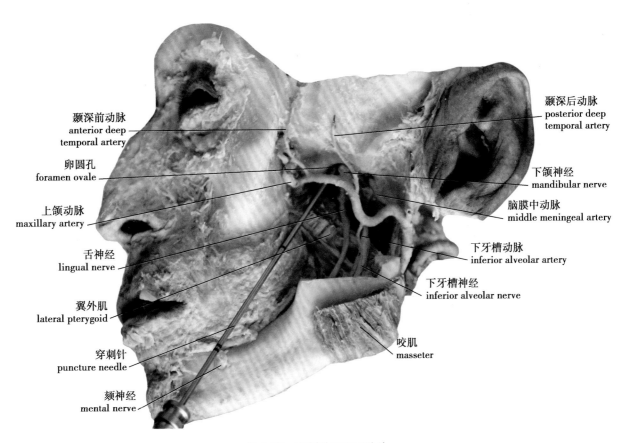

颞深前动脉
anterior deep
temporal artery

卵圆孔
foramen ovale

上颌动脉
maxillary artery

舌神经
lingual nerve

翼外肌
lateral pterygoid

穿刺针
puncture needle

颏神经
mental nerve

颞深后动脉
posterior deep
temporal artery

下颌神经
mandibular nerve

脑膜中动脉
middle meningeal artery

下牙槽动脉
inferior alveolar artery

下牙槽神经
inferior alveolar nerve

咬肌
masseter

图 6-25　穿刺针至卵圆孔处
Fig.6-25　Puncture needle to foramen ovale

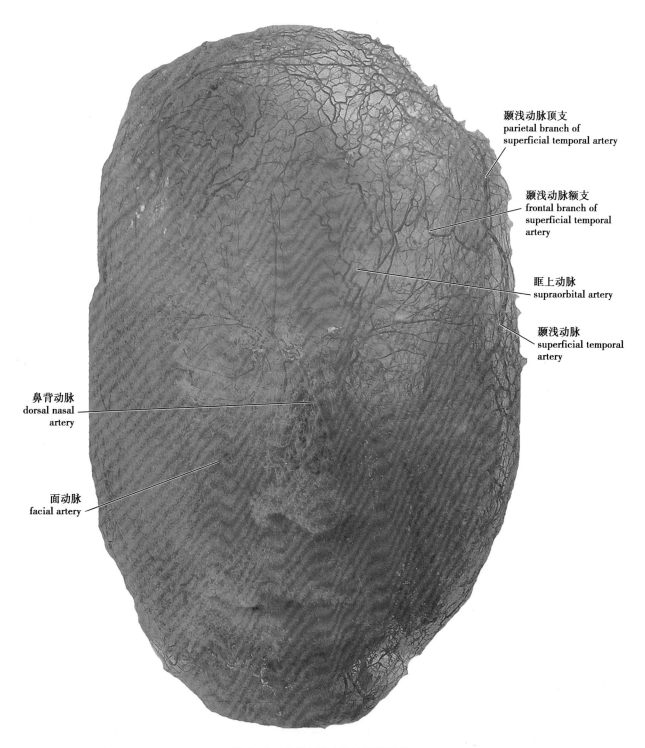

颞浅动脉顶支
parietal branch of
superficial temporal artery

颞浅动脉额支
frontal branch of
superficial temporal
artery

眶上动脉
supraorbital artery

颞浅动脉
superficial temporal
artery

鼻背动脉
dorsal nasal
artery

面动脉
facial artery

图 6-26　面部皮肤动脉铸型前面观
Fig.6-26　Anterior view of the arterial cast of facial skin

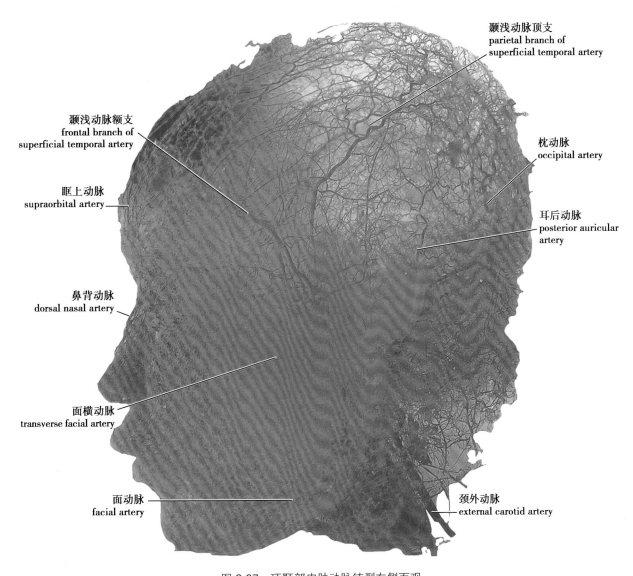

颞浅动脉顶支
parietal branch of
superficial temporal artery

颞浅动脉额支
frontal branch of
superficial temporal artery

眶上动脉
supraorbital artery

鼻背动脉
dorsal nasal artery

面横动脉
transverse facial artery

面动脉
facial artery

枕动脉
occipital artery

耳后动脉
posterior auricular
artery

颈外动脉
external carotid artery

图 6-27　顶颞部皮肤动脉铸型左侧面观
Fig.6-27　Left view of the arterial cast of parietal-temporal skin

1. 下颌部　在下颌颈与蝶下颌韧带之间,向内经耳颞神经及翼外肌下方,横过下牙槽神经的前方。该部有如下分支:

(1) 耳深动脉:经腮腺实质上行,在下颌关节之后穿外耳道软骨部或骨部,至外耳道和鼓膜外面,发小支至颞下颌关节。

(2) 鼓室前动脉:在下颌关节之后,经岩鼓裂入鼓室。

(3) 下牙槽动脉:向前下经下颌孔入下颌管,最后自颏孔穿出形成颏动脉。

(4) 脑膜中动脉:是上颌动脉的一个重要分支。自上颌动脉发出后上升,经蝶下颌韧带与翼外肌之间,被耳颞神经两根包绕,穿过棘孔入颅腔,沿颞鳞内侧前进分前、后两支。前支较大,向前外,经蝶骨大翼至顶骨前下角的动脉沟内(或管内)分成数支经硬脑膜和颅骨之间。后支稍小。

2. 翼肌部　上颌动脉自第一段斜向前上方,经颞肌与翼外肌之间(或经翼外肌的深侧),再经翼外肌两头间移行于第三段。该部有如下分支:

(1) 咬肌动脉:与同名神经伴行,经下颌切迹至咬肌。

(2) 翼肌支:为 2~3 支,分布于翼内肌、翼外肌。

(3) 颞深前动脉:经蝶骨大翼外面和颞肌前部之间上升,至颞肌的前部。

(4) 颞深后动脉:经颞鳞与颞肌后部之间,至颞肌后部。

(5) 颊动脉:与同名神经伴行向前下,至颊肌外面,营养颊肌。口腔黏膜、上颌牙龈以及附近面肌。

3. 翼腭部　从翼外肌两头间经翼突上颌裂进入翼腭窝,至蝶腭神经节的前方分为数支至附近诸结构。该部的分支:

(1) 上牙槽后动脉:为上颌动脉进入翼腭以前发出,沿上颌体后面下降,一部分分支经牙槽孔入牙槽管至磨牙、前磨牙及上颌窦黏膜。有些分支沿骨面继续下降,分布至牙龈、牙槽骨膜、颊黏膜和颊肌等。

(2) 眶下动脉:起自上颌动脉或与上牙槽后动脉共干,向前上方行进,经眶下裂至眶腔,然后伴随眶下神经,经眶下沟、眶下管,出眶下孔至面部。其终末支至上唇、下睑、泪囊及鼻的外侧面。眶下动脉经眶下管过程中有其分支:①上牙槽前动脉,沿上颌窦前壁的小沟下降,至上颌切牙、尖牙以及上颌窦黏膜等;②上牙槽中动脉,在上牙槽前动脉与上牙槽后动脉之间的一支,至上颌诸牙。

(3) 腭降动脉:在翼腭窝中发出,伴随腭神经沿翼腭管下降,分为:①腭大动脉,自腭大孔穿出,沿腭沟前行至硬腭黏膜、黏液腺及牙龈。其中前部一支至切牙管与蝶腭动脉的分支吻合。②腭小动脉,自腭小孔穿出至口腔,分布于软腭及扁桃体。

(4) 蝶腭动脉:是上颌动脉的终支,经蝶腭孔至鼻腔后部分为:①鼻后外侧动脉,分布于鼻甲和鼻道的后部,并分支至额窦、上颌窦、蝶窦和筛窦;②鼻后中隔动脉,至鼻中隔。

(5) 翼管动脉:起于上颌动脉或腭降动脉,向后经翼管至咽腔上部,并发小支至咽鼓管和鼓室。

【经皮穿刺三叉神经节球囊压迫术应用解剖学要点】

穿刺的进针点选择在口角外侧(约为眼直视时,经瞳孔的垂线与口角平面的交点)。手术入路层次结构分别为:皮肤→皮下组织→颊肌→颞下窝→关节结节内侧,在此,穿刺针向内滑动至卵圆孔,然后到达三叉神经节与颅中窝的三叉神经压迹。

应用解剖学要点:

1. 穿刺针进入颊部组织时,针要沿颊部黏膜外层前进,不宜过于靠近皮肤侧,以防刺伤面动脉及其分支。

2. 穿刺针抵关节结节时,应沿该结节向内滑动,达卵圆孔,穿过卵圆孔后达三叉神经节与三叉神经压迹之间。

3. 在穿刺针于关节结节处向内滑动时,有刺伤脑膜中动脉的风险。穿刺针不宜过多移动。球囊压迫术的优点是从三叉神经节处阻断三叉神经所有的穿入纤维,从根本上治疗三叉神经痛。